Joint Commission International Accreditation Standards for
Hospitals

Including Standards for Academic Medical Center Hospitals

U0218927

6th Edition | Effective 1 July 2017

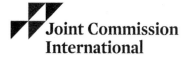
Joint Commission
International

美国医疗机构评审国际联合委员会

又称美国医疗机构联合委员会国际部（Joint Commission International，简称 JCI），是美国医疗机构联合委员会资源部（Joint Commission Resources，Inc.，简称 JCR）的分支部门。JCI 的使命是通过提供教育、出版、咨询和评估服务，持续提高国际社会医疗服务的安全性和质量。JCR 的教育项目和出版物为 JCI 评审活动提供支持，但又独立于该评审活动。JCR 教育项目的参与者及出版物的购买者在评审过程中不会受到特别考虑或特殊待遇，也不会得到评审过程的机密信息。

Joint Commission International

A division of Joint Commission Resources，Inc.

The mission of Joint Commission International（JCI）is to improve the safety and quality of care in the international community through the provision of education，publications，consultation，and evaluation services. Joint Commission Resources educational programs and publications support，but are separate from，the accreditation activities of Joint Commission International. Attendees at Joint Commission Resources educational programs and purchasers of Joint Commission Resources publications receive no special consideration or treatment in，or confidential information about，the accreditation process.

© 2017 Joint Commission International

版权所有。未经出版商书面许可，不得以任何形式或任何方式复制本出版物的任何内容。

美国印刷 5 4 3 2 1

要获取复制该出版物任何部分的许可，请通过电子邮件发送请求至
    Permissions Editor
    Department of Publications
    Joint Commission Resources
    1515 W. 22nd Street
    Suite 1300 W
    Oak Brook Terrace，Illinois 60181US
    permissions@ jcrinc. com

ISBN：978 - 1 - 59940 - 989 - 4

Library of Congress Control Number：2013948698

有关 Joint Commission Resources 的详细信息，请访 http：//www. jcrinc. com。

有关国际医疗机构认证联合委员会的详细信息，请访问
http：//www. jointcommissioninternational. org。

美国医疗机构评审国际联合委员会

医院评审标准

（第6版）

编　著　［美］美国医疗机构评审国际联合委员会

中国协和医科大学出版社

图书在版编目（CIP）数据

美国医疗机构评审国际联合委员会医院评审标准：第6版/美国医疗机构评审国际联合委员会编；郦忠，蒋宋怡译.—北京：中国协和医科大学出版社，2017.3

ISBN 978 - 7 - 5679 - 0807 - 9

Ⅰ.①美…　Ⅱ.①美…　②郦…　③蒋…　Ⅲ.①医院—管理—质量标准—美国　Ⅳ.①R197.32 - 65

中国版本图书馆 CIP 数据核字（2017）第 039982 号

© 2017 by Joint Commission International.

This work is protected under the copyright protection provisions of the Berne Convention and the Universal Copyright Convention. No part of this publication may be reproduced, stored in a retrieval system, or transmitted in any form by any means, electronic, mechanical, photocopying, recording, scanning or otherwise, without the express prior written permission of the copyright holder. Requests for permission should be addressed to the Permissions Department, Joint Commission Resources, Inc., 1515 W 22nd St., Suite 1300W, Oak Brook, IL 60523, USA and to the email: permissions@jcrinc.com.

The basis for any Joint Commission International accreditation evaluation of an organization is the official standards in English published by Joint Commission International.

由 JCI 针对任一机构开展的评审评估工作，应以 JCI 出版的英文版官方标准为准。

此出版物由华润杰思爱医院管理（北京）有限公司委托翻译，中国协和医科大学出版社不对此英文翻译件的准确性负责。

出版外国图书合同登记　图字 01 - 2017 - 0788 号

美国医疗机构评审国际联合委员会医院评审标准（第6版）

编　　著：[美] 美国医疗机构评审国际联合委员会
主　　译：郦　忠　蒋宋怡
责任编辑：顾良军　雷　南

出版发行：**中国协和医科大学出版社**
　　　　　（北京东单三条九号　邮编 100730　电话 65260431）
网　　址：www.pumcp.com
经　　销：新华书店总店北京发行所
印　　刷：北京朝阳印刷厂有限责任公司

开　　本：889 毫米 × 1194 毫米　1/16 开
印　　张：20.5
字　　数：600 千字
版　　次：2017 年 3 月第 6 版
印　　次：2017 年 12 月第 3 次印刷
定　　价：168.00 元

ISBN 978 - 7 - 5679 - 0807 - 9

（凡购本书，如有缺页、倒页、脱页及其他质量问题，由本社发行部调换）

▶ 标准顾问小组成员

John Øvretveit, BSc (hons), MPhil, PhD,
CPsychol, CSci, MHSM (Chairperson)
Stockholm, Sweden

Abdullah Mufareh Assiri, MD
Riyadh, Saudi Arabia

María del Mar Fernández, MSc, PhD
Madrid, Spain

Brigit Devolder, MS
Leuven, Belgium

Samer Ellahham, MD, FACP, FACC, FAHA,
FCCP, ASHCSH
Abu Dhabi, UAE

Paul Hofmann, DrPH, FACHE
California, USA

Johan Kips, MD, PhD
Brussels, Belgium

Manish Kohli, MD, MPH, MBA
Abu Dhabi, UAE

Lee Chien Earn, PhD
Singapore

Harish Pillai, MD
Kerala, India

Abdul Latif Sheikh, MS, RPh
Karachi, Pakistan

Abha Shroff, MBBS, MD, DCP
Mumbai, India

José Valverde Filho, MD
Rio De Janeiro, Brazil

▶ 《JCI 评审标准第 6 版》译者名单

作　者　美国医疗机构评审国际联合委员会

主　译　郦　忠　蒋宋怡

译　员　罗念慈　窦文杉　刘　冉　钟姝娜　刘　璠　夏　宇

▉序

美国医疗机构评审国际联合委员会（Joint Commission International，JCI）很高兴能将第6版《美国医疗机构评审国际联合委员会医院评审标准》的中文版本呈现给您。作为TJC（美国）的分支部门，JCI成立于1998年。时隔20年后，这版新标准重申了JCI改进全球患者医疗服务安全和质量的使命。JCI标准是对全球优质医疗机构和医疗项目进行评审和认证的基础。另外，很多国家将JCI标准用于开发和建立评审项目，许多公共机构、卫生部门和其他组织也依靠JCI标准，不断寻求医疗机构患者服务安全与质量的评价和改进。

JCI评审标准在制定和修订的过程中实实在在保证了其国际化。整个标准的制定流程由一支国际专家队伍全程把控，他们来自于世界各大洲。另外，通过网络手段我们也收集了来自世界各地相关领域的个人意见，利益相关方和医疗行业各领域的专家也参考斟酌了这些意见。新版医院评审标准是关于非住院医疗、长期照护、家庭护理、实验室、医疗转运、初级医疗和临床医疗项目认证相关JCI标准的一个关键组成部分。和所有的JCI标准一样，这版标准包括了完整的标准集、解释每条标准的标准含义和用于评估标准依从性的衡量要素。这种结构设计有助于读者明确并理解每条标准包含的具体要求。

第6版标准更新的内容反映了全球急性照护环境中持续发生的动态变化。另外，许多更新内容来源于对患者安全事件的反思及其根本原因的分析。JCI认为标准工作是一个不断进展的工作；本着这一精神，我们欢迎您提出改进意见和建议。

感谢您给予机会，让我们成为您持续医疗改进之旅的同行伙伴！

Paul Chang

Vice President, Accreditation, Standards and Measurement.

Joint Commission International.

▶ 目录

▰引言

　　美国医疗机构联合委员会国际部（Joint Commission International，JCI）非常高兴地发布第 6 版《美国医疗机构联合委员会国际部医院评审标准》（下称《JCI 医院评审标准》）。前 5 版中的每一版都试图反映在患者安全实践和理念中最新的思想，以帮助已认证和未认证的医院发现最迫切的安全风险，推进持续质量改进目标。第 6 版将继续传承这个传统，努力使医疗服务尽可能地安全。

　　《JCI 医院评审标准》包含标准、含义、衡量要素（MEs）、此版《联合委员会国际医院评审标准》的变更摘要、关键评审政策和词汇表。本引言旨在为您提供以下信息：
- 标准的起源
- 标准的编排方式
- 本标准手册的使用方法
- 本版手册的新内容

如果在读过本版内容后对标准或评审过程有任何疑问，请联系 JCI：＋1－630－268－7400

JCIAccreditation@ jcrinc. com

第 6 版标准是如何制定和修订的？

　　《JCI 医院评审标准》的制定过程是 JCI 与评审通过的医疗机构、质量和安全方面的专家合作完成的。新版标准考虑到质量改进和患者安全科学的发展，以及医院使用第 5 版标准改进他们医疗服务质量和安全的经验。

　　制定流程包括以下工作：
- JCI 评审通过的医疗机构领导者和其他健康服务专家组成了若干个专项小组。这些专项小组由来自全球 16 个国家、地区的成员组成。
- 回顾当前循证实践和流程的文献、行业权威指南，以支持标准的更新修改。
- 吸取具有特定和其他相关领域知识专家的宝贵意见。
- 与标准顾问小组讨论并指导标准的制定和修改，该小组由 13 名在各卫生保健领域经验丰富的国际专家组成。
- 第 6 版标准草案通过社交媒体和 JCI 网站发送给所有 JCI 评审通过的医院和 JCI 实地工作人员进行在线审查。

标准是如何编排的？

　　标准围绕所有医疗机构共有的重要职能而编写。这种按职能组织标准的方法是当今世界应用最广泛的方法，并且已通过科学研究、测试和应用的验证。

　　标准分为三个主要领域：提供患者医疗服务相关的标准；提供安全、有效且高水平管理相关的标准；仅针对学术型医学中心医院的标准，这些标准与医学专业教育和人体受试者研究项目相关。这些标准适用于整个医疗机构以及医疗机构内的每个部门、单元或服务团队。检查过程中收集整个医疗机构的标准依从性信息，评审将根据整个医疗机构的标准依从性程度得出结论。

什么是学术型医学中心医院的评审标准，它们是否适用于我的机构？

学术型医学中心医院的评审标准于2012年制定并首次出版，以确认此类中心医院在其社区和国家为医学专业教育和人体受试者研究提供的独特资源。该部分的标准包括两个章节，即医学专业教育（MPE）和人体受试者研究项目（HRP）。若未特意包含在质量框架中，教育和研究活动通常容易在患者治疗质量监测与改进中被人忽视。为解决这一问题，此项标准还提供了关于将医学教育和人体受试者研究融入到学术型医学中心医院的质量与患者安全活动的框架中。

许多医疗机构可能认为自身是学术型医学中心医院。但只有满足JCI对于学术型医学中心医院定义的医院才需遵守此部分的相关标准。学术型医学中心医院必须同时满足如下三条标准：

1）提出申请的医院在组织上或管理上与医学院校相整合。

2）提出申请的医院是上述医学院校医学生（本科生）和受训医生（**例如**，研究生、住院医生或实习医生）进行教学的主要基地†。

3）提出申请时，医院正在进行获经批准的临床研究，并接受研究机构审查委员会（IRB）或研究伦理委员会的监督。

符合上述标准的医院必须遵守MPE和HRP章节中的要求（以及第6版手册中详述的其他要求）才能通过JCI评审。

对自身是否符合学术型医学中心医院评审存在疑问的机构可联系JCI评审中心办公室，电子邮件为：jciaccreditation@jcrinc.com。

标准是否可供国际社会使用？

是的。这些标准可供国际公共领域使用，无论单个医疗组织还是公共机构，均可将其用于提高医疗服务质量。为帮助这些机构，JCI在官网中提供可被免费下载的标准列表（不包括对于标准含义的陈述和衡量要素）。关于翻译及使用JCI所出版的标准必须获得其书面批准。

如果存在与某条标准相关的国家或地方法律，应该适用哪种要求？

当标准依从性涉及法律法规时，选用更高或更严格的要求。例如，JCI要求医院在各个流程中使用两种患者身份识别方式。如果国家标准要求医院使用三种患者身份识别方式，医院必须使用三种患者身份识别方式以符合国家有关标准，因为它比JCI标准更严格。然而，相同的国家标准允许使用病床号作为一种身份标识，这是JCI明确禁止医院这样的做法。在这种情况下，医院将需要使用三种患者身份识别方式（更严格的国家要求），并规定病床号禁止用于患者身份标识（更严格的JCI要求）。

我该如何使用这本标准手册？

本国际标准手册可用于实现：

- 指导高效且有效地管理医疗机构；
- 指导医院组织和提供患者医疗服务，并为提高这些服务的质量和效率而作出努力；
- 审查医疗机构的重要职能；
- 了解所有医院要通过JCI评审而必须符合的标准；
- 审查标准及相关含义中的其他要求的预期依从性；

- 了解评审政策和程序以及评审流程；
- 熟悉手册中使用的术语。

下文将详细介绍分类的 JCI 要求。本手册还总结了 JCI 的政策和程序。请注意，这些既非完整的政策列表亦非各项政策的详细信息。JCI 公共网站（www. jointcommissioninternational. org）刊登了目前的 JCI 政策。

在标准章节之后，手册提供了重要术语的词汇表。

JCI 要求的分类

JCI 的要求可描述为以下类别：

- 参加评审的要求（APR）；
- 标准；
- 含义；
- 衡量要素（MEs）。

参加评审的要求（APR）

参加评审的要求（APR）部分包含参加评审流程和维持评审裁决的具体要求。医院在评审过程中必须始终符合该部分的要求。然而，在现场检查期间，参加评审要求的评定与标准的评定不同，不需要被评分，医院要么符合要么不符合参加评审的要求。当不符合特定的参加评审要求时，医院需要努力使自身符合相应要求，否则将承担失去评审资格的风险。

标准

JCI 标准规定了医院通过 JCI 评审所必须实现的绩效预期、结构或职能。用于现场检查时评估医院。

含义

标准的含义可帮助解释该标准的全部意义。含义将描述该标准的目的和基本原理，阐明标准与整体项目的内在关系，为要求设定参数，并"勾勒"要求和目标。含义陈述中的项目符号列表被认为是建议，并为达到标准要求的做法提供了有帮助的解释。为符合标准，在衡量要素中包括了含义陈述中的数字和字母列表。

衡量要素（MEs）

标准的衡量要素（MEs）表明现场检查流程中的审查和评定内容。每条标准的衡量要素明确了完全符合该标准所需的要求。衡量要素旨在阐明各项标准，帮助医疗机构全面了解要求，加深领导和医务人员对标准的理解，并指导医院完成评审的准备工作。

本手册包含的其他部分：

- 参评的一般资格要求；
- 手册变更摘要；
- 关键评审政策摘要；
- 词汇表。

第 6 版手册有何新内容？

第 6 版医院评审标准手册的内容发生了许多变更。强烈建议通读全文。第 6 版医院手册包括紧接在评审参加要求（APR）章节前的变革摘要，该摘要明确新标准、新衡量要素和变更的解释以及编辑了第 5 版中的所有文本，为到达增加清晰度和附加示例的目的。

其他变更包括：

- 更新和增加了更多引用例证，以支持新增和修改的标准。凭借此功能，JCI 继续为其标准提供支持，通过引用重要证据提供标准依从性的援助。各种类型的引用——从临床研究到实践指南——引用在标准含义中并列在每个相关章节的末尾处。
- APR 章节的修改。
- 有些标准要求医院对于具体流程要有书面制度或程序。这些标准在标准文本后以 Ⓟ 图标表示。所有制度和程序都将在 MOI. 8 和 MOI. 8.1 中进行评定。
- 很多标准含义提供了可更好阐释依从性的实例。为了让实例对使用者更清晰，"例如"一词用了粗黑体表示。
- 在本手册中使用的关键术语的定义已创建或更新，包括这些术语的文本已被重新评估和修订，以确保术语是正确且清楚的。在标准含义中对许多术语都进行了定义；这些关键术语用斜体字表示（**例如**，领导）。所有关键术语的定义见本手册词汇表。
- 此版本恢复了每一章节开头的概述和"标准列表"。

标准更新的频率如何？

我们将持续收集与标准相关的信息和经验。如果某条标准不再反映当前的医疗实践、通用技术和质量管理实践等，我们会对其进行修订或删除。现行实践方案是大约每 3 年修订和发布一次标准。

第 6 版标准手册封面上的"生效"日期是什么意思？

封面上的"生效"日期的含义分两种情况：

- 对于已通过第 5 版评审标准的医院，该日期是它们必须完全遵循第 6 版所有标准的截至期限。标准的发布时间将至少比生效日期提前 6 个月，以留下充足的时间，使医疗机构能够在标准生效之前完全符合修订后的标准。
- 对于首次寻求通过评审的医院，生效日期表示，在此之后，所有检查和评审结论将会以第 6 版标准为基准。生效日期前的所有检查和评审结论将以第 5 版标准为基准。

一般资格要求

任何符合所有以下标准的医院均可申请接受 JCI 的评审：

- 医院位于美国及其领土之外。
- 医院正以医疗服务提供者的身份在当地开展业务，具有以医院名义提供照护和治疗并有许可证（若需要），并且至少符合以下要求：
  - 提供全套*急性照护*临床服务，即诊断、治疗和恢复。
  - 若是专科医院，则需提供相应的专科服务，例如儿科、眼科、牙科、精神科等。
  - 不管什么类型的医院，都必须全年 365 天提供患者医疗服务；确保所有直接医疗服务每周 7 天、每天 24 小时正常运转；每周 7 天、每天 24 小时，针对突发、紧急情况和/或患者的紧急需求提供辅助和支持服务（例如诊断检测、实验室和手术室，视急诊医院类型而定）；
- 医院在现行 JCI 医院评审标准的指导下提供服务。
- 医院承担或愿意承担改进其医疗和服务质量的责任。
- 医院处于正常开业和*全面运营*的状态，每天有大量患者入院和出院，以便对其实施和持续遵循所有现行 JCI 医院评审标准的情况进行全面评估。
- 医院符合现行 JCI 医院评审标准“参加评审的要求（APR）”规定的条件。

提出申请的学术型医学中心医院必须符合上述标准和以下三条标准：

1）提出申请的医院在组织上或管理上与医学院校相整合。

2）提出申请的医院是上述医学院校*医学生*（本科生）和*受训医生*（**例如**，研究生、住院医生或实习医生）进行教学的*主要基地*†。

3）提出申请时，医院正在进行获经批准的*临床研究*，并接受研究机构审查委员会（IRB）或研究伦理委员会的监督。

定义

全面运营：

- 在提出申请时，医院在其电子申请（E-App）中准确指出了以下内容：
  - 当前提供给住院患者和门诊患者的所有临床服务（已安排计划而并未在电子申请中指出，并将在日后开始运营的临床服务，将需要单独的延伸检查，以接受评估）。
  - 临床服务利用率统计，表明在提交电子申请前至少 4 个月或更长时间，医院所提供一致的住院患者和门诊患者医疗服务和类型。
- 电子申请中指出的所有门诊和住院患者临床服务、单元和部门均可按照针对医疗机构规模和类型的 JCI 常规检查流程（**例如**，参见现行医院检查流程指南）接受全面评估，如
  - 患者追踪活动，包括单个患者追踪和*系统追踪*；
  - 运行病历和归档病历审查；
  - 患者医疗服务流程的直接观察；
  - 患者访谈；以及与医学生/受训医生的访谈。

请在提交电子申请前联系 JCI 评审部门（JCIA）以讨论申请资格标准，在提交电子申请和接受首次正式检查前至少 4 个月或更长时间确认医院是否符合上述“全面运营”标准。JCI 可能会在接受电子申请或开展现场检查前要求医院提交医疗服务利用率统计。此外，如果确定医院未“全面

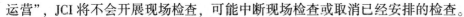
运营"，JCI 将不会开展现场检查，可能中断现场检查或取消已经安排的检查。

主要基地

是指为医学研究生（**例如：**住院医院或实习医生）提供了大多数的医学专科项目，而不是某一专科，如某一专科医院（例如眼科医院、牙科医院或骨科医院）。

医学研究

医院内的医学研究可以在不同的医疗区域和/或专科开展，包括基础研究、临床研究、健康服务研究。这些研究可能包括临床试验、治疗干预、新医疗技术的开展、结果研究等。医院主要开展非人体受试者研究和/或由 IRB 或研究伦理委员会免受审查的研究，如病历回顾研究、案例研究、研究涉及数据/标本没有个人身份信息，就不符合学术型医学中心医院资格标准的第 3 点。

注意：如果 JCI 经合理判断，确定提出申请的医院不符合发布的资格标准，JCI 将不接受其申请或不会提交其申请以获得评审，并会将 JCI 的决定告知该医院。

▐ 标准手册更新内容汇总

以下表格总结了《美国医疗机构评审国际联合委员会医院评审标准（第6版）》中的关键更新内容，表格中有几处标准要求有调整（与第5版标准相比较），有些标准是第6版新增内容，大部分标准要求无调整，但标准含义部分有更新：明确了预期结果，整合了相似的要求，和/或添加了更多示例。

该表格包含每条标准目前第6版中的编号以及在第5版中对应的编号。有些地方编号有调整（例如，某条标准在第6版中可能移到新位置，或两条标准合成一条）。另外，表格中罗列了关于变动内容的描述，如果标准增加了新的衡量要素，或某条标准是新增标准，会在表格最后两栏相应位置打上"√"

第6版医院评审标准受到以下几个方面的影响和指导，包括：

- JCI 评审通过的医院 JCI 评审员和顾问的建议；JCI 标准专家小组在第5版标准中没有提到的医疗质量和患者安全事项；
- 与 JCI 评审通过的医院、JCI 评审员和顾问、JCI 员工进行交流，了解是否需要明确具体标准的要求和预期结果；
- 不断优化的医疗实践和正在改变的医疗环境

第6版 标准编号	第5版标准	变更描述	新标准	新衡量 要素
IPSG. 1	IPSG. 1	• 在含义中增加内容以阐明门诊采用的两种身份识别方式可以与住院采用的两种识别方式不同 • 将第5版的衡量要素2和3的要求合并到第6版衡量要素2中 • 修订衡量要素3以清晰规定对医院的要求，确保在特殊情况下正确识别患者身份		
IPSG. 2 至 IPSG. 2. 2	IPSG. 2 至 IPSG. 2. 2	• 在 IPSG2.2，衡量要素2中阐明标准化表格、工具或方法为交接过程提供支持 • 在 IPSG2.2，衡量要素3中增加内容阐明不良事件数据有追踪，并用于确定交接沟通过程中的改进		
IPSG. 3 和 IPSG. 3. 1	IPSG. 3 和 IPSG. 3. 1	• 修订含义中的内容以阐明高警讯药品的定义 • 修订 IPSG. 3 中的衡量要素，将高警讯药品的要求与看似听似的药品区分以阐明目的		
IPSG. 4 and IPSG. 4. 1	IPSG. 4 and IPSG. 4. 1	• 在 IPSG. 4，将第5版中的衡量要素3移至衡量要素1，并补充血制品和植入医疗器械作为术前确认流程中的一部分确认项目 • 完成要有记录，参见 MOI. 11. 1 及含义中的内容以阐明预期，记录应包括暂停结束的日期和时间 • 在 IPSG. 4.1，衡量要素2引入新的要求，在手术或有创性操作之后有术后清点的流程 • 将第5版中 IPSG. 4.1，衡量要素2中的要求移到含义中a）－c）的字母清单中，该暂停流程中的内容，在第6版 IPSG. 4.1，衡量要素1有要求 • 修订含义并提供举例进行阐明，在含义中说明"X"不是理想的手术或有创性操作部位标记		√

第6版 标准编号	第5版标准	变更描述	新标准	新衡量 要素
IPSG. 6 and IPSG. 6. 1	IPSG. 6	• 将第5版中 IPSG. 6 拆分成两个标准（IPSG. 6 and IPSG. 6.1），目的是分别规定住院患者和门诊患者 • 增加 IPSG. 6，衡量要素1内容以阐明对服务的患者使用适当的跌倒评估工具/方法 • 向 IPSG. 6，衡量要素3增加要求，对患者跌倒的干预要有记录 • 将门诊患者跌倒评估的要求从第5版 IPSG. 6，衡量要素1移至第6版 IPSG. 6. 1，衡量要素1，并且修改内容要求筛查有跌倒风险的门诊患者；增加内容以阐明对服务的患者使用适当的跌倒评估工具/方法 • 删除第5版 IPSG. 6 衡量要素2中对门诊患者的持续评估和再评估一部分要求（第5版） • 将 IPSG. 6，衡量要素2中的对具有跌倒风险门诊患者的实施干预措施的要求移至 IPSG. 6. 1，衡量要素2并且修改了要求，如根据筛选结果实施干预，增加筛选和干预应被记录的要求 • 修订含义并且对整体的阐明提供了举例	√	
ACC. 1	ACC. 1	• 新增衡量要素3，要求医院如果患者的需求与医院的使命和医疗资源不匹配时，医院应把患者转院、转诊，或协助患者确定转院、转诊的服务机构和/或获得合适的医疗服务资源		√
ACC. 1. 1	ACC. 1. 1	• 新增衡量要素1和含义内容关于分诊流程，包括尽早识别传染性疾病的症状和体征 • 阐明公认的分诊流程用于门诊和急诊紧急/立即处置		√
ACC. 2. 2	ACC. 2. 2	• 增加衡量要素1和标准、含义的内容，住院患者入院时，医院需向患者及家属提供有关病房环境的宣教		√
ACC. 2. 2. 1	ACC. 2. 2. 1	• 向标准增加制度标注 • 修改含义内容以阐明要求 • 删除第5版衡量要素3，包含在第6版衡量要素2的要求中 • 拆分第5版衡量要素2部分内容至第6版衡量要素3，针对患者因等床入院而滞留急诊科的情况，医院应规定时间限制，并执行该规定		
ACC. 2. 3 and ACC. 2. 3. 1	ACC. 2. 3 and ACC. 2. 3. 1	• 修改标准、含义和衡量要素的内容，以阐明目的		
ACC. 4	ACC. 4	• 第5版 ACC. 6 衡量要素1和2移至第6版 ACC. 4 衡量要素5和6 • 从第5版 ACC. 6 的含义增加内容，以阐明预期 • 修改衡量要素内容以阐明要求		
ACC. 4. 3. 1	ACC. 4. 3. 1	• 新增衡量要素1，重新编号衡量要素 • 增加第6版衡量要素2的内容，以阐明要求		√

第6版 标准编号	第5版标准	变更描述	新标准	新衡量 要素
ACC. 4. 4	ACC. 4. 4	• 修改含义、衡量要素2和3的内容，以阐明目的		
ACC. 6	ACC. 6	• 第5版衡量要素1和2移至第6版ACC. 4衡量要素5和6 • 新增衡量要素3，根据转运患者类型的需求，在转运期间需要有资质的人员提供医疗服务 • 重新编号衡量要素		√
PFR. 1. 1	PFR. 1. 1	• 增加衡量要素内容以阐明要求		
PFR. 1. 2	PFR. 1. 2	• 新增衡量要素1和标准、含义的内容，员工在尊重和体贴患者尊严和自我价值的基础上提供的医疗服务；重新编号衡量要素		√
PFR. 2	PFR. 2 和 PFR. 2. 1	• 第5版PFR. 2和PFR. 2. 1合并，因为是相互关联的		
PFR. 2. 1	PFR. 2. 2	• 重新编号PFR. 2. 2（第5版）		
PFR. 2. 2	PFR. 2. 3	• 重新编号PFR. 2. 2（第5版），在第6版没有PFR. 2. 3		
PFR. 4	PFR. 4	• 增加衡量要素1，以反映标准陈述的同一内容和阐明期望；重新编号衡量要素 • 第5版衡量要素3的要求与第6版衡量要素2合并		√
PFR. 5	PFR. 5	• 增加含义和衡量要素3的内容，新增衡量要素4关于无论是否获得常规同意，必须与患者沟通的信息		√
PFR. 5. 1	PFR. 5. 1	• 第5版PFR. 5. 1衡量要素2与第6版PFR. 5. 1衡量要素1合并 • 新增衡量要素2需要告知患者关于知情同意的流程 • 从第5版PFR. 5. 2衡量要素6移至第6版PFR. 5. 1衡量要素6		√
PFR. 5. 2	PFR. 5. 2	• 第5版PFR. 5. 2衡量要素6的要求移至第6版PFR. 5. 1衡量要素6		
PFR. 5. 3	PFR. 5. 3	• 增加标准、含义和衡量要素的内容，以阐明告知患者拟定操作/治疗关于标准含义中的要素 • 第6版新增衡量要素1以阐明当拟定的治疗和操作需要获得患者知情同意时，告知患者含义中a）至h）的内容 • 重新编号衡量要素		√
AOP. 1	AOP. 1	• 在含义中增加内容以阐明当患者已经挂号或允许进入医院，不论亲自或者通过虚拟的方式进行完整的评估		
AOP. 1. 1	AOP. 1. 1	• 新增衡量要素4以阐明要求，患者接受适当的初步精神和文化的评估 • 重新编号衡量要素		√
AOP. 1. 2. 1	AOP. 1. 2. 1	• 在衡量要素3中阐明对需要进行紧急手术的急诊患者至少需要有简要病情和术前诊断的记录		

续表

第6版标准编号	第5版标准	变更描述	新标准	新衡量要素
AOP.1.3	AOP.1.3	• 在含义、衡量要素3中增加内容以阐明对于少于或者超过30天的病史和体检的预期		
AOP.1.3.1	AOP.1.3.1	• 在评估前增加医疗两字，以阐明标准是关于术前医疗评估 • 修订标准、含义、和衡量要素2中的内容以阐明社会、经济和出院需求是评估的一部分，删除了精神/文化需求的评估		
AOP.1.4	AOP.1.4	• 在含义、衡量要素1和3中增加内容以阐明需要时全院实施的筛查标准是一致的		
AOP.1.5	AOP.1.5	• 增加衡量要素1的内容以阐明目的		
AOP.1.6	AOP.1.6	• 修订标准和含义中的内容以阐明目的 • 新增衡量要素4以阐明实施和记录个体化医疗和护理评估		√
AOP.1.7	AOP.1.7	• 将含义中字母编号变成点编号，将列表分成两部分1）症状、状况及医疗需要2）精神，社会心理和支持服务的需要 • 更改衡量要素1内容，要求对临终患者的症状、病情及医疗需求进行评估和再评估 • 新增衡量要素2，根据需要和文化偏好，对临终患者及家属进行精神、社会心理和支持服务需求的评估和再评估，如果适用		√
AOP.1.8	AOP.1.8	• 标准中增加P符号 • 第5版衡量要素1和2调整为衡量要素1 • 将第5版衡量要素3移至衡量要素2 • 新增衡量要素3以阐明要求		√
AOP.5.1.1	新标准—第5版没有	• 将第5版中AOP.5.1对即时检验的监督要求移至第6版标准中，在衡量要素1中说明对项目的监管 • 衡量要素2包括对员工资质培训和能力的要求 • 衡量要素3中包括对报告异常实验室结果的要求 • 衡量要素4中包括对质量控制的要求 • 衡量要素5中包括将即时检验列入质量改进项目的要求	√	
AOP.5.3.1	AOP.5.3.1	• 增加标准和含义的内容以阐明与全球感染有关的要求		
AOP.5.6	AOP.5.6	• 修订标准、含义、衡量要素2和衡量要素4以阐明要求		
AOP.5.7	AOP.5.7	• 新增衡量要素5以体现标准中关于标本处置的描述		√
AOP.5.11	AOP.5.11	• 标准中增加P符号 • 在含义和衡量要素2中增加血液疾病筛查（字母列表）		
AOP.6	AOP.6	• 修订衡量要素3中的内容以阐明要求		

第6版标准编号	第5版标准	变更描述	新标准	新衡量要素
AOP. 6. 3	AOP. 6. 3	• 含义中增加内容以阐明诊断性影像的安全使用的需要 • 在衡量要素1中增加内容要求一个综合的放射安全项目既包括患者也包括员工 • 新增衡量要素2要求对影像部门在适宜剂量方面进行培训 • 新增衡量要素3要求采用和实施方案规定每类研究的最大剂量 • 第5版衡量要素2移至第6版衡量要素6 • 重新编号衡量要素		√ √
AOP. 6. 6	AOP. 6. 6	• 将第5版中衡量要素1和2合并到第6版中衡量要素1；重新编号衡量要素 • 修订标准、含义、衡量要素中的内容以阐明目的		
AOP. 6. 7	AOP. 6. 7	• 修订标准、含义、衡量要素4中的内容以阐明目的		
AOP. 6. 8	AOP. 6. 8	• 向标准、含义、衡量要素中增加内容以阐明外部资源诊断服务需有合同		
COP. 2. 1	COP. 2. 1	• 修订含义和衡量要素6中的内容以阐明医务人员的病历记录中医疗服务计划是一目了然的		
COP. 2. 2	COP. 2. 2	• 在含义中增加内容以阐明短信医嘱安全使用的要求，如果医院使用的话 • 在衡量要素1中增加要求，如何接收医嘱的流程 • 新增衡量要素5，规定医院允许短信医嘱的要求 • 新增衡量要素6，要求允许短信医嘱的医院需收集数据及监控沟通流程以阐明通过短信接收的医嘱 • 重新编号衡量要素		√ √
COP. 2. 3	COP. 2. 3	• 修订衡量要素1和标准中的内容以阐明目的		
COP. 3	COP. 3	• 修订含义、衡量要素中的内容以阐明目的 • 增加合理使用报警作为监护患者流程的一部分		
COP. 4	COP. 4	• 增加含义内容以阐明目的 • 新增衡量要素6以阐明要求		√
COP. 7	COP. 7 和 COP. 7. 1	• 第5版中COP. 7和COP. 7. 1合并作为相关要求		
COP. 8. 1	COP. 8. 1	• 新增衡量要素1要求基础设施以支持移植项目 • 修订衡量要素2中的内容以阐明目的		√
COP. 8. 2	COP. 8. 2	• 修订含义和衡量要素3中的内容以阐明目的		
COP. 8. 4	COP. 8. 4	• 修订衡量要素1中的内容以阐明要求 • 新增衡量要素2，记录有关心理和社会适应性，重新编号衡量要素		√
COP. 8. 5	COP. 8. 5	• 修订衡量要素4和5中的内容以阐明目的		

续表

第6版 标准编号	第5版标准	变更描述	新标准	新衡量 要素
COP. 8. 6	COP. 8. 6	●增加标准和衡量要素1、3、4中的内容以阐明记录要求		
COP. 8. 7	COP. 8. 7	●向含义和衡量要素4中增加与心理评估有关内容以阐明目的		
COP. 9	COP. 9	●增加标准中的内容以阐明期望 ●新增衡量要素1关于遵循法律法规的内容，重新编号		√
COP. 9. 2	COP. 9. 2	●增加衡量要素5中的内容以阐明要求		
ASC. 1	ASC. 1	●修订含义、衡量要素1和5中的内容以阐明目的		
ASC. 3	ASC. 3	●修订含义、衡量要素3和4中的内容以阐明目的 ●增加含义中操作时镇静的定义		
ASC. 3. 1	ASC. 3. 1	●在含义中提供举例，可以在操作时镇静期间给患者实施持续性监测的人员类型，他们具有资质且能胜任列表中的要素		
ASC. 5. 1	ASC. 5. 1	●修订标准和衡量要素2中的内容以阐明目的		
ASC. 7. 2	ASC. 7. 2	●从第5版含义中删除 g）因为该要求已经涵盖第6版 ASC7.4 中		
ASC. 7. 4	ASC. 7. 4	●在含义中新增字母 e），要求将植入器械故障报告给监管机构 ●新增衡量要素3和第5版含义中 g）内容，要求有追溯植入器械的程序 ●新增衡量要素4，要求医院制定和实施对发生植入医疗器械召回事件的患者的随访程序 ●删除了第5版中衡量要素3对植入器械纳入科室优先监测项目的要求，因为对追溯和随访的现有要求 ●修订整个含义，包括提供举例以阐明和定义植入性医疗器械		√ √
MMU. 1	MMU. 1	●在含义中重新编排和增加内容以阐明目的 ●修订衡量要素1和4以阐明目的		
MMU. 1. 1	新标准— 第5版没有	●引入新标准，要求医疗机构制定和实施抗菌品管理方案 ●衡量要素1至5，包括对以下的要求： ＊项目包含所有员工且包含患者和家属； ＊基于科学依据的流程； ＊合理使用预防性抗菌药； ＊项目的监督； ＊监测项目的有效性	√	
MMU. 2. 1	MMU. 2. 1	●修订含义、衡量要素4、衡量要素5中的内容以阐明目的		
MMU. 3	MMU. 3	●在含义、衡量要素1、衡量要素4中增加内容以阐明，要求救护车需安全和合理储存药品，如果适用的情况下		

续表

第6版 标准编号	第5版标准	变更描述	新标准	新衡量 要素
MMU.3.1	MMU.3.1	• 在标准和含义中增加内容，要求对有特殊注意事项的药品和营养品有适当的标签和管控 • 增加举例 • 向衡量要素1到衡量要素4中增加内容以确定对适当标签和管控的程序的要求		
MMU.3.2	MMU.3.2	• 修改标准、含义和衡量要素2中的内容以阐明急救药物储存应一致以便快速获得正确的药品		
MMU.3.3	MMU.3.3	• 增加含义和衡量要素2中的内容以阐明对失效和过期药品的要求		
MMU.4	MMU.4	• 增加衡量要素4的内容以阐明目的		
MMU.4.1	MMU.4.1	• 修订含义、衡量要素1中内容以阐明目的		
MMU.5	MMU.5	• 修订含义、衡量要素1、衡量要素3中的内容以阐明目的		
MMU.5.1	MMU.5.1	• 增加含义和衡量要素2中的内容，以阐明谁可以实施适当的审核 • 新增衡量要素4和增加含义中内容以确定适宜性审核的关键要素，规定实施关键要素的适宜性审核时机及执行完整的适宜性审核的时间范围 • 删除第5版中MMU.4.1衡量要素2和3，此衡量要素的内容已经包含在第6版MMU4.1，衡量要素2中 • 增加衡量要素6中的内容，以阐明当使用电脑软件或印刷版参考资料进行交叉检查药物时，必须是及时更新		√
MMU.5.2	MMU.5.2	• 增加含义中内容，以阐明以"到手即用"的方式来配置药品的意义 • 提供举例在什么情况下用"到手即用"的方式是关键的 • 增加衡量要素1中的内容确定配药和发药是遵循法律法规的 • 向衡量要素2中增加内容说明采用"到手即用"方式是可用的 • 新增衡量要素3要求有制度以支持准确和及时调剂药物以及要求有调剂药物工作的记录 • 增加第5版衡量要素4的内容，要求配置后未立即执行的药物，要贴上有两种患者身份识别方法的标签		√
MMU.6.1	MMU.6.1	• 新增衡量要素4，重新编号衡量要素		√
PFE.3	PFE.3	• 修改标准内容以阐明目的 • 新增衡量要素1重新编号相关衡量要素		√
QPS.5	QPS.5	• 增加含义中内容以阐明目的		
QPS.6	QPS.6	• 增加含义中的举例以阐明数据验证的独立第三方可以是由医院签约的院外机构		

第6版 标准编号	第5版标准	变更描述	新标准	新衡量 要素
QPS.7	QPS.7	• 新增衡量要素3要求根因分析确定事件的起源，得出改进措施和/或采取行动，以预防或降低此类警讯事件再次发生的风险；重新编号相关衡量要素		√
QPS.8	QPS.8	• 增加含义中内容以阐明目的 • 新增衡量要素1，关于制定并实施数据收集和分析流程 • 第5版衡量要素2至7合并入衡量要素3 • 新增衡量要素4关于使用分析结果制定改进措施 • 新增衡量要素5关于向治理机构报告数据分析结果		√ √ √
QPS.9	QPS.9	• 增加含义内容以阐明踪近错误不仅仅适用于用药踪近错误		
QPS.11	QPS.11	• 向含义中增加内容，扩大风险管理计划，包括5个对医院有影响的风险类别，阐明制定风险管理计划的需要 • 新增衡量要素2要求领导者确定和优先排序潜在风险；重新编号相关衡量要素		√
PCI.2	PCI.2	• 修改含义和衡量要素1的内容以阐明目的 • 新增衡量要素3要求医院所有的区域都要包括在感染预防和控制计划内 • 第5版PCI.5.1衡量要素2移至第6版PCI.2衡量要素4；删除第5版标准PCI.5.1，因为该要求已包含在第6版PCI.2中		√
PCI.3	PCI.3	• 修改含义中的内容和衡量要素以阐明目的 • 第5版PCI.7.1关于被服和床单位的管理要求移至衡量要素3以更好排列		
PCI.5	PCI.5 and PCI.7	• 第5版PCI.5和PCI.7合并入第6版PCI.5，以精简和阐明要求		√
PCI.7	PCI.7.1	• 新增标准和衡量要素关于医疗和手术器械的消毒和正确储存 • 新增衡量要素2关于低效和高效相关专业实践指南的使用 • 新增衡量要素3要求员工接受岗前培训、在职培训和具有相关技能 • 第5版PCI.11管理失效物品的要求移至衡量要素6，以更好排列 • 增加含义内容定义清洁、消毒和灭菌，增加每个定义的举例 • 新增衡量要素5关于正确储存	√ √ √	
PCI.7.1	PCI.7.1.1	• 重新编号第5版标准PCI.7.1.1为PCI.7.1，第6版没有PCI.7.1.1 • 修改标准、含义和衡量要素，以阐明要求		
PCI.7.4	PCI.7.4	• 增加含义内容以阐明目的		

续表

第6版 标准编号	第5版标准	变更描述	新标准	新衡量 要素
PCI. 8 and PCI. 8. 1	PCI. 8 and PCI. 8. 1	• 第5版PCI. 8衡量要素3在第6版分为衡量要素3和4；修改在第6 版PCI. 8衡量要素4要求的内容 • 第5版PCI. 8衡量要素4移至第6版PCI. 8衡量要素4 • 重新编号相关衡量要素 • 修改含义内容以阐明目的		
PCI. 8. 2	新标准— 第5版没有	• 引入新标准关于医院应对出现全球性传染病的需要 • 在含义中规定并在衡量要素5要求的5个领域包含在计划中 • 在衡量要素2要求确定接触/进入医院的第一点和这些区域的目标 教育 • 在衡量要素3规定每年测试计划的要求（从第5版FMS. 6、含义和 衡量要素1移动到这里） • 在衡量要素4和5中要求测试后汇报并跟进采取的改进措施	√	
PCI. 9	PCI. 9	• 增加含义内容和衡量要素2、4以阐明个人防护设备的正确使用和 皂液的管理		
PCI. 11	PCI. 11	• 修改含义和衡量要素的内容，以阐明要求 • 合并衡量要素内容，以精简要求，第5版的5个衡量要素减到第6 版的4个衡量要素；改变衡量要素的顺序以更清楚		
GLD. 1	GLD. 1	• 修改衡量要素2以更准确地排列标准陈述的文本内容 • 删除第5版衡量要素3，描述医院如何评价治理机构和批准评价 标准 • 第5版衡量要素5移至第6版衡量要素3 • 增加含义内容以阐明当医院尝试获得治理机构对医院质量和安全计 划报告的审查、批准和采取的措施时，没有得到治理机构的响应， 医院通过多种尝试和沟通结果的记录来显示所做的可靠努力 • 修改标准、含义和衡量要素内容以保持一致使用术语"治理机构" 指的是医院的治理		
GLD. 1. 1	GLD. 1. 1	• 增加衡量要素5的内容要求书面记录首席执行官的评价 • 修改标准、含义和衡量要素的内容，以保持"治理机构"这一术语 使用的一致性，该术语指的是医院的治理		
GLD. 1. 2	GLD. 1. 2	• 增加含义内容以阐明当医院尝试获得治理机构对医院质量和安全计 划报告的审查、批准和采取的措施时，没有得到治理机构的响应， 医院通过多种尝试和沟通结果的记录来显示所做的可靠努力 • 修改标准、含义和衡量要素的内容，以保持一致使用术语"治理机 构"指的是医院治理		
GLD. 4. 1	GLD. 4. 1	• 修改含义、衡量要素1和2的内容，以定期及时向治理机构报告， 至少每季度一次		

第6版 标准编号	第5版标准	变更描述	新标准	新衡量 要素
GLD. 5	GLD. 5	• 修改标准、含义和衡量要素内容，以阐明首席执行官和领导对标准要求负责		
GLD. 6. 2	GLD. 6. 2	• 增加标准、含义、衡量要素2和3以阐明权限 • 新增衡量要素4要求陪同独立执业者的人员，根据SQE标准对资质证明原始来源查证		√
GLD. 7	GLD. 7	• 新增含义内容以阐明需要领导负责监督医疗信息技术 • 删除第5版衡量要素1，因为与第5版衡量要素重复；第5版衡量要素2移至第6版衡量要素1 • 新增衡量要素4领导管理、支持和监督信息技术 • 重新编号相关衡量要素		√
GLD. 7. 1	GLD. 7. 1	• 修改衡量要素1的内容，要求医院列出最具风险的供应物的供应链步骤 • 修改衡量要素2内容，要求医院确定供应链环节中任何重大风险点 • 删除第5版衡量要素4要求医院追踪关键供应物，以防转移或替换 • 新增衡量要素4要求医院有一个相应流程，对发现不稳定、被污染、有缺陷或伪劣的供应物执行追溯跟踪 • 新增衡量要素5要求已确定为不稳定、被污染、有缺陷或伪劣的供应物时，医院要告知制造商和/或分销商 • 修改标准和含义内容以阐明和提供最具风险供应物的描述		√ √
GLD. 11. 1	GLD. 11. 1	• 修改标准、含义和衡量要素的内容，以阐明何时评价员工绩效指标是合适的		
GLD. 15	GLD. 15	• 增加含义内容以阐明患者参加研究方案的收住要求 • 新增衡量要素5关于患者参加研究方案的收住标准		√
FMS. 1	FMS. 1	• 新增标准和含义内容，阐明除了遵守相关法律、法规和设施检查要求，还需遵守建筑物和消防规范 • 增加衡量要素1和2，阐明需要包括建筑和消防安全规范的要求		
FMS. 4. 2. 1	新标准—— 第5版没有	• 引入新标准规定需要进行施工前风险评估（是PCI. 7.5的补充，但不同于PCI. 7.5） • 规定含义中a）至h）和衡量要素1的评估要求 • 要求医院根据评估结果采取相应措施 • 在衡量要素3中要求医院确保承包商的合规性	√	
FMS. 5 and FMS. 5. 1	FMS. 5 and FMS. 5. 1	• 修改标准FMS. 5和含义，阐明有害物质和有害废弃物的标准范围 • 修改FMS. 5. 1和衡量要素4以阐明有害物质和废弃物的安全和正确处置		
FMS. 6	FMS. 6	• 增加含义和衡量要素的内容，判定现有患者医疗服务环境结构的完整性，及如何在灾难发生时应对		

第6版 标准编号	第5版标准	变更描述	新标准	新衡量 要素
FMS. 7	FMS. 7	●增加含义内容和在衡量要素2中要求需要持续评估符合消防规范的情况 ●增含义内容，规定评估消防规范的基本组成部分		
FMS. 9. 2 and FMS. 9. 2. 1	FMS. 9. 2 and FMS. 9. 2. 1	●增加含义内容，以提供应急供电可接受的测试举例		
FMS. 9. 3	FMS. 9. 3	●增加衡量要素1的内容，要求检测饮用水并记录 ●新增衡量要素2，要求至少每六个月检测一次非饮用水的水质，或者根据当地法律法规、水源条件和水质问题的以往经验更频繁地检测。医院应对检测情况进行记录 ●增加衡量要素3的内容，要求用于肾透析水的特殊检测类型和时间框架 ●新增衡量要素4，要求实施相关措施，以预防和降低水质污染和细菌生长的风险，监测所采取措施的有效性 ●重新编号衡量要素		√ √
FMS. 10	FMS. 10	●增加标准、含义和衡量要素1的内容，以阐明包括各项设施管理和安全计划的收集和分析		
FMS. 11 through FMS. 11. 2	FMS. 11 through FMS. 11. 2	●删除第5版FMS.11中衡量要素2的要求，用于探视者接受消防安全计划的培训		
SQE. 3	SQE. 3	●增加衡量要素2的内容，以阐明新临床人员在开始履行工作职责时或之前接受评价		
SQE. 4	SQE. 4	●增加衡量要素2的内容，以阐明新的非临床人员在开始履行他们的工作职责时或之前接受评价		
SQE. 5	SQE. 5	●提供含义和衡量要素的内容，以阐明个人档案必需的信息 ●向衡量要素1增加一个要求，对员工个人档案保密 ●第5版衡量要素4和5合并为第6版衡量要素2 ●新增衡量要素4，来自从第5版衡量要素6要求岗前培训以及在职培训的记录 ●新增衡量要素6要求有健康信息记录		 √ √
SQE. 8. 2	SQE. 8. 2	●引入标准变更，涉及员工生理和心理健康及安全的工作环境 ●员工健康和安全计划引入新要求（在含义和衡量要素2中有规定） ●首次聘用健康筛查 ●控制有害职业暴露的措施，如暴露于毒性药物、有害的噪声水平 ●安全搬运患者的教育、培训和干预措施 ●员工是不良事件或警讯事件中的第二受害者的教育、培训和干预措施 ●与常见职业相关情况的治疗，如背部受伤		√

续表

第6版 标准编号	第5版标准	变更描述	新标准	新衡量 要素
SQE. 8. 2. 1	新标准— 第5版没有	• 引入新标准，规定员工预防接种和制定减少患者暴露于医源性感染 的战略，第5版SQE. 8. 2衡量要素2 • 引入理念，医院负责制定降低患者暴露于未接种疫苗员工带来传染 病风险的策略	√	
SQE. 9 through SQE. 9. 2	SQE. 9 through SQE. 9. 2	• 增加SQE. 9. 2含义和衡量要素2的内容，以阐明关于对延迟原始来 源查证（PSV）的医生的要求		
SQE. 11	SQE. 11	• 修改含义内容以阐明目的		
SQE. 13	SQE. 13	• 修改含义和衡量要素1、2、3的内容，以阐明原始来源查证（PSV） 的期望要求		
SQE. 15	SQE. 15	• 修改含义和衡量要素1、2、3的内容，以阐明原始来源查证（PSV） 的期望要求		
MOI. 2	MOI. 2	• 增加含义内容，以阐明在计划和非计划宕机期间维护数据完整性的 需要 • 增加衡量要素5的内容，以阐明当数据的保密性、安全性或数据完 整性受到侵害时采取措施		
MOI. 4	MOI. 4	• 第5版衡量要素1、2合并入第6版衡量要素1 • 删除第5版衡量要素3（要求使用标准定义） • 修改衡量要素2、3、4使更清楚 • 增加衡量要素3内容，以阐明每一个缩写只有一个含义 • 新增衡量要素5，禁止在知情同意和患者权利文书、出院指导、出 院小结、其他患者及家属会阅读或接收的有关患者医疗服务的文书 中使用缩写 • 合并在衡量要素6对监测代码、符号和缩写的统一使用 • 为了整体清晰度，增加了标准的内容及含义的内容和举例		√
MOI. 6	MOI. 7	• 重新编号MOI. 7		
MOI. 7	MOI. 8	• 重新编号MOI. 8		
MOI. 8	MOI. 9	• 重新编号MOI. 9 • 修改含义内容，以阐明目的 • 增加第5版MOI. 9. 1的含义内容到第6版MOI. 8 • 新增衡量要素3（关于追踪新制定的和修改的制度和程序）；对衡 量要素进行重新编号		√
MOI. 8. 1	MOI. 9. 1	• 第5版MOI. 9. 1含义内容移至第6版MOI. 8含义中 • 重新编号MOI. 9. 1		
MOI. 9	MOI. 10	• 修改标准、含义和衡量要素的内容以阐明目的 • 重新编号MOI. 10		

第6版 标准编号	第5版标准	变更描述	新标准	新衡量 要素
MOI. 9. 1	MOI. 10. 1	• 重新编号 MOI. 10. 1		
MOI. 10	MOI. 10. 1. 1	• 重新编号 MOI. 10. 1. 1		
MOI. 11. 1. 1	新标准— 第5版没有	• 引入新标准，在医院内使用电子病历时要规定正确使用复制－粘贴功能 • 衡量要素1要求正确使用复制－粘贴 • 衡量要素2要求员工接受正确使用复制－粘贴的培训 • 衡量要素3要求监测复制－粘贴指南的依从性，必要时执行纠正措施 • 衡量要素4要求医院制定相应流程，以确保监测电子病历的准确性	√	
MOI. 12	MOI. 12	• 修改含义和衡量要素1的内容，以更好规定一个代表性的病历代表样本的要求		
MOI. 13	MOI. 6	• 重新编号 MOI. 6		
MOI. 14	新标准— 第5版没有	• 引入新标准，要求医院开发、维护和测试应对数据系统的计划和非计划宕机的计划 • 衡量要素1要求每年测试一次该计划 • 衡量要素2要求医院确定宕机的可能影响 • 衡量要素3要求制定宕机期间，提供医疗服务连贯性的策略 • 衡量要素4要求宕机恢复策略和持续的数据备份 • 衡量要素5要求员工接受数据系统计划和非计划宕机的战略和策略的培训	√	
MPE. 4	MPE. 4	• 增加含义和衡量要素1的内容，以阐明相关监管要求		
MPE. 5	MPE. 5	• 增加含义的内容，以阐明学生状况记录可能是有限的，这取决于他们目前的培训水平		
MPE. 7	MPE. 7	• 修改衡量要素2的内容，以阐明受训医生为患者提供培训项目外服务的要求		
HRP. 2	HRP. 2	• 修改含义内容，学术型医学中心医院评审有关在医院内开展医学研究的资格标准		
HRP. 4	HRP. 4	• 修改衡量要素4的内容，要求领导确保规定免受研究审查流程的研究		

第一部分：
参加评审的要求

▌参加评审的要求（APR）

概述

此部分包含参加联合委员会国际评审流程和维持认证资格的具体要求。

对于一家首次寻求国际评审的医院，首次检查期间将评估其与大多数 APRs 的符合程度。对于已通过评审的医院，JCI 将在评审周期内，通过现场检查、战略改进计划（SIP）以及医院特定数据和信息的定期更新来评估其是否符合参加评审的要求。

各医疗机构要么符合，要么不符合 APRs。如果某家医院不符合参加评审的某些要求，医院需要提交一份战略改进计划，否则可能导致评审否决的风险。然而，拒绝进行现场检查活动，如限制或拒绝授权的 JCI 检查人员（ARP. 4）进入的做法，可能会导致损失或评审否决。每条 APR 要求都注明了评价方法以及不符合要求的后果。

注意：APRs 与标准章节评分方法并不相同，对其评估不会直接影响评审检查的结果。

目标、标准、含义和衡量要素

要获得最新版参加评审的要求，请访问：http://www.jointcommissioninternational.org/hospital-accreditation-participation-requirements/.

APR. 1 要求

医院应符合及时将数据和信息提交给联合委员会国际部（JCI）的所有要求。

APR. 1 基本原理

评审过程中将会有多处需要使用数据和信息，例如填写电子申请（E-App）、在 E-App 上完成年度更新、提交战略改进计划（SIP）、医院执行领导的任何变更（例如所有权变更）、质量与安全监控办公室的信息要求。JCI 评审要求得到监管机构或其他机构的确认信息，或及时获悉医疗机构决定申请评审的意愿。相关评审政策和程序会列明医院所需的数据和/或信息、提交的时间期限。

APR. 1 评价

对所需提交的数据和/或信息评估贯穿于整个评审周期。

APR. 1 不符合的后果

如果医院未能达到及时将数据和信息提交给 JCI 的要求，医院将面临评审否决的风险，且可能需要进行寻因检查。未能及时或未能在进行寻因检查时解决该问题可能会被否决评审。这些后果仅会影响要求本身的依从性，而不影响医院提交给 JCI 的内容。**例如**，如果某医院电子申请中的信息导致检查天数出现误差而需延长，医院将承担延长检查的额外费用。此外，如果有证据表明医院伪造、隐瞒或有意删除提交给 JCI 的信息，则适用 APR. 2 的要求及其后果。

APR. 2 要求

医院在评审过程的各个阶段向 JCI 提供准确且完整的信息。

APR. 2 基本原理

JCI 要求寻求评审或已通过评审的医院在参加评审的过程中坚持诚实、正直和透明原则。这种参加评审过程的方式体现在三年周期评审过程的各个阶段提供完整且准确的信息。

医院可采取以下任一方式向 JCI 提交信息：

- 口述；
- JCI 雇员直接观察，或是其进行采访，或任何其他形式的交流；
- 由第三方（例如媒体或政府报告）获得的电子或纸质文件。

就此要求目的而言，伪造信息是指申请机构或已通过评审的机构向 JCI 提交的全部或部分信息为虚构内容。伪造包括改写、改换格式、删除文件内容或提交虚假信息、报告、数据或其他材料。

APR. 2 评价

此项 APR 评价始于申请过程，只要医院寻求 JCI 评审或通过评审，该项 APR 就一直持续下去。

APR. 2 不符合的后果

如果 JCI 有理由确信医院向 JCI 提交或向评审员出示了错误或伪造的信息，医院将面临被否决评审的风险，且可能需要接受寻因检查。未能及时或未能在进行寻因检查时解决该问题，则可能导致无法通过评审。

APR. 3 要求

在初评前或两次评审间，医院已通过 E – APP 将医院档案（电子数据库）或信息提交给 JCI；当这些内容发生变更时，医院要在更新生效 30 天内将相关内容上报给 JCI。

APR. 3 基本原理

JCI 将收集各医院电子申请中的核心档案信息，以了解其所有者、许可、患者服务的范围和数量、患者服务设施的类型以及其他因素。若任意因素发生变更，JCI 必须评估变化，判定该变更是在拟定的首次检查或当前评审裁决范围之内或之外。

因此，在下列变化生效后 30 天内，医院应告知 JCI：

- 医院所有者和/或名称的变更；
- 吊销或限制营业执照或许可证，患者医疗服务的任何限制或终止，专业人员或其他人员的任何制裁，或由相关医疗机构根据法律法规给予的其他决定；
- 改变或变更医疗服务建筑物的用途，新建或扩建医疗服务建筑物，或占用社区内新场所的建筑，以扩展医疗服务的类型和数量，扩展幅度达到25％，或超过医院档案中所述，或未作为医疗场所在电子申请中进行报告，或未纳入之前的评审检查范围内；
- 有意在缺乏新建设施、翻新设施或扩充设施的情况下扩展医院的服务能力，扩展幅度达到25％ 或更多，以患者数量、服务范围或其他相关指标来测定；
- 增添或删除某种或多种医疗服务，如增添透析单元或停止创伤医疗；
- 医院与适用于 JCI 标准却未经评审的医疗场所、服务或项目进行了合并或收购；

JCI 评审不会将评审自动延伸到新的服务和设施上。根据变更情况，JCI 可能会要求医院提供额外的信息或书面文件；**例如**，制度、建筑平面图、消防安全计划、提供新服务的新员工资质证明等。当 JCI 不能全面评估提交的额外信息或文件，可再次或首次对新增医疗服务设施或服务的医院进行整体或部分延伸检查。

APR. 3 评价

此项 APR 的评价始于电子申请流程，只要医院寻求 JCI 评审或通过评审，该项 APR 就一直持续下去，报告的变更可通过场外检查或延伸检查进行评估。

APR. 3 不符合的后果

如医院未在发生变更 30 天内告知 JCI，医院将面临评审否决的风险，且可能需要接受延伸检查。

APR. 4 要求

医院允许 JCI 自行决定对医院是否符合标准和政策进行现场评估，或查证质量和安全问题、报告或监管机构的裁决。

APR. 4 基本原理

通过 JCI 评审意味着向公众、政府机构、支付方及其他各方表明，医院始终遵守 JCI 的标准和评审政策。因此，需要确保 JCI 有权在评审各阶段的任意时候审查医院整体或医院的任意部分（可进行通知，也可不经通知），以确认标准和评审政策依从性和/或评估患者安全和质量问题。若未通知进行造访，评审员必须出具官方介绍信，并出具至少一份其他形式的证明，以表明自己是 JCI 的代表。

APR. 4 评价

对此项要求的评估贯穿于评审的任何阶段。

APR. 4 不符合的后果

如果医院拒绝或限制经授权的 JCI 员工执行现场评估，JCI 将撤销医院评审。

APR. 5 要求

医院允许 JCI 索取（来自医院或外部机构）和审查由公共权威机构出具的外部评估结果和报告的原件或经正式鉴定的副本。

APR. 5 基本原理

为开展全面的评审检查，JCI 会收集有关医院运营多个方面的信息。其他外部机构（除 JCI 外）也会评估安全和质量相关领域，**例如**，消防安全检查、员工工作条件检查以及本地机构对安全事故或质量投诉的评估。这些评估可以为评审审查提供补充，但其重点有所不同。这些评估可能为 JCI 做出评审结论提供所需的信息。

APR. 5 评价

医院应根据要求为 JCI 提供外部机构（例如许可证发放、检验结果、检查结果、政府或规划机构）出具的所有官方记录、报告和建议。JCI 也可以直接向外部机构要求此类报告。JCI 可以在评审的任何阶段要求这些报告，包括评审检查期间或作为质量问题或事故评估的一部分。

APR. 5 不符合的后果

如果医院在现场检查期间未能按要求提供官方报告，则会评定为不符合相关标准，医院可能需要接受寻因检查，以审查报告和相关标准。若医院在评审的其他阶段未能按要求提供报告，则可能需要进行寻因检查。

APR. 6 要求

目前未生效。

APR. 7 要求

医院选择和使用监测指标作为质量改进监测系统的一部分。

APR. 7 基本原理

数据的收集、分析和使用对于任何质量改进系统十分重要，并是 JCI 评审过程的核心。许多 JCI 标准规定医院必须收集数据作为质量改进系统的一部分（**例如，** GLD. 11，GLD. 11. 2 及其他一些标准）。为符合这些标准，医院领导选择明确定义的、适用于医院患者服务群体和服务的循证测量指标。医院分析测量数据，并利用数据告知和推动医院内的质量改进活动。

医院可以自行选择任何明确定义的、循证的测量指标和测量方法，包括过程和结果指标，这些指标测量数据将指导改进医疗服务的提供。可接受的测量指标由下列人员或机构制定：

- 医院的质量领导和小组；
- 市、地区和国家的卫计委；
- 国际公认的医疗质量权威机构，如 JCI，IHI（医疗改进研究所），或总部位于美国的医疗保健研究和质量机构。

JCI 测量指标收录于其国际指标库，详细的指标见 JCI Direct Connect（JCI 的客户端外网门户）。JCI 指标库为标准化数据收集提供了统一、精确的说明，以便随时在医院内以及各医院之间进行比较。鼓励医院但不强制，使用指标库的测量指标以符合 APR. 7。医院可采用或修改指标库的测量指标来满足其特定需求；然而，如果医院选择公布其使用的 JCI 指标库测量指标，要求医院遵守指标库的规范，不可有偏差，这些规范可在 JCI Direct Connect 中查找。关于指标库的更多信息可在 JCI Direct Connect 的 Continuous Compliance 网页查询，包括指南、测量指标和数据收集和汇总工具。

APR. 7 评价

对于质量测量指标选择和使用的评估会贯穿评审的各个阶段，主要是在现场检查过程中。

APR. 7 不符合的后果

如果发现医院不符合该要求，需要提交战略改进计划（SIP）。

APR. 8 要求

医院准确呈现其认证状态，以及 JCI 认证适用的项目和服务。只有当前有效的 JCI 认证过的医院，才可以展示 JCI 金印。

APR. 8 基本原理

医院面向公众的网站、广告宣传和促销及其他公布于众的信息，应准确表明经 JCI 认证项目和服务范围。

APR. 8 评价

关于此要求依从性的评估贯穿于医院评审的各个阶段。

APR. 8 不符合的后果

如果医院未撤销或未修改不正确的信息，医院将面临评审否决的风险，且可能需要接受寻因检查。

APR. 9 要求

医院的任何员工（临床工作人员或管理人员）均可向 JCI 报告患者安全和医疗服务质量问题，而不会受到医院的报复。

为支持这种安全文化，医院必须告知员工可以进行此类上报。此外，医院必须让员工清楚地知道，他们向 JCI 报告问题不会受到正式的纪律处分（**例如**，降职、重新聘任或改变条件状况或时间）或非正式的惩罚（**例如**，骚扰、孤立或虐待），也不会受到恐吓和报复。

APR. 9 基本原理

为创建"安全"的报告环境，医院应教育所有员工可以将有关医院患者医疗服务安全或质量的问题报告给 JCI。医院还要告知员工，他们不会因为向 JCI 报告有关医疗服务安全或质量的问题而受到纪律处分或惩罚。

APR. 9 评价

关于此要求的评估贯穿于评审的各个阶段，包括但不限于来自现场评审和非现场评审期间发生问题的信息，或对提交给 JCI 的投诉的调查信息。

APR. 9 不符合的后果

若确认因向 JCI 报告医疗质量和安全问题而对员工采取报复措施，相应医院将面临评审否决的风险，且可能需要接受寻因检查。

APR. 10 要求

医院为评审检查及任何相关活动安排的翻译和口译服务，由与医院无关且有资质的专业翻译和口译人员提供。

具有资质的翻译和口译人员提供给医院和 JCI 能证明其翻译和口译经验的文件资料。这些文件资料包括但不限于以下：

- 英语和申请医院所用语言的高等教育证书；
- 翻译和口译经验证明，最好在医学领域；
- 作为专业翻译或口译的就业证明，最好是全职的；
- 翻译和口译继续教育的证明，最好在医学领域；
- 翻译和口译协会会员；
- 翻译和口译能力测试成绩，如适用；
- 翻译和口译证书，如适用；
- 其他相关的翻译和口译资格证书。

在某些情况下，JCI 会提供给医院一份符合上述要求的翻译和口译人员名单。

APR. 10 基本原理

现场评估过程的完整性以及结果的完整性，依赖于评审员能准确、无偏倚地理解与之交谈的医院员工提供的信息；医院员工用自己的语言与评审员高效地交流。为确保准确公正的交流，翻译和口译服务必须由具备资质的翻译和口译人员提供，并具有医疗翻译和/或口译服务经验的资质证明。提供翻译和口译服务的个人不得是医院的现任或前任员工，且不得存在任何利益冲突，例如直系亲属或附属医院的员工。提供翻译和口译服务的个人不得任职于与评审或评审准备相关的医院的任何咨询部门，除帮助医院将 JCI 所需的文件翻译为英文或在之前的检查中提供翻译和口译服务之外。

APR. 10 评估

在 JCI 进行任何现场检查前至少 8 周，医院提交其所选翻译人员的简历。JCI 评审项目人员将获取每位翻译人员签署的利益冲突声明。对于飞行检查，评审员和/或 JCI 评审项目成员将评估翻译人员的资质。

APR. 10 不符合的后果

如果翻译人员由于缺乏专业许可证和/或其他资质认证，或存在利益冲突而被认定不符合资格，检查将暂时停止，直至找到合适的替代人员。医院将承担延迟检查而产生的额外费用，包括必要时对评审团队成员重新安排。

APR. 11 要求

医院需告知其服务的公众如何联系医院管理层和 JCI，以报告与患者安全和医疗服务质量相关的问题。

通知方法包括但不限于分发有关 JCI 的信息，包括已出版材料（例如宣传册）上的联系信息和/或在医院网站上发布此信息。

下面提供的链接，用于向 JCI 报告患者安全或医疗服务质量问题：

http：//www. jointcommissioninternational. org/contact-us/report-a-quality-and-safety-issue/.

寻求首次评审的医院应制定计划并讨论，一旦通过评审，如何遵守该项 APR 要求。

APR. 11 基本原理

JCI 医院标准要求医院具有相关机制，能及时接收和应对投诉、冲突以及其他患者医疗服务质量和安全问题的机制。医院要告知其服务的公众如何参与此过程。（见 PFR. 3）

医院还需要告知公众如何向 JCI 报告医疗安全和质量问题，尤其是当医院流程无法有效解决问题的时候。

APR. 11 评价

评审员将在现场评估过程中评估医院如何符合此要求。

APR. 11 不符合的后果

如果被确认不符合此要求，医院需提交一份战略改进计划（SIP）。

APR. 12 要求

医院所提供的患者医疗服务环境对患者安全、公共卫生或员工安全未构成直接威胁。

APR. 12 基本原理

患者、员工及公众信任医院为低风险的安全场所。因此，医院应持续不断地严格审查和监督与安全有关的实践做法，以维持这种信任。

APR. 12 评价

主要通过现场检查进行评估，也可通过医院的其他报告、患者投诉和/或监管机构的处罚进行评估，并且贯穿于评审的各个阶段。

APR. 12 不符合的后果

如果检查期间在现场发现直接威胁，检查将会中断，直到威胁解除或医院、检查小组和 JCI 评审项目成员能够调解这个问题为止。在问题解决前，医院面临评审否决的风险，且可能需要接受跟踪检查。

第二部分：
以患者为中心的标准

▼国际患者安全目标（IPSG）

概述

本章阐述了国际患者安全目标（IPSG）。JCI 要求所有通过国际医院标准评审的医院自 2011 年 1 月 1 日起实施国际患者安全目标。

设置国际患者安全目标是为了促进医疗机构能在患者安全方面做出专项改进。国际患者安全目标关注医疗服务中容易出现问题的领域，并针对这些问题提出以证据或专家共识为基础的解决方案。鉴于设计完善的系统对于提供安全、优质的医疗服务来说极为重要，因此国际患者安全目标已尽可能围绕系统性解决方案。

国际患者安全目标的标准结构形式与其他标准一致，包括标准（目标阐述）、含义和衡量要素。国际患者安全目标的评分也与其他标准的评分方法类似，分"完全符合""部分符合""不符合"。评审决议规则中将医疗机构在 IPSG 方面的符合情况作为一条单独的考量标准。

注意：有些标准要求医院有一个书面制度、操作程序、计划或其他具体流程的其他书面文件，这些标准在标准文本后以Ⓟ标注。

标准

以下是所有本章节的标准一览表，为了便于使用者阅读，未附有含义或衡量要素。关于这些标准的详细信息，请看本章节下一部分："标准、含义和衡量要素"。

目标 1 正确识别患者

IPSG. 1　医院制定并实施相应的流程，以提高患者身份识别的正确性。Ⓟ

目标 2 改进有效沟通

IPSG. 2　医院制定并实施相应的流程，以提高医务人员之间口头和/或电话沟通的有效性。Ⓟ

　　　IPSG. 2. 1　医院制定并实施诊断性检查的危急值报告流程。Ⓟ

　　　IPSG. 2. 2　医院制定并实施交接的沟通流程。Ⓟ

目标 3 改进高警讯药品的安全性

IPSG. 3　医院制定和实施相应的流程，以改进高警讯药品的安全性。Ⓟ

　　　IPSG. 3. 1　医院制定并实施相应流程，以管理高浓度电解质的安全使用。Ⓟ

目标 4 确保安全手术

IPSG. 4　医院就术前核查和手术/有创操作部位标记制定并实施相应的流程。Ⓟ

      IPSG. 4. 1   医院制定并实施相应流程，在手术/有创操作前一步执行术前暂停（time-out），在手术/有创操作结束之后执行离室前核查（sign out）。

目标5 降低医源性感染的风险

IPSG. 5   医院采用并实施循证的手卫生指南，以降低医源性感染的风险。

目标6 降低患者因跌倒导致伤害的风险

IPSG. 6   医院制定并实施相应流程，以降低住院患者因跌倒导致伤害的风险。

      IPSG. 6. 1   医院制定并实施相应流程，以降低门诊患者因跌倒导致伤害的风险。

目标、标准、含义和衡量要素

目标 1：正确识别患者身份

IPSG. 1 标准

医院制定并实施相应的流程，以提高患者身份识别的正确性。Ⓟ

IPSG. 1 含义

实际上，患者身份错误可以发生在诊断和治疗的任何场合或任何环节。可能是由于患者处于镇静状态、定向力障碍、没有完全清醒或昏迷；也可能是在住院过程中更换床位、房间或地点；或因患者感知障碍；或遗忘了自己的身份信息；或其他可能导致患者身份识别差错的情况。

该目标具有双重意义：第一，准备要接受治疗或服务的患者其身份识别信息和途径必须是可靠的；第二，提供的服务或治疗与患者身份信息相匹配。（见 MMU. 4.1）

全院通行的患者身份识别流程应至少同时使用两种患者身份识别的方式，如患者姓名、身份证号、出生日期、手腕带条形码或其他方式（见 MOI. 9，衡量要素 2 和 MOI. 9.1，衡量要素 1）。患者房间号或医院具体位置不能用于患者身份识别。在全院范围内都要同时使用两种不同方式识别患者身份，但是，住院患者同时使用的两种不同的身份识别方式可以不同于门诊患者同时使用的两种不同的身份识别方式。**例如：**所有住院患者的区域使用患者姓名和身份证号/病历号，所有的门诊科室使用患者姓名和出生日期，如急诊室、门诊治疗科室或其他门诊区域。

针对特殊情况下的患者身份识别，医院应制定相应流程。**例如：**当昏迷或意识混乱/定向力障碍且无任何身份识别信息的患者到达医院时、新生儿出生后父母还未取名以及其他情形时。该流程应考虑到这类患者的特殊情况，员工应在这些特殊情况下执行该患者识别流程，以避免出现差错。

当涉及任何患者治疗干预的情形时，都需要同时使用两种患者身份识别方式，如在提供治疗前（例如给药、输血或使用血制品；提供限制性饮食；放疗）、操作前（例如静脉置管或血液透析）以及任何诊断操作前（例如为临床检验采集血液和其他标本、进行心导管置管或诊断性放射操作）。

IPSG. 1 衡量要素

☐ 1. 同时使用两种方式识别患者身份，但不包括患者房间号和医院特定位置。（见 MMU. 5.2，衡量要素 4；MOI. 9，衡量要素 2）

☐ 2. 在进行诊断性操作、提供治疗和其他操作前识别患者身份。（见 IPSG. 4.1；AOP. 5.7，衡量要素 2；MMU. 5.2，衡量要素 4；MMU. 6.1）

☐ 3. 医院确保在特殊情形下正确识别患者，如昏迷患者或出生后没有立即取名的新生儿。（见 COP. 3）

目标2：改进有效沟通

IPSG.2 标准

医院制定并实施相应的流程，以提高医务人员之间口头和/或电话沟通的有效性。℗

IPSG.2.1 标准

医院制定并实施诊断性检查的危急值报告流程。℗

IPSG.2.2 标准

医院制定并实施交接的沟通流程。℗

IPSG.2 – IPSG.2.2 含义

有效的沟通意味着及时、准确、完整、清晰，并使接获者易于理解，有效沟通可以减少错误的发生从而改善患者安全。沟通可以通过电子、口头或书面形式进行。不良沟通会对以下情形造成严重影响：口头/电话下达医嘱、口头/电话报告检验/检查危急值和交接。

当面下达口头医嘱和电话医嘱（如当地法律和法规允许）属于最容易出错的一类沟通方式。由于口音、方言和发音的不同，听者可能很难理解医生下达的医嘱。**例如**，发音相似的药品名称和数字（**例如**，红霉素与罗红霉素，15与50）会影响医嘱的准确性。背景噪声、外界干扰、不熟悉的药品名称和术语往往更容易导致问题的发生。收到口头医嘱后，接获者需将其照抄为书面医嘱，这增添了医嘱开具流程的复杂性和风险。

诊断性检查危急值的报告同样属于患者安全问题。诊断性检查包括但不限于实验室检查、放射检查、核医学检查、超声操作、磁共振成像以及心脏诊断技术。这包括在床边进行的任何诊断性检查的危急值，例如床边检验、便携式X线摄片、床旁超声或经食道超声心动图。若结果显著超出正常范围，则表明高风险或存在生命危险。正规的报告系统，明确规定了如何向相关医护人员报告诊断性检查的危急值，以及如何记录信息，因此可降低患者风险。（见AOP.5.4）

交接时的信息交流也被称为交接班时的信息交流，院内患者服务的交接发生于：

- 医务人员之间（如：医生与医生、医生与护士、护士与护士等）；
- 同一家医院的不同的医疗服务层级之间（如：当患者从重症监护室转至病房，或从急诊室转移至手术室时）；
- 从住院病房到诊断科室或其他治疗科室，如放射科或理疗科；
- 员工与患者/家属之间，如在出院时。

任何患者治疗交接都可能出现沟通问题，并导致不良事件的发生。[6-8]病房内其他活动造成的沟通中断以及注意力分散都会妨碍对重要的病历进行清晰的交流。在患者、家属、照护提供者、医务人员之间进行标准化的关键内容沟通，可以显著改进与交接有关的患者医疗结果。

标准化的表格、工具或方法有助于交接流程的一致性和完整性。对于某一种交接，其内容及所用表格、工具应标准化。同一医院内不同类型的交接可以有不同的流程，如与从手术室转到重症监护室的交接相比，从急诊室转到病房的患者医疗交接可能需要不同的流程或内容；但是，具体到某一种类型的交接应符合该类交接的标准化要求。如果医院在交接中使用表格或工具，并不要求其成为病历的一部分。另外，交接的详细信息并不要求记录在病历中；当然，医院可能希望留存交接记录。**例如**，医务人员在交接记录中记载他或她完成的工作，交接对象，并签上姓名、日期和时间。

有效沟通的安全实践包括以下几方面：

- 限定仅当即刻书面医嘱或电子医嘱无法实现的紧急情况下，方可口头下达处方或药物医嘱。**例如**：当开具处方者在场，并可获得病历时，不允许使用口头医嘱。口头医嘱仅限于在难以或无法使用书面医嘱或电子医嘱的情况下使用，例如无菌操作期间。
- 制定在紧急情况或需立即执行情况下申请检查及接收检查结果的操作指南，包括急诊检查和危急值的定义和确认、由谁报告和向谁报告，监测是否符合。
- 接收医嘱或检查结果信息的人员应完整地进行书面记录或输入电脑；接获者复读医嘱和检查结果；下达口头医嘱或报告检查结果的人员确认接获者记录并复读的信息是准确的。在有些情况下复读流程不可能执行时，要规定使用的可替代方法，如在手术室、急诊室或ICU发生紧急情况时。
- 患者、患者家属、医务人员和其他涉及患者服务的人员之间进行患者服务交接时，进行标准化的关键内容沟通。
- 使用标准化的方法、表格或工具，以保证患者服务交接的一致性和完整性。

IPSG. 2 衡量要素

☐ 1. 接获者书面记录完整的口头医嘱并复读，下达口头医嘱的人员确认复读信息的准确性。

☐ 2. 接获者书面记录完整的电话医嘱并复读，下达电话医嘱的人员确认复读信息的准确性。

☐ 3. 接获者书面记录完整的检查结果并复读，报告者要确认复读信息的准确性。

IPSG. 2. 1 衡量要素

☐ 1. 医院规定了各种诊断性检查的危急值。

☐ 2. 医院规定了诊断性检查危急值的报告者和接获者。

☐ 3. 医院规定了病历中要记录的信息。

IPSG. 2. 2 衡量要素

☐ 1. 医务人员之间进行患者服务交接时，进行标准化的关键内容沟通。

☐ 2. 使用标准化的表格、工具或方法，使患者服务的交接保持一致性和完整性。

☐ 3. 对因交接沟通导致的不良事件进行追踪，运用所得的数据制定改进沟通的方法，确保改进方法得以实施。

目标3：改进高警讯药品的安全性

IPSG. 3 标准

医院制定和实施相应的程序，以改进高警讯药品的安全性。Ⓟ

IPSG. 3. 1 标准

医院制定并实施相应的程序，以管理高浓度电解质的安全使用。Ⓟ

IPSG. 3 – 3. 1 含义

当治疗计划涉及药物时，药品的妥善管理对保障患者安全至关重要。任何药物，甚至是非处方药，如使用不当，也会造成伤害。但是，高警讯药品引起的伤害更为常见，且高警讯药品因给药错误导致的伤害更为严重。这增加了患者的痛苦，并可能导致这些患者相关治疗费用的增加。高警讯药品是指那些经常导致差错和/或警讯事件的药品、被滥用的风险较高或引起不良结果的药品。**例如：** 试验药品、控制性药品、治疗窗窄的药品、化疗药品、抗凝药品、精神治疗药品以及看似/听似药品（LASA）。

许多药品外观相似或名称发音相似。混淆药品名称在全世界范围内都是引起药事差错的常见原因。引起混淆的因素有：

- 对药品名称一知半解；
- 新上市的药品；
- 相似的包装或标签；
- 相似的临床应用；
- 处方字迹难以辨认，或因口头医嘱导致的理解错误。

高警讯药品清单范例可从各大机构获得，如美国安全用药研究所（ISMP）或者世界卫生组织（WHO）。为了药品的安全管理，医院应根据药品的独特使用方法并基于本院给药踪近错误、给药错误和警讯事件的数据，建立本院高警讯药品清单（见 MMU. 7. 1 和 QPS. 7）。高警讯药品清单应包括公认的有较高风险产生不良结果的药品。此外，来自文献和/或卫生行政部门的信息也有助于确定哪些药品应包括在高警讯药品清单中。这些药物应采用合适的方式进行储存，以减少误用的可能性，或者最理想的是给出正确使用的说明。改进高警讯药品安全性的策略可以根据每个高警讯药品的具体风险而定，除了安全存储措施，还应考虑到处方开具、药物准备、给药和给药后监测等环节。

存在看似/听似混淆风险的药品（如名称相似及包装相似）可能引发给药错误，导致潜在伤害。医院应针对 LASA 制定风险管理策略，以减少不良事件并提高患者安全（见 MMU. 4. 1）。一个经常被报道的药品安全问题是错误使用或疏忽大意误用高浓度电解质（如 2mEq/ml 或更高浓度的氯化钾、3mmol/ml 或更高浓度的磷酸钾、浓度高于 0.9% 的氯化钠、50% 或更高浓度的硫酸镁）。减少或消除这类错误发生的最有效措施是制定高浓度电解质的管理流程，包括高浓度电解质不能存放在患者服务区，而应储存在药房（见 MMU. 3）。医院依据证据和专业实践来规定哪些场所可根据临床需要存放高浓度电解质，如 ICU 或心脏手术室，并规定这些高浓度电解质在这些场所如何被清晰地标识，如何储存以严格控制取用，防止意外误用。

IPSG. 3 衡量要素

- ☐ 1. 医院制定书面高警讯药品清单，制定和实施相应程序来管理高警讯药品。
- ☐ 2. 医院制定看似/听似药品的清单，制定和实施相应的程序来管理看似/听似药品。
- ☐ 3. 管理高警讯药品的程序和管理看似/听似药品的程序，全院是统一的。

IPSG. 3. 1 衡量要素

- ☐ 1. 医院具有相应的程序，防止意外误用高浓度电解质。
- ☐ 2. 只有在临床需要以高浓度形式存在的情况下，才允许将高浓度电解质存放在患者医疗服务单元内。

☐ 3. 储存在患者医疗服务单元内的高浓度电解质应标识清楚，并以严格控制取用和利于安全使用的方式储存。

目标 4：确保安全手术

IPSG. 4 标准

医院就术前核查和手术/有创操作部位标记制定并实施相应的流程。Ⓟ

IPSG. 4.1 标准

医院制定并实施相应流程，在手术/有创操作前一步执行术前暂停（time-out），在手术/有创操作结束之后执行离室前核查（sign out）。Ⓟ

IPSG. 4 和 IPSG. 4.1 含义

手术部位错误、操作种类错误以及患者身份错误等手术差错所导致的患者严重伤害、不良事件和警讯事件一直困扰着医院。这些事件之所以发生，可能是因为手术/有创操作小组成员之间的沟通无效或不足、缺乏手术部位标记流程、标记操作部位时缺乏患者参与。其他常见因素还包括未充分评估患者、未充分回顾病历、医院文化不支持手术小组成员之间进行坦诚沟通、字迹难以辨认、缩写使用不规范等。

手术和有创操作包括所有具有切口或穿刺的操作，包括但不限于开放性手术操作、经皮抽吸、选择性注射、活检、经皮心血管诊断/介入操作、腹腔镜检查和内窥镜操作。

医院需要界定医院内所有涉及手术和有创操作的区域；**例如：**心导管室、介入放射科、胃肠内镜室等。医院为确保安全手术所采取的方法应用于所有进行手术和侵入性操作的区域。

用多种措施确保始终识别正确的患者、正确的操作、正确的部位是一项原则，是美国医疗机构联合委员会（The Joint Commission）《预防错误部位、错误操作、错误患者手术的通用规范（Universal Protocol for Preventing Wrong Site, Wrong Procedure, and Wrong Person Surgery™）》的基础之一。[25]

该规范包括以下主要部分：

- 术前核查程序；
- 标记手术部位；
- 操作即将开始前执行术前暂停（time-out）。

术前核查程序

术前核查程序是一个持续的信息收集和确认过程。术前核查程序的目的是：

- 确认正确的患者、操作和部位；
- 确保所有相关的病历资料、影像资料、和检查结果可及，标识正确，摆放就绪；
- 确认所需的血制品、特殊仪器设备和/或植入物已准备就绪。（见 ASC. 7.4）

术前核查程序中的许多部分在患者到达术前等待区前就可以完成，如：确保病历记录、影像资料、实验室检查结果和文书工作标识正确，并与患者身份识别信息相匹配。如果等到进行术前暂停（time-Out）时再完成术前确认流程，可能会由于文书工作或影像资料没有标记或准备好，导致不必要的手术延迟。很有可能术前核查的部分内容出现不止一次并且在多个地方出现。如在医生办公室进行了手术知情同意签字，然后在术前等待区确认已完成了知情同意书签字。

标记部位

让患者一起参与标记手术/有创操作部位，标记应一目了然且含义清晰。一般情况下，"X"不应作为标记，因为它可被理解为"不在此处"或"错误的一侧"，并可能导致患者医疗服务错误的发生。[26,27]标记方式在全院范围内应保持一致。所有涉及左右侧、多重结构（手指、脚趾、多病灶）、多节段（脊柱）的手术/有创操作均应进行手术部位标记。

应由实施本操作的人员进行手术/有创操作部位标记。该人员将实施整个手术/有创操作并在整个操作过程中与患者待在一起。对于外科手术而言，通常由外科责任医生实施手术，因此，由责任医生标记手术部位。外科责任医生有多种称谓，如外科主诊医生（attending surgeon）或外科顾问医生（consultant surgeon）。非手术性有创操作，可能由内科医生实施，并在医院手术室以外的其他场所进行。

某些情况下，由培训医生在几乎或完全不需要责任医生监督的情况下实施整个操作时，由培训医生实施部位标记。当培训医生作为责任医生的助手时，只能由责任医生本人实施部位标记。

部位标记可在手术/有创操作开始前的任何时候进行，如情况允许，应保证患者积极参与该过程，并且在患者完成术前准备和铺巾后，该标记仍应保持清晰可辨。患者可能无法参与部位标记的情形如：患者能力不足无法做出医疗决策、儿童患者以及需要紧急手术的患者。

术前暂停（Time-Out）

当所有手术/操作成员就位，手术/操作即将开始之时，进行术前暂停。在术前暂停期间，小组成员应就以下内容达成一致：

a）患者身份正确；

b）拟实施的术式正确；

c）手术/有创操作部位正确。

术前暂停使任何悬而未决的问题或困惑得到妥善解决。术前暂停程序应在实施操作的地点进行，且所有小组成员都应积极参与其中。患者并非必须参与术前暂停程序。术前暂停完成前，小组成员不得离开房间。术前暂停程序执行完毕应予以记录，记录中应包含相应的日期以及术前暂停完成的具体时间。任何附加文档的数量和类型由医院自行决定。

离室前核查

WHO 手术安全核查表包括离室前核查程序，该程序需在患者离开手术室/操作间前进行。[28]离室前核查程序包括以下内容，由团队成员之一（通常是护士）口头确认：

d）手术/有创操作的名称已予书写/记录；

e）器械、海绵和缝针的数量清点完毕；

f）标本已粘贴标签（在核查流程时涉及标本，需大声读出标签内容，其中应包括患者姓名）（见 IPSG.1，衡量要素 2 和 AOP.5.7，衡量要素 2）；

g）任何需处理的设备问题（如适用）。

IPSG. 4 衡量要素

☐ 1. 在手术/有创操作前，医院应实施术前核查程序，包括使用核查清单或其他记录方法，核查内容包括：操作知情同意书与拟施行操作是否匹配；确认患者身份正确、拟实施的操作术式正确、部位正确；确认所有术中需要的病历资料、血制品、仪器设备和植入式医疗器械均已备妥、正确并且状态良好。

❏ 2. 医院应使用一目了然且含义清晰的记号来标识手术/有创操作部位，且全院一致。

❏ 3. 由实施操作的人员进行手术/有创操作部位标记，并让患者参与标记过程。

IPSG. 4. 1 衡量要素

❏ 1. 在实施手术/有创操作的前一步，于该手术/有创操作实施的场所内进行术前暂停程序，所有团队成员均应积极参与该程序，且内容包括含义中的 a）至 c）。术前暂停程序执行完毕后应予记录。（另见 MOI. 11. 1）

❏ 2. 患者在离开手术室/有创操作间前，应进行离室前核查，内容包括含义中的 d）至 g）.

❏ 3. 当要实施手术/有创操作时，包括在手术室以外的区域进行医疗操作和牙科操作，医院要使用统一的流程来确保安全手术。

目标 5：降低医源性感染的风险

IPSG. 5 标准

医院采用并实施循证的手卫生指南，以降低医源性感染的风险。Ⓟ

IPSG. 5 含义

感染预防和控制对大多数医院来说都具有挑战性。医源性感染率的上升是患者及医务人员最为担忧的问题之一。各类医疗机构中常见的感染包括：导管相关性尿路感染、血流相关感染和肺炎（常与机械通气有关）。

消除上述和其他感染的关键是实施正确的手卫生。世界卫生组织（WHO）、美国疾病控制预防中心（US CDC）和其他多个国家和国际性组织都提供了循证的手卫生指南。

医院应采用和实施现行的循证手卫生指南。手卫生指南张贴在合适的场所，员工接受有关正确的洗手和手消毒程序的培训。需要洗手和进行手消毒的场所应配备皂液、消毒液、毛巾或其他干手物品。（见 PCI. 9）

IPSG. 5 衡量要素

❏ 1. 医院采用现行的基于循证的手卫生指南。

❏ 2. 医院在全院范围内实施手卫生项目。

❏ 3. 全院根据手卫生指南进行洗手和实施手消毒程序。

目标 6：降低患者因跌倒导致伤害的风险

IPSG. 6 标准

医院制定并实施相应流程，以降低住院患者因跌倒导致伤害的风险。Ⓟ

IPSG. 6. 1 标准

医院制定并实施相应流程，以降低门诊患者因跌倒导致伤害的风险。Ⓟ

IPSG. 6 和 IPSG. 6. 1 含义

住院患者和门诊患者在医院受到的许多伤害都是因跌倒造成的。跌倒风险与患者本人、当时的情境和/或所处的场所有关。与患者有关的风险可能包括：患者既往跌倒史、用药、饮酒、步态或平衡障碍、视觉损伤、精神状态改变等。一些患者可能最初被评估为低跌倒风险，很快却成为跌倒高危人群。其中的原因包括但不限于手术和/或麻醉、患者病情突然变化和药物调整。许多患者在住院治疗期间需要进行跌倒风险再评估。

跌倒风险评估标准用于识别那些跌倒高风险患者。这些标准和采取的任何干预措施都要记录在病历中，为患者跌倒风险分类提供支持。医院有责任从全体患者中识别出哪些患者属于跌倒高风险患者。书面的风险评估标准有助于同一患者的相关医务人员之间保持医疗服务的连贯性（见ACC. 3）。例如：除非有正确的记录，接收术后患者的医务人员，可能无法知晓该患者（实际处于高跌倒风险）是否被正确地评估过跌倒风险，以及是否采取了干预措施。

医院应根据其服务的人群、提供的服务及设施，对患者的风险进行评估，并采取相应措施降低跌倒的风险，以减少跌倒造成的伤害。医院根据相应的制度和/或程序，制定降低跌倒风险的方案。该方案包括针对特定患者群体和特定医疗服务场所的跌倒风险评估及定期再评估（例如定期安全巡查时所评估的内容）。对那些评估确定为具有跌倒风险的患者、情境、场所，实施监测和干预措施，以减少跌倒风险。[31-33]

某些特殊情况可能会造成跌倒风险。与情境有关的跌倒风险很多。**例如**，患者经救护车从长期照护医疗机构转运到医院门诊部进行放射检查，当患者从救护车推车上转移到检查台时，或躺在狭窄的检查台上改变体位时，患者可能面临跌倒风险。

某些特殊场所提供的服务可能使患者存在较高的跌倒风险。**例如**：理疗科（住院或门诊）为患者提供的许多种专业设备都可能增加跌倒的风险，例如双杠、悬跳楼梯和健身器材。

医院应基于患者群体的特点采用合适的跌倒风险评估工具和/或方法对所有的住院患者进行评估。[34-35]**例如**：儿童患者需要使用针对儿童的跌倒风险评估工具，为成人患者制定的跌倒风险评估工具不能准确评估儿童患者的跌倒风险。

门诊科室应对患者进行跌倒风险筛查；当然，只有那些病情、诊断、情境和/或场所表明他们具有跌倒风险的患者需要进行筛查。[36,37]如果筛查提示存在跌倒风险，应实施监测和/或干预措施，以减少这些患者跌倒的风险。

通常，筛查即对患者进行简单的评估，以确定其是否存在跌倒风险。通常使用筛查工具来进行筛查，工具常包含用于识别跌倒风险的问题或项目。**例如**：简单的是/否问题，或该根据患者的回答对工具的每个项目进行评分。

医院应规定哪些门诊患者需要进行跌倒风险筛查。可根据场所和情境的跌倒风险，以及患者的病情及特点来决定哪些门诊患者需筛查。如：所有门诊理疗科的患者、所有经救护车转至医院门诊部来接受医疗操作的长期照护机构患者、接受镇静或麻醉的门诊手术患者、步态不稳或平衡失调的患者、视觉受损的患者、年龄小于2岁的儿童患者等。

IPSG. 6 衡量要素

☐ 1. 医院实施相应的流程，评估所有住院患者的跌倒风险，并采用适合所评估患者的工具/方法。

☐ 2. 对于因病情变化导致出现跌倒风险或已有评估记录表明存在跌倒风险的患者，医院应实施跌倒风险再评估流程。

☐ 3. 经评估具有跌倒风险的患者、情境、场所，应实施相应的措施和/或干预，以降低跌倒风险。对患者实施的干预措施应有记录。

IPSG. 6. 1 衡量要素

☐ 1. 医院应实施相应的流程，对那些因病情、诊断、情境和/或场所等因素导致存在跌倒风险的门诊患者进行跌倒风险筛查。采用的筛查工具和/或方法应适合所服务的患者特点。

☐ 2. 对于经筛查确定存在跌倒风险的门诊患者，医院应实施相应的干预措施以降低跌倒风险，并记录筛查结果和干预措施。

☐ 3. 经评估存在跌倒风险的门诊情境和场所，应实施干预措施以降低跌倒风险。

参考文献

1. ECRI Institute. *ECRI Institute PSO Deep Dive. Patient identification：Executive summary.* Aug 2016. Accessed Nov 11, 2016. https：//www. ecri. org/Pages/Patient-Identification-Deep-Dive. aspx.

2. The Joint Commission. Temporary names put newborns at risk. *Jt Quick Safety.* 2015 Oct；17：1－2. Accessed Nov 11, 2016. https：//www. jointcommission. org/assets/1/23/Quick_Safety_Issue_17_Oct_2015_10_20_15. pdf.

3. Mosallam R，Ibrahim SZ. Critical value reporting at Egyptian laboratories. *J Patient Saf.* Epub 2015 Jun 12.

4. Roy CL，et al. An initiative to improve the management of clinically significant test results in a large health care network. *Jt Comm J Qual Patient Saf.* 2013 Nov；39（11）：517－527.

5. Yang D，Zhou Y，Yang C. Analysis of laboratory repeat critical values at a large tertiary teaching hospital in China. *PLoS One.* 2013；8（3）：e59518.

6. Andersen HB，et al. Development and validation of a taxonomy of adverse handover events in hospital settings. *Cogn Technol Work.* 2015 Feb；17（1）：79－87.

7. Smaggus A，Weinerman AS. Handover：The fragile lines of communication. *Canadian Journal of General Internal Medicine.* 2015；10（4）：15－19.

8. Smith CJ，et al. Interunit handoffs from emergency department to inpatient care：A cross-sectional survey of physicians at a university medical center. *J Hosp Med.* 2015 Nov；10（11）：711－717.

9. Agency for Healthcare Research and Quality（AHRQ）. Strategy 3：Nurse bedside shift report. In *Guide to Patient and Family Engagement in Hospital Quality and Safety.* Rockville，MD：AHRQ，2013. Accessed Nov 9，2016. http：//www. ahrq. gov/professionals/systems/hospital/engagingfamilies/strategy3/index. html.

10. Craig R，et al. Strengthening handover communication in pediatric cardiac intensive care. *Paediatr Anaesth.* 2012 Apr；22（4）：393－399.

11. Drachsler H，et al. The Handover Toolbox：A knowledge exchange and training platform for improving patient care. *BMJ Qual Saf.* 2012 Dec；21 Suppl 1：i114－120.

12. Johnson M，Jefferies D，Nicholls D. Developing a minimum data set for electronic nursing handover. *J Clin Nurs.* 2012 Feb；21（3－4）：331－343.

13. Segall N，et al. Can we make postoperative patient handovers safer? A systematic review of the literature. *Anesth Analg.* 2012 Jul；115（1）：102－115.

14. Starmer AJ，et al. Rates of medical errors and preventable adverse events among hospitalized children following implementation of a resident handoff bundle. *JAMA.* 2013 Dec 4；310（21）：2262－2270.

15. Institute for Safe Medication Practices. *Medication Safety Tools and Resources.* 2016. Accessed Nov 13，2016. https：//

www. ismp. org/tools/.

16. Khoo AL，et al. A multicenter，multidisciplinary，high-alert medication collaborative to improve patient safety：The Singapore experience. *Jt Comm J Qual Patient Saf.* 2013 May；39（5）：205 – 212.

17. Shaw KN，et al. ；Pediatric Emergency Care Applied Research Network. Reported medication events in a paediatric emergency research network：Sharing to improve patient safety. *Emerg Med J.* Epub 2012 Oct 31.

18. Agency for Healthcare Research and Quality Patient Safety Network. *Patient Safety Primer：Medication Errors.* 2015.（Updated：Mar 2015. ）Accessed Nov 14，2016. https：//psnet. ahrq. gov/primers/primer/23/medication-errors.

19. Ching JM，et al. Using Lean to improve medication administration safety：In search of the "perfect dose." *Jt Comm J Qual Patient Saf.* 2013 May；39（5）：195 – 204.

20. DeHenau C，et al. Tallman lettering as a strategy for differentiation in look-alike，sound-alike drug names：The role of familiarity in differentiating drug doppelgangers. *Appl Ergon.* 2016；52：77 – 84.

21. Institute for Healthcare Improvement（IHI）. *How-to Guide：Prevent Harm from High-Alert Medications.* Cambridge，MA：IHI，2012. Accessed Nov 14，2016. http：//www. ihi. org/knowledge/Pages/Tools/HowtoGuidePreventHarmfromHigh-AlertMedications. aspx.

22. Irwin A，et al. The effect of proximity，tall man lettering，and time pressure on accurate visual perception of drug names. *Hum Factors.* 2013 Apr；55（2）：253 – 266.

23. Or CK，Wang H. A comparison of the effects of different typographical methods on the recognizability of printed drug names. *Drug Saf.* 2014 May；37（5）：351 – 359.

24. Ostini R，et al. Quality use of medicines—Medication safety issues in naming；look-alike，sound-alike medicine names. *Int J Pharm Pract.* 2012 Dec；20（6）：349 – 357.

25. The Joint Commission. *National Patient Safety Goals Effective January 1，2016：Hospital Accreditation Program.* 2016. Accessed November 12，2016. https：//www. jointcommission. org/assets/1/6/2016_NPSG_HAP. pdf.

26. American College of Obstetricians and Gynecologists. Patient safety in the surgical environment. Committee Opinion No. 464. *Obstet Gynecol.* 2010 Sep（Reaffirmed 2014）；116：786 – 790.

27. Chabloz C，et al. Performance of correct procedure at correct body site：Correct site surgery. *Guide to Surgical Site Marking High 5s.* 2012 Oct：1 – 24.

28. World Health Organization. *Surgical Safety Checklist.* 2008. Accessed Nov 14，2016. http：//www. who. int/patientsafety/safesurgery/tools_resources/SSSL_Checklist_finalJun08. pdf？ua = 1.

29. Centers for Disease Control and Prevention. *Hand Hygiene in Healthcare Settings.* 2016. Accessed Nov 14，2016. https：//www. cdc. gov/handhygiene/.

30. World Health Organization. *Clean Care Is Safer Care. The Evidence for Clean Hands.* （Updated：Apr 28，2016. ）Accessed Nov 14，2016. http：//www. who. int/gpsc/country_work/en/.

31. Agency for Healthcare Research and Quality. *Preventing Falls in Hospitals：A Toolkit for Improving Quality of Care.* Rockville，MD：Agency for Healthcare Research and Quality，2013. Accessed Nov 14，2016. http：//www. ahrq. gov/professionals/systems/hospital/fallpxtoolkit/index. html.

32. Boushon B，et al. *How-to Guide：Reducing Patient Injuries from Falls.* Cambridge，MA：Institute for Healthcare Improvement，2014. Accessed November 25，2016. http：//www. ihi. org/resources/Pages/Tools/TCABHowToGuideReducingPatientInjuriesfromFalls. aspx.

33. Miake-Lye IM，et al. Inpatient fall prevention programs as a patient safety strategy：A systematic review. *Ann Intern Med.* 2013 Mar 5；158（5 Pt 2）：390 – 396.

34. Heafner L，et al. Development of a tool to assess risk for falls in women in hospital obstetric units. *Nurs Womens Health.* 2013 Apr – May；17（2）：98 – 107.

35. Lee J, Geller AI, Strasser DC. Analytical review: Focus on fall screening assessments. *PM R.* 2013 Jul; 5 (7): 609 – 621.

36. Fielding SJ, McKay M, Hyrkas K. Testing the reliability of the Fall Risk Screening Tool in an elderly ambulatory population. *J Nurs Manag.* 2013 Nov; 21 (8): 1008 – 1015.

37. Wu TY, et al. Risk factors for single and recurrent falls: A prospective study of falls in community dwelling seniors without cognitive impairment. *Prev Med.* 2013 Nov; 57 (5): 511 – 517.

可及和连贯的患者医疗服务（ACC）

概述

医疗机构正在追求更加全面、更加整合的方法提供医疗服务。这种方法的特点是在医务人员之间具有高度合作和交流。医疗服务、医务人员、不同层级的医疗照护共同组成了一个整合的系统，并以此构成了医疗服务连续性的基础，医院应将所提供的医疗照护视作该系统的一个部分。其目标是为患者提供与其健康需求相匹配的医疗服务，使医院内各项患者服务相互协调，并制订出院与随访计划。其结果是提高患者的治疗结果并更加高效地利用现有资源。

医院利用必要的信息做出下列正确决策：

- 医院可以满足患者哪些需求；
- 根据患者紧急或即时需求排列优先级；
- 高效的患者医疗服务流程；
- 获得危重或专科服务；
- 医疗服务的协调和连贯；
- 患者转诊、转院/转科或出院回家，或转到其他医疗机构；
- 安全的患者转运。

注：有些标准要求医院有一个书面制度、操作程序、计划或其他具体流程的书面文件，这些标准在标准文本后以Ⓟ标注。

标准

以下为所有本章节的标准一览表，为了便于使用者阅读，本节未附其含义或衡量要素。关于这些标准的详细信息，请看本章节下一部分："标准、含义和衡量要素"。

到院预检分诊

ACC.1 对计划住院患者及门诊患者进行预检，以确定医院的宗旨和医疗资源是否符合他们的医疗需求。Ⓟ

　　　ACC.1.1 对于有急诊、紧急或即时处置需求的患者给予优先评估和治疗。

　　　ACC.1.2 当诊断性和/或治疗服务非正常延迟时，医院要考虑患者的临床需求并通知患者。Ⓟ

入院

ACC.2 医院具有住院患者收治流程以及门诊患者挂号流程。Ⓟ

　　　ACC.2.1 根据住院患者入院时的病情，对其在预防性、姑息性、根治性和康复性方面的医疗服务需求进行评估，并根据其重要程度合理安排先后顺序。

ACC. 2. 2　住院患者收住入院时，应向患者和家属应就以下方面进行宣教和告知：病房环境，治疗建议、预期的治疗费用及预期的治疗结果。

　　　ACC. 2. 2. 1　医院应制定相应的流程，以管理患者在院内的流动。Ⓟ

ACC. 2. 3　医院制定相应的标准，并根据标准安排患者收住到重症监护病房或特殊病房。Ⓟ

　　　ACC. 2. 3. 1　医院制定相应的标准，并根据标准安排患者从重症监护病房或特殊病房转出。Ⓟ

医疗服务的连贯性

ACC. 3　医院设计并实施相应的流程，以确保在医院内提供的患者医疗服务的连贯性及医务人员之间的协调性。Ⓟ

　　　ACC. 3. 1　在住院患者医疗的各个阶段，始终有一名有资质的责任人负责患者的医疗服务。Ⓟ

　　　ACC. 3. 2　与患者医疗有关的信息应随患者一起转移。

出院、转诊和随访

ACC. 4　医院应具有相应的流程，根据患者的健康状况和对继续治疗/服务的需求，安排转诊或出院。Ⓟ

　　　ACC. 4. 1　对患者及其家属进行的宣教和指导应契合患者后续的治疗需求。

　　　ACC. 4. 2　医院应与外部开业医生及医疗机构开展合作，以确保患者及时转诊。

　　　ACC. 4. 3　住院患者在出院时，医院应为其准备好完整的出院小结。

　　　　　ACC. 4. 3. 1　医院以患者可理解的形式和语言给予宣教和随访指导。

　　　　　ACC. 4. 3. 2　住院患者的病历中应包含一份出院小结。Ⓟ

　　　ACC. 4. 4　如门诊患者涉及复杂治疗或复杂诊断，其病历记录中应包含一份医疗文档，为其他向这类患者提供医疗服务的开业医生提供这些重要信息。

　　　ACC. 4. 5　针对某些患者打算不遵医嘱离院，并将此意图告诉了医院工作人员的情况，医院应具备相应的流程，对其进行管理和随访。

　　　　　ACC. 4. 5. 1　医院应具备相应的流程，以管理那些不遵照医疗建议也未告知医院员工而擅自离院的患者。

转院/转科

ACC.5 医院应根据以下情况安排患者的转诊：患者的病情、继续治疗的需求以及接收医疗机构的收治能力。

    ACC.5.1 转出医院应制定转院流程，以确保患者安全转诊。

    ACC.5.2 转出医院应向接收转诊患者的医疗机构提供一份书面的小结，内容包括患者病情及已实施的治疗干预措施。

    ACC.5.3 转诊经过应记录在病历中。Ⓟ

交通

ACC.6 医院的转运服务符合相关的法律和法规，并满足患者对于医疗质量和安全要求。Ⓟ

到院预检分诊

ACC.1 标准

对计划住院患者及门诊患者进行预检，以确定医院的宗旨和医疗资源是否符合他们的医疗需求。Ⓟ

ACC.1 含义

将患者的需求与医院的使命和医疗资源相匹配，有赖于相关信息的获取，这些信息通常由与患者首次接治的人员通过对患者需求及病情的预检来获得。预检可通过分诊标准、视觉评估、体格检查等方式进行，或根据先前已有的体格、心理、临床实验室或诊断性影像评估结果进行。预检可以在转出机构、在急救转运过程中或患者到达医院后进行。重要的是，只有在获得预检结果后，医院才可以做出治疗、转诊或转院决定。只有当医院具备为患者提供所需服务的诊疗能力且符合医院使命时，才能安排患者收住入院或在门诊挂号就诊。医院可规定每位收住入院的患者都必须进行某些特定项目的预检或诊断性检查，或者医院可针对特定患者群体规定特定的预检和检验项目。**例如，**凡是具有急性腹泻症状的患者必须接受针对艰难梭菌的预检。或者，某些类型的患者需要进行针对耐甲氧西林金葡菌的预检，如所有来自长期医疗照护机构的患者。必须待特定的预检结果或评估结果明确之后，医院才能为患者办理住院手续或门诊就诊手续。当医院无法满足患者的医疗需求时，应为患者安排转院、转诊或协助患者确定可以满足他们需求的其他机构（见 AOP.1）。

ACC.1 衡量要素

☐ 1. 根据预检结果，判断患者需求是否与医院的使命和医疗资源匹配。（见 GLD.3.1，衡量要素 1）

☐ 2. 仅在医院能够提供必需的服务和适当的门诊或住院医疗场所时才能接收患者。

☐ 3. 如果患者的需求与医院的使命及医疗资源不匹配时，医院应安排患者转院、转诊，或协助

患者确定和/或获取相关医疗机构的信息。（见 ACC.5，衡量要素1）

❑ 4. 医院应具备相应的流程，为相关的负责人员提供诊断性检查的结果，以决定患者是否收住入院、转院或转诊。

❑ 5. 对于医院规定的入院前或进门诊挂号前预检或评估项目，应等待结果明确后再办理相应手续。

❑ 6. 在规定的检查结果回报之前，不能安排患者住院、转诊或转院。

ACC.1.1 标准

对于有急诊、紧急或即时处置需求的患者给予优先评估和治疗。

ACC.1.1 含义

无论是在急诊科或门诊的急诊处置室，应使用公认的分诊标准，来识别需急救或有紧急、即时处置需求的患者。分诊过程包括对传染病的症状和体征的早期识别。一旦确定患者需急诊或紧急、即时处置，尽快对其进行评估并给予治疗。患者确定为有潜在传染性疾病的，按要求进行隔离（见 PCI.8，衡量要素2），优先安排一名医生或其他有资质的人员给予评估，尽快接受诊断性检查及治疗以满足其需求。

在可能或适当情况下，分诊流程应包括以生理为基础的标准。医院培训员工，使其能判断哪些患者需要即时治疗和如何优先给予治疗。当患者病情紧急，但医院又无法满足其治疗需求时，医院应安排患者转至更高级别的医疗机构，转院前，转出医院应在能力范围内提供治疗以稳定患者病情，并做好记录。

ACC.1.1 衡量要素

❑ 1. 医院使用公认的分诊标准（包括对传染性疾病的早期识别）优先处置有紧急需求的患者。（见 PCI.8.2，衡量要素2）

❑ 2. 培训员工使用该标准。

❑ 3. 根据患者需求的紧迫性，为患者安排先后顺序。

❑ 4. 在安排急诊患者转院前，医院应在其能力范围内对患者进行评估并提供治疗以稳定病情。（见 COP.1）

❑ 5. 患者转院前接受的稳定病情的治疗，由转出医院记录在病历中，并保存。（见 MOI.10.）

ACC.1.2 标准

当诊断性和/或治疗服务非正常延迟时，医院要考虑患者临床需求并通知患者。Ⓟ

ACC.1.2 含义

当已知患者所需的诊断性和/或治疗服务将长时间延误时，或接受既定的治疗需按照名单顺序排队时，医院应通知患者。告知患者延迟的相关原因，并告知其他可选的替代方案。此要求适用于住院患者和门诊患者的治疗和/或诊断性服务；但对于住院或门诊诊疗的短暂等待或正常等待时间，此要求不适用，如当医生迟到，或急诊科人满为患以及候诊室饱和（见 ACC.2.2.1）。对于某些医疗服务，例如肿瘤或移植，延迟可能符合这些服务的国家标准，因此与诊断之类的服务延迟情况不同。

ACC. 1. 2 衡量要素

☐ 1. 当照护和/或治疗将出现延迟时，医院应告知住院患者和门诊患者。

☐ 2. 告知患者延迟或等待的原因，并提供符合其临床需求的可用替代方案的相关信息。

☐ 3. 信息记录在病历中。

入院

ACC. 2 标准

医院具有住院患者收治流程以及门诊患者挂号流程。℗

ACC. 2 含义

住院患者入院治疗和门诊患者挂号就诊的流程应实现标准化（见 ACC. 2. 2）。制定书面的制度和程序，使入院和门诊服务流程标准化。员工熟悉并遵守该标准化流程。

该流程涵盖以下方面：

- 门诊挂号和住院患者办理住院；
- 患者经急诊直接收治到住院病房；
- 留观患者的安置流程。

ACC. 2 衡量要素

☐ 1. 门诊挂号流程标准化。

☐ 2. 住院患者入院流程标准化。

☐ 3. 医院具有用于将急诊患者收住到住院病房的流程。

☐ 4. 医院具有留观患者的安置流程。

☐ 5. 员工熟悉并遵守所有住院和挂号流程。

ACC. 2. 1 标准

根据住院患者入院时的病情，对其在预防性、姑息性、根治性和康复性方面的医疗服务需求进行评估，并根据其重要程度合理安排先后顺序。

ACC. 2. 1 含义

当安排患者住院治疗时，应通过筛查帮助医务人员来明确患者在预防性、姑息性、根治性和康复性方面的需求，并据此选择最合适的服务或病区，优先满足患者最紧迫或首要的需求。

ACC. 2. 1 衡量要素

☐ 1. 通过筛查评估，有助于医务人员确定患者的需求。

☐ 2. 根据筛查评估结果，选择适用于这些需求的服务或病房。

☐ 3. 对于患者在预防性、根治性、康复性、姑息性等方面的医疗服务需求，应根据其重要程度，合理安排先后顺序。

ACC. 2. 2 标准

住院患者收住入院时，应向患者和家属应就以下方面进行宣教和告知：病房环境，治疗建议、预期的治疗费用及预期的治疗结果。

ACC. 2. 2 含义

在办理入院过程中，应向患者及家属提供足够的信息，以做出明智的决定（见 ACC. 2）。当医疗费用并非由政府或私人资助支付时，应向患者或家属提供关于治疗建议、预期治疗结果以及任何预期治疗费用的信息。若治疗费用存在限制时，医院应设法克服这些限制。前述信息可以书面形式或口头形式提供，并记录在病历中。

保证患者安全是医疗的一个重要方面。对于医疗及服务涉及的住院环境和设备进行宣教是患者安全的重要组成部分。

ACC. 2. 2 衡量要素

☐ 1. 住院患者入院时，医院应向患者及家属提供有关病房环境的宣教。
☐ 2. 医院应向患者和家属说明推荐诊疗方案的内容。
☐ 3. 医院应向患者和家属说明推荐诊疗方案的预期治疗结果。
☐ 4. 医院应向患者和家属说明推荐诊疗方案的预期费用。

ACC. 2. 2. 1 标准

医院应制定相应的流程，以管理患者在院内的流动。Ⓟ

ACC. 2. 2. 1 含义

管理整个医院的患者流对防止急诊科（ED）过度拥挤以及为等床入院而滞留在急诊科及医院内其他临时场所的患者是至关重要的。患者滞留在急诊科以及急诊科过度拥挤将影响医疗服务的及时性，最终危及患者安全。[4-8]对患者流的系统流程进行有效管理（如入院、评估和治疗，患者转院、轮班和出院），能够将治疗延迟最小化。[4-12]患者流流程的关键环节涉及以下几方面：

a）住院部空床管理。

b）对于临时安置的患者，医院应具有相应的设施计划，为这些患者的医疗服务分配相应的空间、公用设施、设备、医疗仪器和医疗用品。

c）医院应具有相应的人员配备计划，保障住院部内临时安置的患者以及滞留在急诊科或临时安置区域内的患者的医疗服务。

d）流程包含所有提供照护、治疗和服务的场所内的患者流（如，住院病房、检验科、病理科、手术室、远程技术部门、放射科和麻醉恢复室）。

e）非临床服务的高效率支持了患者照护和治疗服务（**例如**，保洁服务和患者转运）。

f）为等床住院的滞留患者提供与住院患者同质化的医疗服务（见 COP. 1，衡量要素 1）。

g）为等床住院的滞留患者提供支持性服务（如社工、宗教或精神支持等）。

对以上这些流程进行监测和改进，对于减少患者流问题是非常有价值的。来自全院各个部门和学科的员工——住院病房、急诊科、医生、护理、行政、环境服务、风险管理——可以对更好地理解和解决患者流问题做出重要贡献。设置监测指标和目标有助于确定明确各部门职责，随着时间推移，展示出周期和趋势，并为落实医院中各个层面的问责制提供依据。

让患者滞留在急诊室，仅可作为医院十分拥挤时的临时解决措施。医院应制定计划，规定时间限制，将因等床而滞留在急诊科以及安置在其他临时场所的患者转移到指定的住院病床。设置该标准的目的是，引导医院为那些因等床住院而滞留急诊科的患者在等床期间提供安全的医疗服务场所，以及充分并且合适的人员来为患者提供照护、评估和再评估及治疗（在能力范围内）（见ACC.1.2）。

ACC.2.2.1 衡量要素

☐ 1. 医院制定并实施支持院内患者流动的流程，至少包括含义中的 a）至 g）。
☐ 2. 医院制定计划，并为因等床入院滞留急诊科以及安置在其他临时场所的患者提供医疗服务。
☐ 3. 针对患者因等床入院而滞留急诊科的情况，医院应规定时间限制，并执行该规定。
☐ 4. 管理患者流流程的人员应审查流程的有效性，以确定和实施流程改进。

ACC.2.3 标准

医院制定相应的标准，并根据标准安排患者收住到重症监护病房或特殊病房。℗

ACC.2.3.1 标准

医院制定相应的标准，并根据标准安排患者从重症监护病房或特殊病房转出。℗

ACC.2.3 和 ACC.2.3.1 含义

提供重症监护和特殊医疗的科室/病房（如术后监护病房、烧伤患者、器官移植患者）通常费用高昂且床位和人员有限。因此，对于这些科室/病房，医院应制定严格的转入制度（重症监护室/病房仅限收治病情可逆的患者，不允许收治终末期的患者）。

针对这些情况，医院必须建立标准来判断哪些患者需要接受特殊科室/病房的医疗服务。

为确保一致性，如情况允许，标准中应采用优先排序、诊断性和/或客观参数、及生理指标。对于有精神疾病服务的医院，患者收住到封闭管理的精神科/病房的标准可包含疾病的严重程度（含或不含生理指标）。该标准的制定过程中应有来自急诊室、重症监护室以及特殊病房的人员参与。该标准用于判断患者是否需直接收住到科室/病房，**例如**，从急诊科直接收住到重症监护室和特殊病房。同样，该标准也用于来判断将患者从院内或院外收治到重症监护室和特殊病房（如患者转自外院）。

已收住到特殊病房的患者，当病情变化时需进行再评估，以明确患者是否需要继续留在特殊病房治疗。如当患者的生理状况已平稳，且不再需要重症监护和治疗，或当患者已到弥留之际，不再需要特殊医疗服务时，患者可从特殊病房出院或转入较低级别病房（如内科/外科、临终关怀病房、姑息治疗科室/病房）。从特殊病房转到较低级别病房的转出标准，应与低级别病房的转入标准相同。**例如**，当患者的病情恶化已不再需要重症监护及治疗时，必须符合临终关怀或姑息治疗病房的转入标准，才能安排患者转入。

ACC. 2. 3 衡量要素

❑ 1. 医院应制定重症监护和特殊科室/病房的转入和/或收治标准，以满足特殊患者的需求。

❑ 2. 在可能的情况下，此标准应采用优先排序、诊断性和/或客观参数及生理指标。

❑ 3. 重症监护/特殊科室/病房的人员应参与制定此标准。

❑ 4. 培训员工应用此标准。

❑ 5. 收入重症监护室/特殊医疗科室/病房的病历中应包含其符合转入标准的证据。

ACC. 2. 3. 1 衡量要素

❑ 1. 医院应制定相应的出院和/或转出标准，安排患者从重症和特殊科室/病房转出，并转入接受其他级别的医疗服务。（见 ACC. 3，衡量要素 4 和 GLD. 10，衡量要素 2）

❑ 2. 此出院和/或转出标准应包含接收患者转入的下一级医疗部门的收治标准。

❑ 3. 重症监护/特殊科室/病房的人员应参与制定此标准。

❑ 4. 培训员工应用此标准。

❑ 5. 从重症监护室/特殊病房/科室转出或出院的病历中应包含其不再符合重症监护/特殊医疗标准的证据。

医疗连贯性

ACC. 3 标准

医院设计并实施相应的流程，以确保医院医疗服务的连贯性及医务人员之间的协调性。℗

ACC. 3 含义

患者从入院到出院或转院的过程中，可能会涉及多个部门、科室以及众多不同专业的医务人员。在整个医疗服务过程的各个阶段，患者的需求要与医院内的医疗资源相匹配，必要时与院外的医疗资源相匹配。

当所有医务人员都能够从患者现病史和既往病史中获得所需要的信息，以帮助做出治疗决策；当有多个医疗决策者提供医疗服务，且这些决策者能就提供的医疗和服务达成一致意见时，医疗的连贯性就得到了增强。

病历是获得患者诊疗经过及病情演变的主要信息来源，因此是至关重要的交流工具。为使这类信息发挥作用并为连贯的医疗服务提供支持，无论在住院期间、门诊就诊或其他有需要的时刻，都应能随时获得病历，并且病历应保持及时更新。通过病历，所有为患者提供服务的医务人员都能获知关于该患者在用药、护理及其他照护服务方面的注意事项（见 IPSG. 6，IPSG. 6. 1，AOP. 2，COP. 2HE MOI. 11. 1. 1）。

为了患者的医疗服务做到无缝对接，医院应设计和实施相关流程，以保证以下部门的医生、护士以及其他医务人员互相之间提供的服务具有连贯性和协调性：

a）急诊服务与入院服务；

b）诊断服务与治疗服务；

c）手术与非手术治疗服务；

d）门诊治疗服务项目；

e）其他的医疗机构和医疗服务场所。

多个部门和科室的领导者应共同设计和实施上述确保医疗服务协调性和连贯性的流程。可借助以下工具为流程提供支持：指南、临床路径、诊疗计划、转诊单、清单等。医院应指定专人负责协调各项医疗服务。这些人员负责协调所有患者的医疗服务（**例如：**各部门之间）或者负责协调单个患者的医疗服务（**例如：**个人服务专员）。实现医疗服务协调性的最佳方式是，建立相应的标准或医院制度，并据此判断医院内部各项服务之间衔接的流畅性。（见 IPSG. 2. 2；ACC. 2. 3；COP. 8. 3；COP. 9. 3，衡量要素2；ASC. 7. 2 和 MOI. 1）

ACC. 3 衡量要素

□　1. 多个部门和科室的领导者共同设计并实施相应的流程，以支持医疗服务的连贯性和协调性，至少包括含义中指定的 a）至 e）。（见 ACC. 4. 4；GLD. 9 和 GLD. 10，衡量要素2）

□　2. 医务人员如需查阅病历，应经授权且的确需要病历来为患者提供医疗服务。（见 AOP. 1. 1；ASC. 7. 2，衡量要素3；MMU. 4，衡量要素 4 和 MMU. 5. 1，衡量要素5）

□　3. 病历应及时更新，以确保提供的是最新信息。（见 COP. 2. 3，ME3；ASC. 7. 2，衡量要素3；MMU. 4，衡量要素 4 和 MMU. 5. 1，衡量要素5）

□　4. 借助以下工具来支持医疗服务流程的连贯性和协调性：诊疗计划、指南或其他诸如此类的工具（见 ACC. 2. 3；衡量要素1；ACC. 2. 3. 1，衡量要素1；ACC. 3 和 ASC. 7. 2，衡量要素1）

□　5. 医院应提供相应的证据，以显示连贯性和协调性贯穿于患者医疗服务的各个阶段。（见 ACC. 2. 3；衡量要素 5 和 ACC. 2. 3. 1，衡量要素5）

ACC. 3. 1 标准

在住院患者医疗的各个阶段，始终有一名有资质的责任人负责患者的医疗服务Ⓟ。

ACC. 3. 1 含义

为保证患者整个住院过程中医疗服务的连贯性，医院必须明确规定相关的人员，对患者医疗服务的连贯性和协调性负责，或对医疗服务的某个具体阶段负责。该人员可以是医生或其他有资质的人员，并应在病历中明确记录。由专人负责患者住院诊疗的全过程有助于提高医疗服务的连贯性、协调性、患者满意度、服务质量和可能的治疗结果，尤其是对于某些复杂病例或医院规定的其他患者。该责任人负责与医院其他医务人员进行合作和沟通交流。此外，医院应有制度明确规定相应的流程，在该责任人休假、节假日及其他不在岗时间段，如何将此责任关系交接给其他人员。医院制度还需明确会诊医师、值班医师、临时代理医师或其他承担责任的人员的相应责任，以及这些人员如何记录自己的参与情况或负责内容。

当患者从一个医疗服务阶段进入另一个医疗服务阶段时（**例如**，从手术阶段转到康复阶段），可改变患者的医疗负责人，或由同一负责人继续负责患者的整个医疗服务过程。

ACC. 3. 1 衡量要素

□　1. 在病历中应明确负责协调患者医疗服务的责任人，该责任人在患者住院期间的所有阶段始终能联系到。

❑ 2. 负责协调患者医疗服务的责任人应具有相应的资质。

❑ 3. 医院应具有相应流程，规定协调医疗服务的责任如何从一名责任人交接至另外一名责任人。

❑ 4. 该流程应规定这些接受交接责任的人员如何承担协调患者医疗服务的责任，以及如何记录他们自己的参与情况或负责内容。

ACC. 3. 2 标准

与患者医疗有关的信息应随患者一同转移。

ACC. 3. 2 含义

在患者住院诊疗期间，患者可能会在不同科室/服务部门之间转移。如患者的医疗团队因患者转移而发生改变，为保障医疗服务的连贯性，与患者有关的重要信息应随患者一同转移。这样一来，患者的用药和其他治疗不会因转移而中断，且患者病情亦得到监测。为确保患者的每个医疗团队都能获得提供医疗服务所需的信息，病历应随之转移，或者对病历中的信息进行总结，并在患者转移时提供给接收患者的医疗团队。此小结应包括入院原因、重要发现、目前诊断、已进行的医疗操作、药物治疗和其他治疗，以及患者转出时的病情。

ACC. 3. 2 衡量要素

❑ 1. 当患者在医院内部不同的服务部门/治疗单元之间转移时，病历或医疗信息小结应随患者一同转移。

❑ 2. 小结包含入院原因。

❑ 3. 小结包含重要的发现。

❑ 4. 小结包含任何已作出的诊断。

❑ 5. 小结包含任何已执行医疗操作、用药及其他给予的治疗。

❑ 6. 小结含患者转出时的病情。

出院、转诊和随访

ACC. 4 标准

医院应具有相应的流程，根据患者的健康状况和对继续治疗/服务的需求，安排转诊或出院。Ⓟ

ACC. 4 含义

医院应根据患者的健康状况和继续治疗的需要，安排患者转诊或转院至某一能提供相关服务的院外医疗从业人员、其他医疗机构，或出院回自己家中或其亲属家中。患者的主管医生或负责患者医疗服务的责任人必须根据医院的制度、相关标准、医院已制定的转诊或出院指征，来判断患者当前状态距离出院的差距。标准也可以用于判断患者是否已达到出院标准。如患者出院后需继续治疗，则意味着可能需把患者转诊给某一医学专家、康复理疗师、或由家属给予家庭预防保健。想要确保由合适的医务人员或院外机构来满足患者后续治疗的需求，应制定有效的后续流程。如有患者确有需要，流程中还应包括安排患者转诊至本地区以外的其他医疗机构。如患者符合出院或转诊指征，医院应在医疗服务过程中尽早制定患者所需的后续医疗服务计划。为更好地满足患者的需求，在制定出院计划的过程中，应让患者及家属参与此过程。如医院允许患者临时离开医院（例如度周末），则需制定相应的流程。

患者转诊和/或出院流程应考虑患者的转运需求，并确保患者能平安回家或转移到其他接收的医疗机构。特别是，当患者需要交通协助时，医院必须对患者的转运需求进行评估。**例如**：那些长期照护医疗机构或康复中心的患者，刚开始通过救护车或其他医疗车辆到达医院，在门诊就诊完毕或完成急诊评估后，患者可能需要协助才能回到家中或转至其他医疗机构。在其他情况下，患者可能自己开车去医院接受操作性治疗，这些医疗操作可能会对患者驾车回家造成不良影响（如眼科手术、需要镇静的操作和其他操作）。对这些患者进行交通协助方面的需求评估，并确保其交通安全是医院应尽的责任。根据医院的制度和相关地方法律、法规，交通费用可由医院承担或不由医院承担。转运的交通工具可以多种多样，如救护车、医院自有车辆、医院外包服务车辆等；也可以由家属指定的外来车辆或直接由家属或患者朋友提供交通工具（见 ACC.6）。不管使用何种交通工具，医院应对其进行评估以确保该交通工具符合患者的转运需求和病情需要。

ACC. 4 衡量要素

☐ 1. 医院根据患者的健康状况和对继续医疗的需求，安排患者转诊和/或出院。

☐ 2. 医院采用相关的标准或指征，判定患者是否可以出院，以确保患者安全。

☐ 3. 医院在患者入院时就着手制订转诊和/或出院计划。（见 AOP. 1.8，衡量要素 1）

☐ 4. 医院制定相关流程，以指导患者在治疗期间，经允许，在特定时间段内请假离院。

☐ 5. 对于转诊和/或出院过程中需交通协助的患者，医院的转诊/出院流程包括对所需交通工具需求的评估。

☐ 6. 提供和安排用于患者转运的交通工具满足患者的转运需求及病情需要。

ACC. 4. 1 标准

对患者及其家属进行的宣教和指导应契合患者后续的治疗需求。

ACC. 4. 1 含义

医院应就高风险医疗服务领域开展常规宣教，以帮助患者恢复到以前的功能水平并维持理想的健康状况。（见 IPSG. 2.2；ACC. 4.5，衡量要素；PFE. 1，衡量要素 2）

医院使用标准化的教材和流程对患者进行宣教，至少包含以下方面：

- 所有患者自服药物的安全、有效使用（不仅仅是出院带药），包括潜在的药物副作用；
- 医疗设备的安全、有效使用；
- 处方药与其他药物（包括 OTC 药物）及食物之间的相互作用；
- 饮食和营养；
- 疼痛管理；
- 康复技术。

ACC. 4. 1 衡量要素

☐ 1. 医院向患者及家属提供针对以下方面的宣教：安全有效地使用所有药物、药物的潜在副作用、处方药与 OTC 药物及食物之间不良反应的预防。

☐ 2. 医院向患者及家属提供关于安全、有效使用医疗设备的宣教。

☐ 3. 医院向患者及家属提供关于合理饮食和营养的宣教。

☐ 4. 医院向患者及家属提供关于疼痛管理的宣教。

☐ 5. 医院向患者及家属提供关于康复技术的宣教。

ACC. 4. 2 标准

医院应与外部开业医生和医疗机构开展合作，以确保患者及时转诊。

ACC. 4. 2 含义

医院需事先周密安排，才能做到将患者及时转诊至最理想的执业医生、医疗单位或机构，以满足其后续医疗需求。医院应熟悉本社区内的执业医生，了解他们收治患者的类型和所提供服务，并与他们建立正式或非正式的关系。如果患者来自于其他社区，医院应尝试将患者转诊至所在地区内具有资质的医疗从业人员或医疗机构。

此外，患者出院时可能仍需支持性服务和医疗服务。**例如**，患者出院时可能需要社会、营养、经济、心理或其他方面的支持。患者的后续医疗服务很大程度取决于这些支持性服务的可及性和实际使用情况。在制定出院计划的过程中，应考虑患者出院后所需的支持性服务的种类以及如何获得这些服务。

ACC. 4. 2 衡量要素

☐ 1. 出院计划的制定过程应考虑到后续支持性服务和医疗服务的需求。

☐ 2. 如情况允许，应将患者转诊至所在地区内特定的医疗从业者和医疗机构。

☐ 3. 转诊的目的是为了帮助患者获得支持性服务。

ACC. 4. 3 标准

住院患者在出院时，医院应为其准备好完整的出院小结。

ACC. 4. 3 含义

出院小结概括了患者住院期间的各种情况（见 MOI. 4，衡量要素 5）。此小结可为后续提供医疗服务的医务人员提供参考。

出院小结应包括以下内容：

- 入院原因、诊断和合并症；
- 重要的体征和其他发现；
- 住院期间已实施的诊断性和治疗性操作；
- 住院期间已使用的药物及停药后可能出现的残留效应，以及所有需在家服用的药物；
- 患者出院时的病情/状态（例如"病情好转"、"病情未转变"等）；
- 随访指导。

ACC. 4. 3 衡量要素

☐ 1. 出院小结包括入院原因、诊断和合并症

☐ 2. 出院小结包括重要的体征和其他发现。

☐ 3. 出院小结包括已实施的诊断性和治疗性操作。

❑ 4. 出院小结包括重要药物的使用情况，包括所有出院带药。

❑ 5. 出院小结包括患者出院时的病情/状态。

❑ 6. 出院小结包括随访指导。

ACC. 4. 3. 1 标准

医院以患者可理解的形式和语言给予宣教和随访指导。

ACC. 4. 3. 1 含义

对于非直接转诊患者，为保证最佳的治疗结果，必要的一点为：医院清晰地指导患者出院后去何处以及如何接受后续治疗。该随访指导应包括：提供后续医疗服务的机构名称及地址、任何需要回院进行的后续治疗，以及需紧急就医的情况。如果患者因病情或能力无法理解随访指导的内容，则家属应参与此随访指导的制定过程。如家属参与了后续的医疗过程，也应请他们参与出院指导的制定。医院提供给患者以及家属的指导应采用简单、易于理解的方式。此指导应以书面形式提供给患者，或当患者无法理解书面说明时，应以最易理解的形式提供。

ACC. 4. 3. 1 衡量要素

❑ 1. 随访指导以患者能够理解的语言提供。（见 MOI. 4，衡量要素 5）

❑ 2. 随访指导以书面、口头和/或其他患者能理解的方式提供。

❑ 3. 随访指导应说明任何需要的回院进行的后续治疗。

❑ 4. 随访指导应说明需紧急就医的情况。

ACC. 4. 3. 2 标准

住院患者的病历中应包含一份出院小结。℗

ACC. 4. 3. 2 含义

患者出院时，医院应提供出院小结。出院小结由具有资质的人员书写，例如患者的主管医生、住院医生或实习医生。应向负责患者继续治疗或后续医疗服务的医务人员提供一份出院小结。根据医院规定或惯例（符合法律和文化），向患者提供一份出院小结。如果无法确定谁来具体负责患者后续的医疗服务，例如来自其他地区或国家的患者，应向患者本人提供一份出院小结。病历中应该包含一份出院小结。

ACC. 4. 3. 2 衡量要素

❑ 1. 出院小结由具有资质的人员书写。

❑ 2. 向负责对患者进行继续治疗或后续医疗服务的医务人员提供一份出院小结。

❑ 3. 如无法获知负责患者继续治疗或后续医疗服务的医务人员的相关信息，应向患者本人提供一份出院小结。

❑ 4. 在医院规定的时间内，将一份完整的出院小结放在病历中。

ACC. 4. 4 标准

如门诊患者涉及复杂治疗或复杂诊断，其病历记录中应包含一份医疗文档，为其他向这类患者

提供医疗服务的开业医生提供这些重要信息。Ⓟ

ACC. 4. 4 含义

当医院为有复杂诊断和/或需要复杂医疗服务的门诊患者（**例如**，有多种疾病需要多次就诊、多次治疗、在多个诊所就诊和治疗的及诸如此类的患者）提供持续的医疗服务时，可能会累积相当数量的诊断、用药、病情及体征的演变资料。这些诊疗信息，对于向这些门诊患者提供医疗服务的任何医疗机构的任何医务人员都具有非常重要的价值（见 ACC.3，衡量要素1）。可通过一份医疗档案或类似的简要概述来提供这些信息。制作这样一份医疗档案的目的是为了使医务人员能快速、方便地获得这些重要信息，尤其是当患者同时在多家门诊机构就诊时。无论门诊部门采用纸质还是电子病历，都应建立这样一份医疗档案。

- 医院规定哪些类型的患者属于复杂治疗和/或复杂诊断患者（**例如**，有多种并发症的心脏门诊就诊患者，或终末期肾衰患者）；
- 医院规定需要向患者的经治临床医生提供哪些信息；
- 医院决定采用相应的流程，以确保临床医生所需的医疗信息易于检索及查阅；
- 医院对该流程进行评估，以确认实施的流程及所提供的信息能够满足临床医生的需求，并改善门诊医疗服务的质量和安全。

ACC. 4. 4 衡量要素

☐ 1. 医院规定需要为哪些接受复杂治疗和/或诊断复杂的患者建立门诊病历档案。
☐ 2. 门诊病历档案中所包含的必要信息由为该类患者提供治疗的临床医师决定。
☐ 3. 医院实施相应的流程，来确保门诊病历档案以易于检索和查阅。
☐ 4. 医院对该流程进行评估，以确认其是否满足临床医师的需求以及改善门诊临床就诊的质量和安全性。

ACC. 4. 5 标准

针对某些患者打算不遵医嘱离院，并将此意图告诉了医院工作人员的情况，医院应具备相应的流程，对其进行管理和随访。

ACC. 4. 5. 1 标准

医院应具备相应的流程，以管理那些不遵医嘱也未告知医院员工而擅自离院的患者。

ACC. 4. 5 和 ACC. 4. 5. 1 含义

当患者完成检查后拒绝接受推荐的治疗方案而选择离开医院时，无论是住院患者还是门诊患者，都被视为"不遵医嘱离院"。住院患者和门诊患者（包括急诊室患者）都有权拒绝治疗和/或不遵医嘱离院。然而，这些患者可能面临治疗不充分的风险，而这可能会导致永久性伤害甚至死亡。当具有完全行为能力的住院患者或门诊患者打算未经允许擅自离院时，为该患者提供治疗方案的医师或指定人员必须在其出院前向患者说明相关医疗风险。此外，如果患者同意，应当遵守正常的出院程序。如医院已知该患者有一位家庭医生，且未参与该患者的本次离院决策过程，医院必须将患者的决定告知这位家庭医生。医院应努力明确患者选择不遵医嘱离院的具体原因。医院需了解这些原因，以便能够与患者和/或家属更好地沟通，并确定流程中潜在的需改进之处。

当患者在不告知医院任何人员而违背医嘱擅自离院时，或者当正在接受复杂治疗或维持生命治疗的门诊患者，如血透、化疗或放疗患者不返回医院继续治疗时，医院应设法与患者取得联系，以告知潜在风险。如果医院已知该患者拥有一位家庭医生，为降低伤害风险，医院应将风险告知这位家庭医生。

医院在涉及以上流程时应符合相关法律法规。如适用，医院应根据规定向地方和国家卫生部门报告不遵医嘱离院的传染病病例，以及存在自残或伤害他人倾向的患者的相关信息。

ACC. 4. 5 衡量要素

☐ 1. 针对某些患者意图不遵医嘱离院，并告诉了医院工作人员的情况，医院具备相应的流程，对其进行管理和随访。

☐ 2. 该流程包括将治疗不充分的风险告知患者。

☐ 3. 根据医院出院流程安排患者出院。

☐ 4. 如果该不遵医嘱离院的患者拥有一位家庭医生，但未参与该患者的此次离院决策过程，则医院应通知该家庭医生。

☐ 5. 医院具有相应的流程，以确定患者不遵医嘱离院的原因。

☐ 6. 流程符合适用的法律法规，包括上报传染病病例和存在自残或伤害他人倾向的病例。

ACC. 4. 5. 1 衡量要素

☐ 1. 医院具备相应的流程，以管理那些不遵医嘱也未告知医院员工而擅自离院的住院或门诊患者。

☐ 2. 医院具有相应的流程，来管理那些正接受复杂治疗但未按时回院继续治疗的门诊患者。

☐ 3. 如果该不遵医嘱离院的患者拥有一位家庭医生，但未参与该患者的此次离院决策过程，则医院应通知该家庭医生。

☐ 4. 流程符合适用的法律法规，包括上报传染病病例和存在自残或伤害他人倾向的病例。

转院/转科

ACC. 5 标准

医院应根据以下情况安排患者的转诊：患者的病情、继续治疗的需求以及接收医疗机构的收治能力。

ACC. 5 含义

医院应根据患者的状况和对继续治疗的需求安排患者转诊至其他医疗机构。转诊安排可能是基于患者的专科会诊和治疗的需求、急救或亚重症监护的需求，例如亚急性照护或长期康复。医院应制定相应的标准，以确定何时安排患者转诊来满足患者的需求。

将患者转诊至其他医疗机构时，转出医院必须判断接收医疗机构能否提供服务以满足患者的需求，以及是否有空余床位接收患者。应事先做好判断，并在正式或非正式的合约或协议中记录接收方的收治意愿和转运条件。此类事先判断，可保证医疗连续性及患者的医疗需求得到满足。在未签订正式或非正式转诊协议的情况下，也可将患者转诊至其他提供专业医疗或服务的机构。

ACC. 5 衡量要素

☐ 1. 根据医院制定的标准进行转诊，以满足患者医疗连续性的需求。

☐ 2. 转出医院应判断接收医院能否满足转院患者的需求。

☐ 3. 如经常将患者转至同一家医疗机构，应与这些机构签订正式或非正式的协议。

ACC. 5. 1 标准

转出医院应制定转院流程，以确保患者安全转诊。

ACC. 5. 1 含义

对于一名神志清楚、交流无障碍的患者而言，直接转诊到其他医疗机构可能是一个比较简单的过程，而对一名昏迷患者，则需要给予持续的护理或医疗监护。不论哪种情况，患者都需要监护并且可能需要专业医疗设备，但对监护人员的资质和医疗设备类型的要求则有很大不同。因此，要根据患者病情和状况，确定转运过程中所需的监护人员的资质和医疗设备的类型。

需要有一致的流程来规范如何将患者从一家医疗机构转移到另一家，以确保安全转运患者。该流程应规定：

- 医务人员和医疗机构之间的责任如何及何时交接；
- 相关标准用于判断患者转诊的时机以满足患者需求；
- 转运过程中由谁对患者负责；
- 转运期间需要哪些药品、物资和设备；
- 相应的追踪机制，用于在到达接收医院前的转运过程中，为接收医院提供患者病情；
- 当无法转运至其他医疗机构时，应当采取何种措施。

ACC. 5. 1 衡量要素

☐ 1. 医院制定相应的转诊流程，明确如何将连续医疗责任交接至其他医务人员或医疗机构。

☐ 2. 转诊流程明确在转运过程中负责监护患者的人员，以及根据相应患者的类型应配备的转运员工资质。

☐ 3. 转诊流程明确转运过程中所需的药品、物资和设备。

☐ 4. 转诊流程规定相应的追踪机制，用于在到达接收医院前向该院提供患者病情信息。

☐ 5. 转诊流程规定无法安排患者转诊的情况下应采取的措施。

☐ 6. 医院有相应的流程来评估转诊流程的质量和安全性。

ACC. 5. 2 标准

转出医院应向接收转诊患者的医疗机构提供一份书面的小结，内容包括患者病情及已实施的治疗干预措施。

ACC. 5. 2 含义

为确保医疗的连贯性，病历应随同患者一起转移。出院小结或其他书面临床小结应随患者一起转交至接收转诊患者的医疗机构。小结包括患者的临床病情或状况、已实施的医疗操作和其他干预措施以及患者后续治疗的需求。

ACC. 5. 2 衡量要素

☐ 1. 临床小结随同患者一起转移。

☐ 2. 临床小结包括患者状况。

☐ 3. 临床小结包括已实施的医疗操作和其他干预措施。

☐ 4. 临床小结包括患者后续治疗的需求。

ACC. 5. 3 标准

转诊经过应记录在病历中。Ⓟ

ACC. 5. 3 含义

转诊到其他医疗机构的每位病历中应有转院记录。该记录必须包含同意接收患者的医疗机构名称和同意者的姓名、转院原因、转院时的任何特殊注意事项（如根据接收机构的空床情况，或患者的病情）。同时，也应记录转运过程中患者病情的改变（如患者死亡或需要复苏抢救）。医院制度中所要求的其他内容（如接收医生或护士签名，转运过程中监护人员的姓名）都应包含在病历记录中。

ACC. 5. 3 衡量要素

☐ 1. 转诊记录包括接收医院的名称及同意接收者的姓名。

☐ 2. 转诊记录包括转出医院制度所要求的文档或其他记录。

☐ 3. 转诊记录包括转院原因。

☐ 4. 转诊记录包括与转院有关的任何特殊情况。

交通

ACC. 6 标准

医院的转运服务符合相关的法律和法规，并满足患者对于医疗质量和安全的要求。Ⓟ

ACC. 6 含义

医院的转诊、转院或出院流程中应考虑到患者对转运交通工具的需求。转运交通工具的类型可以多种多样，可以是救护车、医院自有车辆或与医院签署协议的车辆、或由患方指定的交通工具。采用何种转运交通工具应根据患者病情和身体状况。

当转运车辆属医院所有时，车辆的运营、车况和维护保养等方面应符合所有适用的法律法规。医院必须明确转运哪些类型的患者可能会造成传染疾病的风险，医院应实施相应的策略以降低疾病传染的风险（参见 PCI. 5，PCI. 7，衡量要素 5 和 6；PCI. 7.1；PCI. 7.2；PCI. 7.3；PCI. 8，衡量要素 1；PCI. 9）。应根据转运患者的类型在转运交通工具内配备所需的药物、医疗设备和其他物资。

例如，简单地将老年门诊患者转运回家与将有传染性疾病的患者或者烧伤患者转运至其他医院有很大不相同。

如果医院与第三方签约，将转运服务外包，那么医院必须确认承包商符合类似的标准，以保障患者和车辆安全。当转运服务由卫生部门、保险机构或其他不受医院控制或监督的实体机构提供时，医院应将存在的质量和安全问题报告给相应的主管机构，能提供有价值的反馈，有助于做出关于患者转运的明智决策。

无论何种情况，医院应评估转运服务的质量和安全，包括针对所提供或安排转运服务的投诉的接待、评估和反馈。

ACC. 6 衡量要素

- [ ] 1. 医院自有的转运交通工具必须符合其运营、车况和维护保养相关的法律、法规要求。
- [ ] 2. 患者的转运服务，包括外包转运服务，必须满足医院所规定的关于转运质量和转运安全的要求。
- [ ] 3. 医院应根据转运患者类型的需求，配备具备相应资质的人员，来负责转运过程中患者的监护或提供其他医疗服务。
- [ ] 4. 所有的转运车辆，包括外包车辆或医院自有车辆，要符合感染控制计划，并配备适宜的医疗设备、物资和药品，以满足被转运患者的需求。
- [ ] 5. 医院应具有相应的流程来监测由医院提供或安排的转运服务的质量和安全性，其中包括投诉流程。

参考文献

1. National Academies of Sciences, Engineering, and Medicine. *Global Health Risk Framework: Resilient and Sustainable Health Systems to Respond to Global Infectious Disease Outbreaks: Workshop Summary.* Washington, DC: National Academies Press, 2016.

2. World Health Organization (WHO). *Infection Prevention and Control of Epidemic- and Pandemic-Prone Acute Respiratory Infections in Health Care: WHO Guidelines. Geneva: WHO*, 2014. Accessed Nov 16, 2016. http://apps.who.int/iris/bitstream/10665/112656/1/9789241507134_eng.pdf?ua=1.

3. World Health Organization. *Global Infectious Disease Surveillance. Fact Sheet 200.* Accessed Nov 13, 2016. http://www.who.int/mediacentre/factsheets/fs200/en/.

4. Carter EJ, Pouch SM, Larson EL. The relationship between emergency department crowding and patient outcomes: A systematic review. *J Nurs Scholarsh.* 2014 Mar; 46 (2): 106 – 115.

5. Cesta T. Managing length of stay using patient flow—Part 1. *Hosp Case Manag.* 2013 Feb; 21 (2): 19 – 22.

6. Cesta T. Managing length of stay using patient flow—Part 2. *Hosp Case Manag.* 2013 Mar; 21 (3): 35 – 38.

7. Di Somma S, et al. Overcrowding in emergency department: An international issue. *Intern Emerg Med.* 2015 Mar; 10 (2): 171 – 175.

8. ED boarding creates patient safety issues, increases risk of mortality. *Hosp Case Manag.* 2013 Mar; 21 (3): 29 – 31.

9. Amato-Vealey EJ, Fountain P, Coppola D. Perfecting patient flow in the surgical setting. *AORN J.* 2012 Jul; 96 (1): 46 – 57.

10. Hitchcock R. Speeding up the ED care process. Three hospital organizations mitigate overcrowding by improving patient flow, processes and documentation. *Health Manag Technol.* 2012 Dec; 33 (12): 6 – 8.

11. Johnson M, Capasso V. Improving patient flow through the emergency department. *J Healthc Manag.* 2012 Jul – Aug; 57 (4): 236 – 243.

12. Love RA, et al. The effectiveness of a provider in triage in the emergency department: A quality improvement initiative to

improve patient flow. *Adv Emerg Nurs J.* 2012 Jan – Mar；34（1）：65 – 74.

13. Ortiga B，et al. Standardizing admission and discharge processes to improve patient flow：A cross sectional study. *BMC Health Serv Res.* 2012 Jun 28；12：180.

14. Popovich MA，et al. Improving stable patient flow through the emergency department by utilizing evidence-based practice：One hospital's journey. *J Emerg Nurs.* 2012 Sep；38（5）：474 – 478.

15. Sayah A，et al. Minimizing ED waiting times and improving patient flow and experiences of care. *Emerg Med Int.* Epub 2014 Apr 14.

16. Wong R，et al. Building hospital management capacity to improve patient flow for cardiac catheterization at a cardiovascular hospital in Egypt. *Jt Comm J Qual Patient Saf.* 2012 Apr；38（4）：147 – 153.

17. Agency for Healthcare Research and Quality. *Improving Patient Flow and Reducing Emergency Department Crowding：A Guide for Hospitals.* McHugh M，et al. Sep 2012.（Reviewed：Oct 2014.）Accessed Nov 15, 2016. http：//www. ahrq. gov/research/findings/final-reports/ptflow/index. html.

18. Emeny R，Vincent C. Improved patient pathways can prevent overcrowding. *Emerg Nurse.* 2013 Mar；20（10）：20 – 24.

19. Four-hour rule saves lives. *Aust Nurs J.* 2012 Mar；19（8）：14.

20. Barrett L，Ford S，Ward-Smith P. A bed management strategy for overcrowding in the emergency department. *Nurs Econ.* 2012 Mar – Apr；30（2）：82 – 85, 116.

▚ 患者和家属的权利（PFR）

概述

每一位患者及其家属都是独特的，有其自身的需求、长处、价值观和信仰。医院致力于与患者建立相互信任和开放的交流环境，理解并保护每一位患者的文化、社会心理、精神价值观。

当患者、家属或患者的代理人（如适用）能够以一种符合他们文化与价值观的方式，知悉并参与医疗决策和治疗过程时，可以改进患者医疗服务的结果。

为了倡导患者的权利和以患者为中心的服务，医院必须首先明确患者权利的内容，并让患者及其家属参与到医疗决策的过程中来。应清楚地告知患者有哪些权利及如何行使这些权利。医院中为患者提供服务的多学科团队，要理解和尊重患者的信仰和价值观，以周全和充满尊重的医疗服务来提升和保护患者的尊严和自我价值。

本章涉及以下方面的流程：

- 规定、保护和倡导患者权利；
- 告知患者他们所拥有的权利；
- 适用时，让患者家属一起参与治疗决策；
- 获得知情同意书；
- 向员工宣教患者权利。

这些流程如何在医院中实施取决于国家的法律、法规以及任何该国认可的国际公约、条约或人权协议。

这些流程是为了，在符合本国医疗卫生保健服务体系结构和卫生保健服务的财政机制的前提下，指导医疗机构以公平的方式提供医疗服务。

注意： 有些标准要求医院有一个书面制度、操作程序、计划或具体流程的其他书面文件，这些标准在标准文本后以Ⓟ标注。

标准

以下为所有本章节的标准一览表，为了便于使用者阅读，本节未附其含义或衡量要素。关于这些标准的详细信息，请看本章节下一部分："标准、含义和衡量要素"。

PFR. 1　医院有责任提供相应流程，以支持患者及家属在接受医疗服务过程中行使相应权利。Ⓟ

　　PFR. 1.1　医院应力求减少患者在获取医疗服务时面临的身体、语言、文化和其他方面的障碍。

　　PFR. 1.2　医院向患者提供医疗服务时要维护患者的尊严，应尊重患者的个人价值观和信仰，对患者提出的关于精神和宗教仪式的请求做出响应。

　　PFR. 1.3　患者医疗服务和信息的隐私权和保密权受到尊重。Ⓟ

PFR. 1.4　医院应采取措施保护患者的财物免于失窃或丢失。

PFR. 1.5　保护患者免受人身攻击，识别和保护高危人群免受额外伤害。

PFR. 2　患者获悉医疗服务和治疗的各个方面信息，并参与照护和治疗决策。Ⓟ

PFR. 2.1　医院告知患者和家属，他们有关拒绝或终止治疗、终止复苏抢救、放弃或终止生命支持治疗的权利和责任。Ⓟ

PFR. 2.2　医院支持临终患者得到合适的疼痛评估和管理的权利和得到尊重和富有同情心的照护的权利。

PFR. 3　医院告知患者及家属医院有接受和处理投诉、冲突和不同意见的流程及患者有权参与这些流程。Ⓟ

PFR. 4　以患者能理解的方式和语言告知其所有的权利和责任。

常规同意

PFR. 5　当患者住院或首次门诊就诊时，医院就《常规同意书》的适用范围和限定做出明确的说明。Ⓟ

知情同意

PFR. 5.1　按照医院规定的流程，由受过培训的员工用患者能理解的方式和语言获得其知情同意。Ⓟ

PFR. 5.2　在实施手术、麻醉、镇静操作、输血和使用血制品以及其他高风险的治疗和操作前，获得患者的知情同意。Ⓟ

PFR. 5.3　患者和家属应充分获得患者病情、治疗及操作建议、所有参与诊疗的医务人员方面的信息，以便患者和家属签署知情同意及做出医疗决定。

PFR. 5.4　医院在现行法律和文化框架内建立相关程序，规定何种情况下可由其他人员签署知情同意。

器官和组织捐献

PFR. 6　医院为患者及家属选择捐赠器官和其他组织提供相关信息。

PFR. 6.1　医院对器官和组织的获取过程实施监督。Ⓟ

标准、含义和衡量要素

PFR.1 标准

医院有责任提供相应流程，以支持患者及家属在接受医疗服务过程中行使相应权利。Ⓟ

PFR.1 含义

在医院将如何对待患者的问题上，院领导要负主要责任。因此，医院领导需知道并理解患者及其家属的权利，以及法律法规规定的医院应承担的责任。医院领导应指导部门/科室负责人，以确保全院员工在医疗服务过程中承担起保护患者及其家属权利的责任。为有效地保护和倡导患者权利，医院各级领导应努力理解医院对所服务社区居民应承担的责任。(见 GLD.3.1)

医院应尊重患者的权利，在某些情况下是家属的权利。他们有权决定与患者医疗服务有关的哪些信息可向其家人及其他人员提供，以及在什么情况下提供。**例如：**患者可能不希望将诊断结果告诉家属，或家属可能不想让患者知道自己的诊断。

患者及家属的权利是医院、员工与患者及其家属之间相互交往最基本的要素。因此，医院制定和实施相关的制度和程序，确保全体员工在与患者及其家属的接触、及提供医疗服务的过程中，清楚并维护患者及其家属所拥有的权利。在制定制度和程序的过程中，医院应采用协作、包容的形式，并让患者和家属参与其中。(见 COP.9)

PFR.1 衡量标准

☐ 1. 医院领导致力于保护和倡导患者和家属的权利。

☐ 2. 医院领导理解法律法规中有关患者和家属的权利规定及社区或服务人群的文化惯例。

☐ 3. 医院尊重患者或家属的（某些情况下）以下权利，即有权决定在什么情况下，与患者医疗服务有关的哪些信息可向其家人及其他人员提供。

☐ 4. 全院员工熟知患者的权利，并能解释说明他们在保护患者权利中应尽的责任。

PFR.1.1 标准

医院应力求减少患者在获取医疗服务时面临的身体、语言、文化和其他方面的障碍。

PFR.1.1 含义

医院经常为社区的各类人群提供服务。患者可能是老年人、可能是残疾、可能说多种语言或方言、存在文化差异或其他障碍，这些情况都为他们获得和接受医疗服务造成了障碍。医院应提前确定这些障碍，并实施相应的流程来消除或减少患者求医的障碍。医院还应采取措施减少这些障碍对医疗服务的影响。(见 COP.1、PFE.2.1 和 GLD.12)

PFR.1.1 衡量要素

☐ 1. 医院各科室/服务部门的领导和员工应确定相应科室所服务患者群体在获得和接受医疗服务过程中最常见的障碍。

☐ 2. 各科室/服务部门的领导制定和实施相应的流程，以克服和减少患者寻求医疗服务时的障碍。

❏ 3. 各科室/服务部门的领导制定和实施相应的流程来减少这些障碍对医疗服务的影响。

PFR. 1. 2 标准

医院向患者提供医疗服务时要维护患者的尊严，应尊重患者的个人价值观和信仰，对患者提出的关于精神和宗教仪式的请求做出响应。

PFR. 1. 2 含义

人类最重要的需要之一是得到尊重和尊严。当患者的依赖情况增加，如需要协助进食、运动和个人卫生，患者通常有失去尊重和尊严的感觉。患者在任何时候、任何情况下，都有权得到尊重和体贴的医疗服务，患者的个人价值和自尊能够被认可。[1,2]

在医疗服务过程中，每个患者都有自己的价值观和信仰。有些价值观和信仰是所有患者共同拥有的，通常来源于文化和宗教。而有些价值观和信仰则是个别患者所特有的。医院鼓励所有患者在尊重他人信仰的前提下，表达他们的信仰。

强烈的价值观和信仰能影响医疗服务过程以及患者对医疗服务的反应。因此，每位员工应在考虑患者价值观和信仰的前提下，努力理解自己提供的医疗服务。（见 COP. 7）

当患者或家属因精神或宗教需求希望与他人交谈时，或观摩精神或宗教仪式时，医院应有相应的流程来做出回应。该流程可通过驻院神职人员、当地或家属指定的宗教资源实施。**例如，**当该宗教不被该国或医院官方认可和/或找不到有关的宗教或信仰人士时，该回应患者需求的流程会相对复杂。

PFR. 1. 2 衡量要素

❏ 1. 员工提供的医疗服务应尊重并考虑患者的尊严和自我价值。
❏ 2. 医院应确定患者的价值观和信仰。（见 PFE. 3，衡量要素 1）
❏ 3. 员工在尊重患者价值观和信仰的基础上提供医疗服务。
❏ 4. 医院应对与宗教或精神支持有关的常规或复杂请求做出回应。

PFR. 1. 3 标准

患者医疗服务和信息的隐私权和保密权受到尊重。Ⓟ

PFR. 1. 3 含义

保护患者隐私，尤其在临床问诊、查体、操作/治疗和转运过程中，对患者来说十分重要。患者可能希望其隐私对医务人员、其他患者甚至家庭成员保密。此外，患者还可能不希望被拍照、录音或参与评审检查访谈。虽然保护所有患者的隐私有一些通用做法，但是某些情况下个别患者会有不同的或额外的隐私保护期望和需求，并且这些期望和要求还会随时间改变。因此，员工在为患者提供医疗服务时，要询问患者有关医疗或服务隐私的期望和需求。这种交流促进了员工与患者之间的相互信任和坦诚沟通，且并不需要做记录。

记录和收集的医疗及其他健康信息，对于理解患者的需求和提供持续的医疗服务都是非常重要的。此类信息可以书面形式或电子方式或两者结合的方式记录。医院应视这些信息为保密信息，并通过实施制度和程序来保护此类信息不丢失或不被滥用。这些制度和程序应体现出相关信息的披露是符合法律法规要求的。

员工应尊重患者的隐私和信息保密，不得将患者的保密信息张贴在病房门上或护理站，不得在公共场所讨论有关患者的事情。员工应了解管理信息保密的相关法律法规，并告知患者医院如何尊重其隐私和信息的保密。此外，员工还应告知患者在什么时候，什么情况下可能披露信息，并说明如何获得他们的许可。

医院制度要明确是否允许患者获取本人的健康信息，如果允许，将通过何种流程获取。

PFR. 1.3 衡量要素

❏ 1. 员工应确定患者在医疗和治疗期间对隐私保护的期望和需求。

❏ 2. 患者表达的隐私保护需求应在所有临床问诊、查体、操作/治疗和转运过程中得到尊重。

❏ 3. 病历的保密应根据法律法规的要求加以维护。（见 MOI. 2 和 MOI. 6）

❏ 4. 披露法律法规规定范围以外的患者信息时，需获得患者的准许。

PFR. 1.4 标准

医院应采取措施保护患者的财物免于失窃或丢失。

PFR. 1.4 含义

医院应就院方承担的财物保管职责（如果有的话）告知患者和家属。当医院需要对患者带入医院的任何财物承担责任时，医院制定相应流程保护患者财产和防止失窃或遗失，该流程要充分考虑到急诊患者、日间手术患者、住院患者、那些无法自己保管财物的患者和那些无法正确处置自身财务的患者。（见 FMS. 4.1）

PFR. 1.4 衡量要素

❏ 1. 医院规定院方对患者财物保管承担责任的程度。

❏ 2. 患者获悉医院保护其个人财产所承担的责任。

❏ 3. 当医院承担保管患者财务的责任时或当患者无法承担该责任时，医院要妥善保管好患者财物。

PFR. 1.5 标准

保护患者免受人身攻击，识别和保护高危人群免受额外伤害。

PFR. 1.5 含义

医院有责任保护患者免受探视者、其他患者和医院员工的人身攻击，尤其应保护婴幼儿、儿童、老年人或其他不能自我保护或不能求救的患者。医院应采取一系列预防措施，如通过对不明身份者进行询问调查，对偏僻或隔离的区域实行监控，以及对可能受到攻击的患者迅速采取保护措施。

每家医院都要确定易受到额外伤害的高危患者人群（**例如**儿童、残疾人、老年人），并制定相应的流程来保护该类患者的权利。高危患者群体和医院责任可根据法律和法规来确定。员工应理解他们在这些流程中的责任。使儿童、残疾人、老年人和其他确认处于危险中的人得到保护，也包括医院中昏迷患者和精神/情绪异常的患者。这些保护不限于免受身体攻击，还包括其他的安全措施如保护患者免遭虐待、疏于照护、或终止治疗，或在发生火灾等意外事故时提供援助。（见FMS.4.1 和 FMS.7）

PFR.1.5 衡量要素

☐ 1. 医院制定和实施保护患者免受人身攻击的流程。
☐ 2. 医院规定哪些弱势人群存在遭到人身攻击以外其他的风险。
☐ 3. 医院制定和实施相应流程，保护弱势人群免受其他安全问题的困扰。
☐ 4. 对偏僻或隔离的区域实行监控。
☐ 5. 员工理解他们在保护患者的流程中的责任。

PFR.2 标准

患者获悉医疗服务和治疗的各个方面信息，并参与照护和治疗决策。Ⓟ

PFR.2 含义

患者和家属可通过以下方式参与医疗服务过程：对医疗服务做出决策、询问医疗服务相关问题、请求第二意见、甚至拒绝诊断性操作和治疗。（见 COP.7，衡量要素5）为了让患者和家属更好地参与医疗决策，应将评估中发现的基本病情信息提供给他们，包括所有已确诊的诊断和推荐的诊疗方案。[2-3]在医疗服务过程中，患者同样有权获悉医疗服务和拟定治疗计划方案的预期结果。此外，还要告知患者任何医疗服务和治疗的非预期结果，如关于手术、处方药或其他治疗的非预期事件。患者和家属知道他们有获得这些信息的权利，并知道由谁负责告知。患者应清楚知道由谁向他们提供有关病情、照护、治疗、医疗结果、非预期事件等方面的信息（见 COP.8.5；PFE.1 和 PFE.2）。

患者和家属应了解在医疗服务中必须做出的医疗决策的类型，以及如何参与其中。虽然有些患者本人可能未必想知道诊断结果或未必想参与其治疗的决策，但应给予患者这样的机会，他们可以选择一位家庭成员、朋友或代理人员来参与决策。[4]

当患者提出有关第二意见的要求时，医院不能对其禁止、阻止或阻碍，相反，医院可向患者提供他或她的病情信息，如检验结果、诊断和治疗建议等来帮助患者获得第二意见。医院不应隐瞒患者获得第二意见所需的医疗信息。当患者本人申请第二意见时，医院不需要提供和支付相关费用。医院制度应明确患者拥有寻求第二意见的权利，且无需担忧无论在院内或是院外其治疗不会因此受到影响。

医院支持并促进患者及家属参与医疗服务的各个方面。所有员工都应接受相关制度和程序的培训，员工应接受相关制度和程序的培训，以明确他们在支持患者及家属参与医疗过程中所承担的角色。

PFR.2 衡量要素

☐ 1. 医院支持和促进患者及家属参与医疗服务过程。（见 AOP.1.8，ME.3 和 MMU.6.1，衡量要素4）
☐ 2. 让患者和家属参与医疗决策，要向患方告知以下信息：病情、确诊诊断、计划的医疗照护

和治疗方案。（见 ACC.2.2，衡量要素 2 和 MMU.6.1，衡量要素 4）

☐ 3. 患者知悉所有医疗照护和治疗的预期和非预期结果。（见 ACC.2.3，衡量要素 3）

☐ 4. 医院为患者寻求第二意见提供帮助，且无论在院内或是院外，患者无需担忧其治疗会受到影响。

☐ 5. 医院告知患者和家属，他们有权依照自己的意愿决定其医疗服务决策的参与程度。

☐ 6. 员工应接受相关制度和程序的培训，明确他们在支持患者及家属参与医疗过程所承担的角色。

PFR.2.1 标准

医院告知患者和家属，他们有拒绝或终止治疗、终止复苏抢救、放弃或终止生命支持治疗的权利和责任。℗

PFR.2.1 含义

患者，或其他决策代理人，也许会做出停止实施拟定的照护或治疗项目的决定，或在医疗照护或治疗开始后中途终止。最难做出的决定是拒绝和终止某些医疗服务，如终止或放弃抢救或停止生命支持治疗。这些决定，无论对于患者和家属，还是医院和医务人员来说都是异常艰难的。没有单独的流程能预测出所有需做出此类艰难决定的情景。有鉴于此，医院制定相应框架以指导困难决策十分重要。该框架：

● 有助于医院明确在这些问题中的立场；

● 确保医院的立场符合当地宗教及文化传统，以及法律法规的要求，特别是关于复苏的法律要求与患者的意愿不一致时；

● 涵盖医疗服务过程中患方改变医疗决策的情况；

● 指导医务人员在遵循伦理和法律规定的前提下满足患者的意愿。

为确保患者意愿相关的决策流程在全院范围内被一致执行，医院充分考虑众多专业人员及其他人的观点，来制定相应的制度和程序。该制度和程序规定了决策流程中各方的义务和责任，以及如何在病历中记录这些流程。

医院告知患者和家属做出这些决定的权利、潜在后果，以及医院关于这些决定的责任，告知患者和家属任何可供选择的医疗服务和治疗方案。

PFR.2.1 衡量要素

☐ 1. 医院在面对患方作出拒绝复苏、放弃或停止维持生命治疗的决定时，应明确自身的立场。

☐ 2. 医院的立场要符合本地区的宗教及文化传统以及任何相关法律法规的要求。

☐ 3. 医院告知患者及家属有拒绝或终止治疗的权利以及医院关于这些决定的责任。

☐ 4. 医院告知患者其决定带来的后果。

☐ 5. 医院告知患者其他可选择的医疗服务和治疗方案。

☐ 6. 医院指导医务人员在考虑伦理和法律的前提下，实施患者所希望的其他治疗方案。

PFR.2.2 标准

医院支持临终患者得到合适的疼痛评估和管理的权利和得到尊重和富有同情心的照护的权利。

PFR. 2. 2 含义

患者常常受到疼痛困扰，持续的疼痛给患者造成不良的生理和心理的影响。患者对疼痛的反应与社会、文化和宗教传统密切相关。因此，应鼓励和支持患者诉说他们的疼痛。

受文化和宗教习俗的影响，临终患者也可能产生特殊的需求。在患者生命的最后阶段，医院在医疗服务的各个方面应考虑到患者的舒适与尊严。为了做到这点，所有员工都应认识到临终患者的特殊需求。这些需求包括对原发和继发症状的治疗；疼痛管理；对患者及家属心理、社会、情感、宗教和文化方面需求的反馈、参与医疗服务决策。

医院的医疗服务应认识到并反映出所有患者的以下权利：疼痛评估和管理，临终特殊需求的评估和正确处理。（见 COP. 6 和 COP. 7，衡量要素3）

PFR. 2. 2 衡量要素

❑ 1. 医院尊重并支持患者得到疼痛评估和管理的权利。

❑ 2. 医院尊重和支持患者得到临终独特需求的评估和管理

❑ 3. 医院员工应理解个人、文化和社会对患者的疼痛感受所产生的影响。

❑ 4. 医院员工应理解个人、文化和社会对患者死亡和临终感受所产生的影响

PFR. 3 标准

医院告知患者及家属医院有接受和处理投诉、冲突和不同意见的流程且患者有权参与这些流程。Ⓟ

PFR. 3 含义

患者有权对医疗服务进行投诉，并要求医院对投诉的问题进行调查，如有可能，解决这些问题。有时，在治疗方案的选择上，医院与患者、家属或其他决策者之间会出现分歧、冲突或其他进退两难的困境。这一困境可出现在入院、治疗或出院等各个环节。有时解决这些问题非常棘手，**例如**，涉及拒绝复苏、放弃或停止维持生命治疗等问题时。

医院建立相应的流程，以处理投诉及冲突问题（见 APR. 11），医院要在制度和程序中明确规定谁需要参与这些流程，以及患者和家属如何参与。（见 SQE. 11）

PFR. 3 衡量要素

❑ 1. 医院告知患者进行投诉、处理冲突或表达不同意见的流程。

❑ 2. 医院应调查投诉、冲突或不同意见。

❑ 3. 医院妥善解决治疗过程中患者的投诉、提出的冲突和不同意见。

❑ 4. 医院让患者及其家属参与相应的处理过程。

PFR. 4 标准

以患者能理解的方式和语言告知其所有的权利和责任。

PFR. 4 含义

无论是门诊患者还是住院患者，进入医院后会感到困惑和恐惧，这使得他们难以行使权利，以

及难以明白他们在医疗服务过程中所承担的责任。因此，医院要为患者准备一份有关患者及家属权利和责任的书面声明，在入院或门诊就诊时给予患者和家属，使患者每次就诊或在留院期间都能看到。**例如**：可将权利和责任声明张贴在医院内。

　　该权利和责任声明要符合患者的年龄、理解能力及语言情况。当书面交流无效或不适用时，使用患者及其家属可理解的方式和语言来告知其权利和责任。

PFR. 4 衡量要素

☐　1. 采用患者可理解的语言，告知每位患者拥有的权利和责任。（同见 MOI. 4，衡量要素 5）

☐　2. 医院以书面或其他患者可理解的方式告知患者其拥有的权利和需承担的责任。

☐　3. 可张贴有关患者权利和责任的声明，或随时向医院员工获取该声明。

常规同意

PFR. 5 标准

　　当患者住院或首次门诊就诊时，医院就《常规同意书》的适用范围和限定做出明确的说明。Ⓟ

PFR. 5 含义

　　许多医院在患者住院治疗或首次门诊就诊时，都会获得患者对治疗的常规同意（而不仅仅依靠默许同意）。在获得常规同意时，要告知患者有关常规同意的范围，**例如**，检验和治疗包括在常规同意中。医院应规定常规同意是如何被记录入病历的。

　　无论是否获得常规同意，对那些有关检查和治疗需要获得单独知情同意书的，医院要告知患者这些信息。此外，还要告知患者有关学生参与医疗服务过程的可能性，如护理实习生、物理治疗实习生和其他实习生，以及医学生或受训医生。

PFR. 5 衡量要素

☐　1. 当医院使用《常规同意书》时，应告知患者和家属其适用的范围。

☐　2. 医院规定当使用《常规同意书》时，如何将其记录在病历中。

☐　3. 无论医院是否获得常规同意，医院应告知患者哪些检查和治疗需要签署单独的知情同意书。（见 PFR. 5.1）

☐　4. 无论医院是否获得常规同意，医院应告知所有患者和家属有关学生和受训医生参与其医疗服务过程的可能性。

知情同意

PFR. 5. 1 标准

　　按照医院规定的流程，由受过培训的员工用患者能理解的方式和语言获得其知情同意。Ⓟ

PFR. 5. 1 含义

患者参与治疗决策的主要途径之一是获得知情同意。为了正确签署知情同意，患者必须获悉治疗计划涉及的各方面因素。在治疗期间可能需要多次签署知情同意，如：患者收住入院时、在某些高风险操作或治疗前。医院的制度和程序必须清楚地规定签署知情同意的过程（见 GLD. 17，衡量要素4），且这些制度和程序必须符合相关法律法规的规定。

医院告知患者和家属哪些检查、操作和治疗需要患者的知情同意，以及患者如何给予知情同意（例如口头的、在知情同意书上签字或通过其他方法）。作为签署治疗知情同意书流程的一部分，医务人员应向患者及其家属提供相关的宣教（例如手术和麻醉）。

患者及家属应清楚除了患者本人外，还有谁可以签署知情同意书。医院应对指定的医务人员进行相关培训，以指导员工向患者提供相关信息、签署同意以及记录患者的知情同意。（见 PFR. 5，衡量要素3 和 GLD. 18）

PFR. 5. 1 衡量要素

☐ 1. 医院制定和实施定义明确的知情同意流程，并对负责实施该流程的员工进行培训。

☐ 2. 医院告知患者知情同意的流程，及何时需要获得知情同意。

☐ 3. 医院使用患者能够理解的方式和语言，告知患者签署知情同意的流程。（见 MOI. 4，衡量要素5）

☐ 4. 按照医院流程规定签署知情同意。

☐ 5. 对知情同意统一记录。

☐ 6. 员工向患者和家属提供签署知情同意所需的信息，应将该员工的身份记录在病历中。

PFR. 5. 2 标准

在实施手术、麻醉、镇静操作、输血和使用血制品以及其他高风险的治疗和操作前，获得患者的知情同意。Ⓟ

PFR. 5. 2 含义

如果计划的医疗服务方案包括手术或有创操作、麻醉、镇静、输血、使用血制品或其他高风险治疗或操作，应获得患者单独的知情同意（见 COP. 3，ASC. 3，ASC. 3. 3，ASC. 5. 1 和 ASC. 7. 1）。在签署此类知情同意过程中，医院应向患方提供 PFR. 5. 3 规定的信息，并记录提供此信息人员的身份。（见 COP. 8. 5 和 COP. 9. 1）

并非所有的治疗和操作都需要特定的、单独的知情同意。每家医院都要确定哪些高风险的操作和治疗必须获得知情同意（见 COP. 3 和 GLD. 7）。医院应列出这些操作和治疗的目录，并培训员工，以保证获取知情同意的过程在全院保持一致。此目录应由提供治疗或施行操作的医师和其他人员共同制定。该目录包括为门诊和住院患者提供的治疗和操作。

PFR. 5. 2 衡量要素

☐ 1. 医院在手术或有创操作前获得患者的知情同意。

☐ 2. 医院在麻醉和镇静前获得患者的知情同意。

☐ 3. 医院在输血和使用血制品前获得患者的知情同意。（见 COP. 3. 3）

☐ 4. 医院列出需要单独获得知情同意的操作和治疗项目的目录。

☐ 5. 医院在实施额外的和/或高风险操作及治疗前获得患者的知情同意。

PFR. 5. 3 标准

患者和家属应充分获得患者病情、治疗及操作建议、所有参与诊疗的医务人员方面的信息，以便患者和家属签署知情同意及做出医疗决定。

PFR. 5. 3 含义

当治疗和操作需要获得患者知情同意时，下列要素要包括在知情同意流程中，并在获得知情同意前告知患者：

  a）患者病情；

  b）拟定的治疗或操作；

  c）提供治疗服务的医务人员姓名；

  d）该治疗方案的潜在利弊；

  e）可供选择的治疗方案；

  f）成功的可能性；

  g）康复过程中可能出现的问题；

  h）不进行治疗可能产生的结果。（见 PFR. 5. 2）

当不需要签署知情同意时，员工向患者和家属清楚地解释拟定的治疗和操作，根据患者病情和拟定的治疗，将 a）至 h）的信息要素告知患方。

员工同样要告知患者负责其医疗服务的主治医生或其他医务人员姓名，或经授权负责实施操作或治疗的人员姓名。患者经常会咨询其责任医务人员在医院的工作经历、工作时间等。当患者需要更多对其负责的医务人员信息时，医院要有应对流程。

PFR. 5. 3 衡量要素

☐ 1. 当治疗和操作需要获得患者知情同意时，告知患者含义中 a）至 h）的内容（见 PFE. 2）。

☐ 2. 当不需要知情同意时，员工告知患者拟定的治疗和操作，告知与患者病情和治疗计划有关的 a）至 h）的内容。（见 ASC. 3. 3，衡量要素 1；ASC. 5. 1，衡量要素 1；ASC. 7. 1，衡量要素 1 和 2）

☐ 3. 告知患者负责其医疗服务的医生或其他医务人员的身份。

☐ 4. 医院制定和实施相应的流程，当患者提出需要更多关于负责其医疗服务的医生或其他医务人员信息时，医院做出响应。

PFR. 5. 4 标准

医院在现行法律和文化框架内建立相关程序，规定什么情况下可由其他人员签署知情同意。

PFR. 5. 4 含义

医疗服务的知情同意需要由患者以外的其他人员（或其他人员与患者一起）参与患者医疗服务的决定。在以下情况尤其适用：患者在精神上或生理上没有能力做出医疗服务的决定；当文化或习俗要求由其他人做出医疗决定；或者当患者是儿童时。当患者不能就其医疗服务做决定时，应确定一名代替其做决定的人员。在由他人而非患者本人签署知情同意时，此人的身份应记录在病历中。

PFR. 5. 4 衡量要素

☐　1. 医院制定相应的程序，规定什么情况下可由他人代替患者本人签署知情同意。

☐　2. 此程序尊重法律、文化和习俗。

☐　3. 当由患者以外的其他人员签署知情同意时，此人的身份要记录在病历中。

器官和组织捐献

注：以下标准适用于未发生器官或组织移植，但患者要求了解相关信息和/或可能发生器官或组织捐献时。当已实施器官或组织捐献和移植时，应采用器官和组织移植标准。（见 COP. 8 至 COP. 9. 3）

PFR. 6 标准

医院为患者及家属选择捐赠器官和其他组织提供相关信息。

PFR. 6. 1 标准

医院对器官和组织的获取过程实施监督。Ⓟ

PFR. 6 和 PFR. 6. 1 含义

可供移植的器官短缺使许多国家制定器官捐献的程序和体系，以期增加器官和组织的供应量。在一些国家，除非另有特殊说明，法律规定每个人都是器官捐献者（即视为假定同意）。而在其他国家，必须获得明确的器官捐献同意书。医院负责根据国际伦理标准和所在国家的器官获取方式，规定相关流程，以获得并记录涉及细胞、组织和器官捐献的知情同意。医院有责任确保措施落实到位，避免患者产生受迫捐献器官的压力。

如患者和家属做出选择，捐献器官和其他组织用于研究或移植，医院应为他们提供相应的支持。医院告知患者和家属有关捐献流程的信息，以及适用于社区、地区或国家的器官获取方式（如通过国家或地区的器官获取机构或网络）。

移植器官的短缺导致器官获取和移植实践过程中出现种种问题。诱导弱势个体或群体（例如文盲、贫民、非法移民、囚犯、政治难民或经济难民）成为活体器官捐献者，器官贩卖（黑市交易买卖器官），未经死刑犯或死亡患者的同意而获取其器官，以及器官移植旅游，凡此种种，均不符合确保器官捐献者和接受者安全的原则。

对器官和组织获取流程的监督，应包括；制定符合法律法规的捐献流程，尊重当地的宗教和文化观念，符合伦理操守，明确是否需要具备知情同意书。医院对工作人员进行有关捐献流程的培训，为患者和家属捐献决定提供支持。同时，医院就当前与器官捐献和移植供给的相关顾虑和问题对员工进行培训。医院与本地区负责全部或部分参与器官获取、保存、运输或移植过程的其他医院和机构开展合作。（见 COP. 9）

PFR. 6 衡量要素

☐ 1. 医院为患者和家属做出的捐献器官和其他组织的决定提供支持。

☐ 2. 医院向患者和家属提供有关器官捐献流程的信息。

☐ 3. 医院向患者和家属提供以何种方式获取器官的信息。

☐ 4. 医院确保采取足够的控制措施，避免患者产生受迫捐献器官的压力。

PFR. 6. 1 衡量要素

☐ 1. 医院制定器官和组织捐献流程，确保该流程符合本地区的法律法规及宗教和文化价值观。

☐ 2. 医院明确相关的知情同意要求，并制定符合这些要求的知情同意流程。

☐ 3. 医院就当前与器官捐献和移植供给的相关顾虑和问题对员工进行培训。

☐ 4. 医院与当地其他相关医院和机构开展合作，尊重并执行患者做出器官捐献选择。

参考文献

1. Henry LM，et al. Respect and dignity：A conceptual model for patients in the intensive care unit. *Narrat Inq Bioeth. 2015*；*5（1A）：5A－14A.*

2. van Gennip IE，et al. The development of a model of dignity in illness based on qualitative interviews with seriously ill patients. *Int J Nurs Stud.* 2013 Aug；50（8）：1080－1089.

3. Kuo DZ，et al. Family-centered care：Current applications and future directions in pediatric health care. *Matern Child Health J.* 2012 Feb；16（2）：297－305.

4. Vahdat S，et al. Patient involvement in health care decision making：A review. *Iran Red Crescent Med J.* 2014 Jan；16（1）：e12454.

▶ 患者评估（AOP）

概述

患者评估的目的是为了决定哪些照护、治疗和服务能满足患者最初及后续的医疗服务需求。有效的患者评估流程能明确患者对于急诊、择期或计划治疗的需求及病情变化。患者评估是一个持续、动态的过程，可在住院或门诊的多个部门、科室或诊室中进行。患者评估由下列三个主要流程组成：

1. 收集有关患者生理、心理、社会状况和健康史方面的信息和数据；
2. 分析收集的数据和信息，包括实验室和影像学检查结果，以确定患者的医疗需求；
3. 制定医疗服务计划，满足已确定的患者需求。

在照护、治疗和服务的整个过程中，必须对患者的需求进行再评估。再评估是了解患者对照护、治疗和医疗服务反应的关键，通过再评估可以判断治疗方案是否适宜及有效。

评估活动在不同的场所中会有所不同，这取决于医院领导的规定。医院在首次与患者接触时收集的信息可能提示需要进一步收集数据或更加详细的评估。医院至少应根据患者对照护、治疗和服务的需求和病情决定是否需要进一步评估。

合理的患者评估应考虑到患者的病情、年龄、健康需求、要求和偏好。当负责患者医疗服务的不同医务人员协同工作时，这些流程才能被有效实施。

注意： 有些标准要求医院有一个书面制度、操作程序、计划或其他具体流程的书面文件，这些标准在标准文本后以ℙ标注。

标准

以下为所有本章节的标准一览表，为了便于使用者阅读，本节未附其含义或衡量要素。关于这些标准的详细信息，请看本章节下一部分："标准、含义和衡量要素"。

AOP. 1　医院应对其服务的所有患者，用本院规定的评估流程来确定其医疗需求。ℙ

　　AOP. 1.1　每位患者的初次评估包括体格检查、病史，以及对心理、精神/文化（如适用）、社会、经济等方面的评估。

　　AOP. 1.2　根据初次评估确定患者的医疗和护理需求，初次评估应在住院患者入院后24小时内完成或根据患者病情需要在更短的时间内完成，并记录在病历中。ℙ

　　　　AOP. 1.2.1　应根据急诊患者的医疗需求和病情，对其进行初次医疗及护理评估。ℙ

　　AOP. 1.3　医院应具有相应的流程，用于接收那些患者于入院前或门诊操作前已在其他私人诊所或门诊机构完成的初次医疗评估。

　　　　AOP. 1.3.1　麻醉和手术治疗前，应完成术前医疗评估并予记录，内容包括患者的医疗、生理、心理、社会经济和出院需求。

AOP. 1. 4 对患者的营养状况、功能康复需求和其他特殊需求进行筛查，必要时为患者安排转诊，使其得到进一步评估和治疗。

AOP. 1. 5 对所有住院和门诊患者进行疼痛筛查，如存在疼痛，应给予进一步评估。

AOP. 1. 6 医院为所服务的某些特殊人群患者提供个体化的医疗和护理初次评估。Ⓟ

AOP. 1. 7 对于临终患者及其家属，根据其个体化需求进行评估和再评估。

AOP. 1. 8 初次评估应包括确定患者出院计划中的相关需求。Ⓟ

AOP. 2 根据患者的病情和治疗，定期对所有患者进行再次评估，以判断他们对治疗的反应，以及用于制订后续治疗计划或出院计划。Ⓟ

AOP. 3 由具有资质的人员对患者进行评估和再评估。Ⓟ

AOP. 4 负责患者医疗服务的医生、护理和其他相关人员共同协作，分析和整合患者评估信息，并优先处理患者最紧急/重要的医疗服务需求。

实验室服务

AOP. 5 医院提供实验室服务以满足患者的需求，而且所有这些服务都符合适用的地方和国家标准、法律和法规。

AOP. 5. 1 具有资质的人员负责管理临床检验服务或病理检查服务。Ⓟ

AOP. 5. 1. 1 具有资质的人员负责即时检验（POCT）项目的监管。Ⓟ

AOP. 5. 2 所有实验室员工应有必需的教育、培训、资质和经验，管理、执行实验室检查操作和解释检查结果。

AOP. 5. 3 实验室安全计划应放置在适当的位置，遵照实施并记录，并与医院的设施管理和感染控制计划保持一致。Ⓟ

AOP. 5. 3. 1 实验室采用一个协调流程，以减少暴露于传染性疾病及生物有害物质和废弃物的风险。Ⓟ

AOP. 5. 4 根据医院规定的时间及时提供实验室检查结果。Ⓟ

AOP. 5. 5 用于实验室检查的所有设备要定期检查、维护和校准，并保留这些活动的相

应记录。Ⓟ

AOP.5.6 提供必需的试剂和用品，评价所有的试剂以确保结果的准确性和精确性。Ⓟ

AOP.5.7 制定并实施用于标本的采集、标识、接收、安全运送和处置的程序。Ⓟ

AOP.5.8 建立临床检验结果的正常值和参照范围，解释和报告临床检验结果。

AOP.5.9 有实验室服务质控程序，遵照执行并记录。Ⓟ

AOP.5.9.1 有相应的流程验证实验室服务的能力。Ⓟ

AOP.5.10 医院使用的参照/签约实验室必须有执照，并经公认的权威机构评审或认证。

AOP.5.10.1 医院确定参照/签约实验室服务质量的监测措施。

血库和/或输血服务

AOP.5.11 一位具有资质的人员负责血库和/或输血服务，并确保这些服务符合相关的法律、法规和公认的实践标准。Ⓟ

放射和诊断性影像服务

AOP.6 医院提供放射和诊断性影像服务以满足患者的需求，而且所有这些服务都符合适用的地方和国家标准、法律和法规。

AOP.6.1 一位或多位具有资质的人员负责管理放射和诊断性影像服务。

AOP.6.2 具有相应资质和经验的人员进行诊断性影像检查、解释检查结果和出具报告。

AOP.6.3 放射安全指南放置在员工和患者可及的位置，遵照实施并记录，且与医院的设施管理和感染控制计划保持一致。Ⓟ

AOP.6.4 根据医院规定的时间及时提供放射和诊断性影像检查结果。Ⓟ

AOP.6.5 用于放射和诊断性影像检查的所有设备要定期检查、维护和校准，并保留这些活动的相应记录。Ⓟ

AOP.6.6 当医院使用X线胶片时，提供必需的X线胶片和用品。

AOP.6.7 有操作质控程序，遵照执行、审核并记录。Ⓟ

AOP.6.8 医院应定期检查院外放射和诊断性影像服务机构的质控结果。

标准、含义和衡量要素

AOP. 1 标准

医院应对其服务的所有患者，用本院规定的评估流程来确定其医疗需求。Ⓟ

AOP. 1 含义

有效的患者评估流程能明确患者对于急诊、择期或计划治疗的即刻及后续需求，甚至当病情出现变化时。患者评估是一个持续、动态的过程，可在住院或门诊的多个部门、科室或诊室中进行。患者评估由下列三个主要流程组成：

1. 收集有关患者生理、心理、社会状况和健康史方面的信息和数据；
2. 分析收集的数据和信息，包括实验室和影像学检查结果，以确定患者的医疗需求；
3. 制定医疗服务计划，满足已确定的患者需求。

当门诊患者挂号后或住院患者办理住院手续后，无论是采用当面的方式还是虚拟手段，医院都应对患者的就医原因进行评估。该阶段医院需要的具体信息和获取信息的程序，取决于患者的需求以及提供医疗服务的场所（**例如**，住院或门诊医疗服务）。医院应具有相应的制度和程序来规定该流程的运行方式，以及需要收集和记录的信息内容。（见 ACC. 1）

为保证患者需求评估的一致性，医院应在制度上规定，由医师、护士和其他临床科室所进行评估的最基本内容。每个临床科室应在其临床实践、执照、适用的法律法规或执业范围内进行评估，仅限具有资质的人员对患者进行评估。用于评估的任何评估表格都应体现本制度。无论对于住院或是门诊医疗，医院都应明确相关的评估事项。如法律法规允许，医院应根据常规医疗及各专科的服务范围，规定所有评估项目的共同要素以及各专科评估的不同之处。制度所规定的评估项目可以由多个具有资质的人员在不同时间点完成。开始实施治疗前，所有的评估内容都必须是可及的。（见 AOP. 1. 2 和 AOP. 1. 2. 1）

AOP. 1 衡量要素

- ❑ 1. 医院应规定各临床科室进行住院患者评估最基本的评估内容，并明确病史和体格检查的所需要素。（见 ASC. 3. 2，衡量要素 1 和 ASC. 4，衡量要素 1）
- ❑ 2. 医院应规定各临床科室进行门诊患者评估最基本的评估内容，并明确病史和体格检查的所需要素。（见 ASC. 3. 2，衡量要素 1 和 ASC. 4，衡量要素 1）
- ❑ 3. 仅限具有资质的人员（具有执照、相应的法律法规所规定的或执业证书）对患者进行评估（见 SQE. 10. 衡量要素 3）
- ❑ 4. 医院应规定哪些评估信息需要被记录。（见 MMU. 4，衡量要素 5）

AOP. 1. 1 标准

每位患者的初始评估包括体格检查、病史及心理、精神/文化（如适用）、社会、经济等方面的评估。

AOP. 1. 1 含义

患者的初次评估（门诊或住院患者）对明确其需求和开始医疗服务流程至关重要。初次评估为以下方面提供信息：

- 了解患者的医疗诉求；
- 为患者选择最合适的医疗服务场所；
- 得出初步诊断；
- 了解患者既往治疗的反应。

为了提供这些信息，初次评估应通过体格检查和询问病史来评价患者健康的状况。通过心理评估判断患者的情绪状态（例如：患者是否抑郁、恐惧、具有暴力倾向、自我伤害或伤害他人）。收集患者的社会信息并不是为了划分患者"等级"。而是因为，一个患者的社会、文化、精神、家庭和经济状况对于患者的疾病及治疗反应具有重要影响。在评估过程中，患者家属对于帮助医院了解以上方面情况以及患者对治疗的愿望和偏好非常重要。经济状况的评估可作为社会评估的一部分，当住院患者或家人承担住院期间及出院后治疗的全部或部分费用时，可单独进行评估。可能有多位有资质的人员参与患者的评估。最重要的是患者评估应是完整的，并且对所有参与患者医疗服务的人员是可得的。（见 ACC. 3，衡量要素 2）

当评估内容考虑到患者的病情、年龄、健康需求，以及患者的要求和偏好时，这样的评估最有价值。当负责患者医疗服务的不同医务人员协同工作时，这些流程执行效率最高。（见 COP. 8 和 MOI. 9. 1，衡量要素 2）

AOP. 1. 1 衡量要素

☐ 1. 所有的住院患者和门诊患者都要有符合医院规定的初次评估，包括体格检查和病史采集。（见 MMU. 4，衡量要素 5）

☐ 2. 每位患者得到适合其需求的初次心理评估；（见 COP. 8. 7 和 COP. 9. 2）

☐ 3. 每位患者得到适合其需求的初次社会和经济评估；（见 COP. 8. 5）

☐ 4. 每位患者得到适合其需求的初次精神/文化评估（如适用）；

☐ 5. 通过初次评估的结果得出初步诊断。

AOP. 1. 2 标准

根据初次评估确定患者的医疗和护理需求，初次评估应在住院患者入院后 24 小时内完成或根据患者病情在更短的时间内完成，并记录在病历中。Ⓟ

AOP. 1. 2. 1 标准

应根据急诊患者的医疗需求和病情，对其进行初次医疗及护理评估。Ⓟ

AOP. 1. 2 和 AOP. 1. 2. 1 含义

患者初次评估得出的初步结果是对于患者的医疗、护理需求的理解，相关照护和治疗服务据此而开展。（见 COP. 8. 7）为达到这个目的，医院应规定初次医疗及护理评估及其他评估的最基本内容（见 AOP. 1），以及完成评估的时间要求和记录要求（见 AOP. 1. 3）。尽管初次评估以医疗和护理评估为主，但也可能需要其他医务人员的附加评估，包括特殊评估（见 AOP. 1. 4 和 AOP. 1. 5）和个性化评估（见 AOP. 1. 6）。这些评估必须加以整合，来确定患者目前最紧急的医疗需求（见 AOP. 4）。

初次医疗和护理评估在患者到院后 24 小时内完成，且参与患者服务的相关人员应能及时获得这些评估信息。根据病情，有些患者的初次医疗和/或护理评估应尽早地完成，使患者医疗服务相关人员能尽早获得这些信息。因此，急诊患者的初次评估必须立即完成，而且，医院制度也可能规定某些患者群体的初次评估必须小于24小时完成。

在紧急情况下，患者的初次医疗和护理评估可能仅限于对患者显而易见的需求和状况的评估。而且，当术前没有时间取得急诊手术患者的完整病史和体格检查时，在病历中必须有一个包含术前诊断的简要病情记录。（见 MOI. 9. 1，衡量要素3）

AOP. 1. 2 衡量要素

☐ 1. 初次医疗评估包括病史、体格检查和其他根据患者病情需要进行的评估，应在患者入院24小时内或根据患者病情在更短时间内完成评估并记录。

☐ 2. 初次医疗评估应得出一份具体的诊断清单，涵盖需要治疗和监测的主要和相关病情。

☐ 3. 初次护理评估应在患者入院24小时内或根据患者病情在更短时间内完成并记录。

☐ 4. 通过初次护理评估，可明确患者具体的护理需求清单，或需要护理服务、干预措施和监测的情况。

AOP. 1. 2. 1 衡量要素

☐ 1. 急诊患者的医疗评估应基于患者的需求及病情，并记录于病历中。

☐ 2. 急诊患者的护理评估应基于患者的需求及病情，并记录于病历中。

☐ 3. 在进行急诊手术前，在病历中至少包含一份含有术前诊断的简要病情记录。（见 ASC. 7）

AOP. 1. 3 标准

医院应具有相应的流程，用于接收那些患者于入院前或门诊操作前已在其他私人诊所或门诊机构完成的初次医疗评估。

AOP. 1. 3 含义

如果在入院接受治疗或接受门诊操作（如日间手术）之前，患者已经在其他私人诊所或门诊机构进行了初步医疗评估，应在30天内。如医疗评估已超过30天，则必须更新病史并重新进行体格检查。对于在入院或门诊操作前30天及以内进行并记录的医疗评估，自前次评估以来患者病情的任何重大变化都应于患者本次到院后进行记录，如无变化则记录"病情无变化"。记录更新和/或重新进行体格检查可以由任意具有资质的人员完成。（见 AOP. 1. 2 和 AOP. 1. 2. 1 中关于在医院进行初步评估的期限和记录要求）

如果评估是部分或全部在医院外完成（**例如**顾问外科医生办公室），应在患者入院或接受门诊操作前，则应根据院外评估和入院间隔时间、阳性发现的严重度、病情的复杂性、照护和治疗计划等情况，对评估内容进行审查和/或核实。（**例如**，审查的内容包括：诊断及拟实施操作或治疗的明确性；是否携带术中所需的影像学资料；以及患者身体状况的任何改变，如血糖控制；同时，确定任何可能需要再次进行的关键实验室检查）。（见 AOP. 4）

AOP. 1. 3 衡量要素

☐ 1. 患者入院前或接受门诊操作前的初次医疗评估必须在30天内（含）。

☐ 2. 对于不超过30天（含）的评估，在患者入院时或接受门诊操作前，应将自评估以来患者身体状况的任何重大变化记录在病历中，如无变化则记录"无病情变化"。

☐ 3. 如患者入院时或接受门诊操作前，医疗评估时间超过30天，则必须更新患者病史并重新进行体格检查。

☐ 4. 院外评估的发现项都应在住院患者入院时进行审查和/或核实。

AOP. 1. 3. 1 标准

麻醉和手术治疗前，应完成术前医疗评估并予记录，内容包括患者的医疗、生理、心理、社会经济和出院需求。

AOP. 1. 3. 1 含义

术前医疗评估是一种临床风险评估，它通过评估患者健康状况以确定对患者实施麻醉和手术的安全性。

初次术前医疗评估应包括患者对手术前的医疗、生理、心理、社会和经济等方面需求的评估。此外，评估患者出院后的任何潜在的医疗服务需求也是术前评估中极具价值的组成部分。（见ASC. 7）

进行麻醉或手术前，医疗评估和任何诊断检查的结果，以及出院后患者潜在的需求都应记录在病历记录中。

AOP. 1. 3. 1 衡量要素

☐ 1. 对计划进行手术的患者，应在手术前进行术前医疗评估。

☐ 2. 术前评估应涵盖患者的医疗、生理、心理、社会、经济及出院需求。

☐ 3. 外科患者进行手术前，其术前医疗评估应记录在病历中。

AOP. 1. 4 标准

对患者的营养状况、功能康复需求和其他特殊需求进行筛查，必要时，为患者安排转诊，使其得到进一步评估和治疗。

AOP. 1. 4 含义

通过运用筛查标准，从初次医疗和/或护理评估中收集的信息可能表明患者需要进一步或更深层次的营养状况或功能状态评估，包括跌倒风险评估（见IPSG. 6）。通过进一步评估来确定，哪些患者需要营养干预、康复服务、与恢复独立活动或最佳状态相关的服务。

判断患者是否需要营养或功能康复服务需求的最有效方法是使用筛查标准。筛查通常包括对患者执行一个非常简单的高水平评估，以此确定患者是否存在更进一步评估的需要。**例如**，初次护理评估表可能包括营养筛查的基本标准，如与最近食物摄入量减少，过去三个月体重减轻和运动量等5~6个简单的问题，以及相应的数字评分。然后患者的总分将确定一个患者的营养风险状况，以及是否需要进行更进一步营养评估。

任何情况下，筛查标准都是由能够执行进一步评估的具有资质的人员制定，必要时，该人员可提供任何患者所需的治疗。**例如**，营养风险的筛查标准可能由应用该标准的护士、提供推荐饮食干预的营养师、能整合患者营养和其他需求的营养学专家制定。（见COP. 4和COP. 5）在全院所有需要实施筛查标准的科室，实施的标准应具有一致性。

初次医疗和/或护理评估中收集的信息也可能确定对其他评估的需要，如牙齿、听力、视力等。（见 AOP.1.2 和 AOP.1.2.1）当需要这些评估时，医院应通过会诊让患者在院内得到进一步评估，或于出院后由本地区的其他医疗机构进行进一步评估。

AOP.1.4 衡量要素

☐ 1. 由具有资质的人员制订营养筛查标准，以确定需进一步评估的患者。筛查标准在全院需要的场所统一实施。

☐ 2. 存在营养风险问题的患者应接受营养评估。

☐ 3. 由具有资质的人员制定功能筛查标准，确定需进一步功能评估的患者；筛查标准在整个医院需要的场所统一实施。

☐ 4. 医院应为需要功能评估的患者安排会诊进行相应的评估。

☐ 5. 当确定患者需要进行其他专科评估后，应为患者安排院内或院外会诊。

☐ 6. 在院内进行的专科评估应记录于病历中。

AOP.1.5 标准

对所有住院和门诊患者进行疼痛筛查，如存在疼痛，应给予进一步评估。

AOP.1.5 标准

在初次评估期间和任何再次评估中，应使用疼痛筛查标准来确定存在疼痛的患者。筛查中可能用到的问题示例如下：

- 您现在是否有疼痛感？
- 疼痛是否让您彻夜难眠？
- 疼痛是否使您无法参加活动？
- 您是否每天都感觉到疼痛？

如果对这些问题的回答是肯定的，则表明需要对患者的疼痛进行更进一步的评估。当门诊患者存在疼痛时，患者可在医院接受进一步的评估和治疗，或者给予转院接受进一步的评估和治疗。疼痛治疗范围应基于医疗机构的性质及其所提供的服务。（见 COP.6）

如果患者是住院患者，则应在确认疼痛后尽快进行一次更加全面的综合评估。该评估应适合患者的年龄，测量疼痛的强度和性质，如疼痛的特点、频率、位置和持续时间。其他信息可能包括疼痛史、疼痛缓解或加剧的因素以及患者的疼痛缓解目标等。应根据医院制定的标准和患者需求，用便于常规再评估和随访的方式进行记录。（见 AOP.1.2 和 AOP.1.2.1）

AOP.1.5 衡量要素

☐ 1. 对患者进行疼痛筛查并记录。

☐ 2. 通过初次筛查确认患者有疼痛后，应对患者进行一次全面评估。

☐ 3. 应根据医院制定的标准和患者需求，用便于常规再评估和随访的方式进行记录。

AOP.1.6 标准

医院为所服务的特殊人群患者提供个体化的医疗和护理初次评估。Ⓟ

AOP.1.6 含义

某些特定类型患者或患者群体的初次评估程序应作相应调整。此种调整是基于每个患者群体的特点或需求而定。每家医院必须识别这些特殊患者群体，并对初次评估程序作相应的调整以满足患者的特殊需求。尤其是当医院为下列一个或多个具有特殊需求的患者或群体服务时，医院需要进行个性化的医疗护理评估：

- 儿童；
- 青少年；
- 虚弱的老年人；
- 终末期疾病/临终患者；
- 剧痛或慢性疼痛患者；
- 临产妇；
- 终止妊娠的妇女；
- 情感或精神错乱者；
- 疑似药物和/或酒精依赖；
- 受虐待和被忽视者；
- 感染性或传染性疾病患者；
- 接受化疗或放疗的患者；
- 免疫力低下的患者。

对疑似药物和/或酒精依赖患者的评估及受虐待和被忽视患者的评估，应依患者群体的文化传统而定。实施这些评估并非意在进行前瞻性的个案调查。而是以一种被当地文化接纳的和保密的方式进行的、对患者的需求和状况作出的回应。应对此类评估程序做适当的调整，以适应当地法律法规、与此类患者群体及状况相关的专业标准，适当时或必要时，应让家属参与评估过程。（见 AOP.1.2 和 AOP.1.2.1）

AOP.1.6 衡量要素

☐ 1. 医院应以书面形式规定其所服务的需要调整评估项目的特殊患者群体。
☐ 2. 有特殊需求的患者群体评估流程得到适当的调整，以反映他们的需求。
☐ 3. 调整的评估流程应符合当地法律法规，并且与该群体相关的专业标准相适应。
☐ 4. 实施个性化的医疗和护理评估并予以记录。

AOP.1.7 标准

对于临终患者及其家属，根据其个体化需求进行评估和再评估。

AOP.1.7 含义

对于临终患者，评估和再评估应个性化以满足患者及其家属的需求。（见 COP.7）应根据患者出现的症状、病情以及医疗需求，对患者进行评估和再评估。这些症状、病情以及医疗需求包括以下内容：

- 恶心和呼吸窘迫症状；
- 减轻或加重症状的因素；
- 当前的对症处理措施及患者反应；

- 对转科或转其他照护级别部门的需求。

如果适用，或根据患者及家人的个性化需求及文化偏好，应对他们精神、心理社会和支持性服务方面需求进行评估和再评估，这些评估包括以下几方面要素：

- 患者及其家属的精神取向，以及参加的有关宗教组织（如适用）；
- 患者及家属的精神顾虑或需求，如绝望、痛苦、内疚或宽恕；
- 患者及家属的心理状态，如家庭关系，如果在家里提供医疗服务应考虑家庭环境的适宜性、应对机制和患者及家属对疾病的反应；
- 患者、家属或其他照护人员的支持性及暂息服务的需要；
- 生存者危险因素，如家庭应对机制及出现病理性悲伤反应的可能性。

AOP. 1. 7 衡量要素

☐ 1. 根据临终患者已明确的或有迹象表明的需要，对其症状、病情以及医疗需求进行评估和再评估。（见 AOP. 2；衡量要素 2 和 COP. 7，衡量要素 2）

☐ 2. 应根据患者及其家属的个性化需求和文化偏好，对他们在精神、心理、社会和支持服务需求进行评估和再评估（如适用）。

☐ 3. 评估结果记录于病历中。（见 MOI. 9. 1；衡量要素 2）

AOP. 1. 8 标准

初次评估应包括确定患者出院计划中的相关需求。Ⓟ

AOP. 1. 8 含义

保证医疗服务的连续性需要针对许多患者做专门的准备和周全的考虑，尤其涉及出院计划时。应在早期评估阶段就开始执行制订出院计划的流程。初次评估有助于将那些特别依赖出院计划的患者从患者群体中识别出来，对他们而言出院计划至关重要，这可能是由于高龄、移动能力下降、需持续医疗和护理或需协助完成日常活动等造成的。安排患者出院需要花费时间，因此相关的评估和计划程序应在患者住院后尽早开始。

出院计划应包括患者出院后因继续治疗的需要应接受的任何特殊教育（见 PFE. 2）。**例如，**一位刚确诊为 I 型糖尿病的患者需要接受与饮食和营养相关的教育，以及有关注射胰岛素的指导。一位确诊为急性心肌梗死的患者可能需要接受与出院后的心脏康复以及营养相关的指导。顺利出院依靠有效的计划。

AOP. 1. 8 衡量要素

☐ 1. 对某些患者而言，出院计划至关重要，因此医院应在患者的早期评估过程中就开始实施出院计划的制定流程，以将这些患者识别出来。（见 ACC. 4，衡量要素 3）

☐ 2. 出院计划应包括确定患者的特殊需求，制定并实施计划以满足这些需求。

☐ 3. 如果合适，应让患者、家属及涉及患者医疗服务的工作人员参与出院计划的制订过程。（见 PER. 2，衡量要素 1）

AOP. 2 标准

根据患者的病情和治疗，定期对所有患者进行再次评估，以判断他们对治疗的反应，以及用于

制订后续治疗计划或出院计划。Ⓟ

AOP.2 含义

通过所有医务人员对患者进行再评估是了解医疗服务决定是否恰当和有效的关键。在患者治疗的整个过程中，基于患者医疗服务的需求和计划在合适的时间间隔内或根据医院制度和操作程序的规定对患者进行再评估。再评估结果记录于病历中，供那些为患者提供医疗服务的人员使用。

医生对患者的再评估是患者持续医疗服务的组成部分。医生对急性期患者的评估至少每天一次（包括周末），以及患者病情有显著变化时实施再评估，并把结果记录于病历中。

- 在医疗服务期间定期地再评估（**例如**：护士根据病情定期记录患者的生命体征、疼痛评估、心音及呼吸音）；
- 医生对急症患者每日进行一次评估；
- 病情显著变化时进行再评估；（见 COP.3.1）
- 患者的诊断改变，根据治疗的需求拟修改诊疗方案时；
- 判断药物治疗和其他治疗是否有效、患者能否转院或出院。

一些非急性期的患者可能不需要每日医生评估；**例如**，接受集体治疗的稳定的精神病患者，渡过疾病急性期或手术期的患者，以及只接受康复治疗的患者。医院以书面方式规定不需要进行每日评估的患者。

AOP.2 衡量要素

☐ 1. 通过再评估以判断他们对治疗的反应，以及制定继续治疗计划和/或出院。（见 COP.5，衡量要素 3；ASC.6.1，衡量要素 3；和 MMU.7，衡量要素 1）

☐ 2. 根据患者病情定期对患者进行再评估，当患者的病情、医疗服务计划和个体需求发生明显改变时，也应进行再评估。（见 AOP.1.7，衡量要素 1）

☐ 3. 医生应对急性期照护和治疗的患者每天至少一次进行评估，包括周末。

☐ 4. 对于非急性患者，医院书面制度应规定在哪些情况下、哪种类型的患者或患者群体，其医生再评估可少于每天一次，并规定再评估的最短时间间隔。

☐ 5. 再评估结果记录于病历中。

AOP.3 标准

由具有资质的人员对患者进行评估和再评估。Ⓟ

AOP.3 含义

患者评估和再评估是一个关键过程，它要求评估者具有专业教育、培训、知识和技能。因此，对进行各种评估的人员的资格要求和职责必须以书面形式加以规定。特别要对那些进行急诊患者评估或护理需求评估的人员资格进行明确规定。每一个专科必须在专业实践、执照、相关的法律法规或要求的资格证书规定的范围内进行患者评估。

AOP.3 衡量要素

☐ 1. 医院书面规定进行患者评估和再评估人员的资质，其职责要求必须以书面形式加以规定。（见 SQE.1.1，衡量要素 2 和 SQE.10，衡量要素 3）

❑ 2. 只有那些具有相关执照、符合相关法律法规或有相应资格证书的人员允许进行患者评估。

❑ 3. 有资质的人员进行急诊患者的评估。

❑ 4. 有资质的人员进行患者护理评估。

AOP. 4 标准

负责患者医疗服务的医生、护理和其他相关人员共同协作，分析和整合患者评估信息，并优先处理患者最紧急/重要的医疗服务需求。

AOP. 4 含义

一位患者可能在院内和院外接受不同的部门和服务的多种评估。因此，可能在病历中记录多种不同的信息、检查结果和其他数据。（见 AOP. 1. 3）当负责患者医疗服务的员工共同分析评估结果，并将这些信息结合患者状况进行全面综合考虑时，患者能从中获得最大的益处。通过这种合作，明确了患者的需求，确立了医疗服务需求的优先顺序及作出医疗服务决定。评估结果的整合将有利于所提供医疗服务的相互协调。（见 AOP. 1. 2，AOP. 1. 2. 1 和 COP. 2）

当患者的需求并不复杂时，合作的过程可能简单而随意。当患者的需求复杂又不明确时，可能需要正式的治疗小组会议、患者病情讨论会和临床查房等。患者、家属或其他代表患者做出各种医疗服务决定的人员应参与该决策过程。

AOP. 4 衡量要素

❑ 1. 对患者的评估数据和信息进行分析和整合。

❑ 2. 负责患者医疗服务的医务人员参与该过程。

❑ 3. 根据评估结果，对患者需求进行优先级排序。

实验室服务

AOP. 5 标准

医院提供实验室服务以满足患者的需求，而且所有这些服务都符合适用的地方和国家标准、法律和法规。

AOP. 5 含义

医院根据患者群体特点、所提供的临床服务和医务人员的需求建立一个实验室服务系统，包括临床病理服务。实验室服务的组织和提供必须符合地方/国家标准及国家法律法规的要求。

实验室服务，包括那些需要急诊的服务，可由医院内部提供，也可由与医院有协议的院外实验室提供或两者共同完成。实验室应在正常工作时间以外为急诊患者提供实验室服务。此外，必要时，医院能够确认并联系特殊诊断领域专家，如寄生虫学、病毒学或毒理学。

患者可便利地获得院外实验室服务。医院根据实验室主任或其他实验室负责人的建议选择院外实验室。院外实验室必须符合适用的法律法规，并且有可接受的准确、及时服务的记录。当院外实验室由转诊医生拥有时，应告知患者。

AOP. 5 衡量要素

☐ 1. 实验室服务符合适用的地方和国家标准、法律和法规；（见 GLD. 2；衡量要素 5）

☐ 2. 实验室服务应符合医院的使命，满足患者群体相关的需求、社区的医疗需求、紧急需求和常规工作时间以外的需求。

☐ 3. 当需要时，能联系到特殊领域的诊断专家。

☐ 4. 院外实验室服务的选择依据可接受的记录并遵守法律法规。

☐ 5. 告知患者任何有关转诊医生和院外实验室之间的关系。（见 GLD. 12.1，衡量要素 1）

AOP. 5.1 标准

具有资质的人员负责管理临床检验服务或病理检查服务。Ⓟ

AOP. 5.1 含义

临床实验室服务在有资质的人员指导下开展各项工作，该负责人有符合适用的法律、法规要求的培训、专业知识和工作经验的书面记录。该负责人对实验室设施和提供的服务以及院内实验室外的检查如床边检查（即时检验POCT）承担专业职责。对实验室外检查的监督，包括确保在全院范围内制度实施和操作的一致性，例如人员培训、物资管理等，不包括对这些活动的日常监督。日常监督工作由实施检查的部门或病区负责人承担。

当实验室提供临床咨询或医疗建议时，他/她必须是医师，如果是病理医师则更佳。专科或亚专科实验室服务由相关具有资质的人员指导。实验室负责人的职责包括：

- 制定、实施和维护相关制度和操作程序；
- 管理监督；
- 维护所有必需的质量控制项目；
- 推荐院外实验室服务资源；
- 监测和评价所有实验室服务。

AOP. 5.1 衡量要素

☐ 1. 一位或多位有资质的人员指导并监督整个医院内的临床实验室以及其他实验室服务。（见 GLD. 9.6，衡量要素 1）

☐ 2. 规定并履行制度和程序的制定、实施和维护的职责。

☐ 3. 规定并履行管理监督的职责。

☐ 4. 规定并履行质量控制项目的职责。

☐ 5. 规定并履行推荐参照/协议实验室服务的职责。（见 GLD. 6，衡量要素 4 和 GLD. 6.1，衡量要素 3）

☐ 6. 规定并履行监测和评价院内外所有实验室服务的职责。

AOP. 5.1.1 标准

具有资质的人员负责即时检验（POCT）项目的监管。Ⓟ

AOP. 5. 1. 1 含义

美国病理学家协会定义即时检验（POCT）为"用于患者现场或附近的检验，不需要永久的、专门的空间，在临床实验室硬件设施以外的场所进行"。

当医院服务中包括即时检验（POCT）时，不管即时检验（POCT）在哪里执行，负责管理实验室服务或指定的人员要提供监管服务。对即时检验（POCT），医院必须有一个明确规定的、结构化的方法，以确保安全和正确执行即时检验（POCT），并确保其结果准确和可靠。[1-3]

即时检验（POCT）项目包括与选择执行即时检验（POCT）的部门/病房负责人一起制定一个全面的计划。该计划包括即时检验（POCT）种类的选择、明确规定执行即时检验（POCT）的员工、报告异常检验结果的操作规程和报告危急值的流程。执行每一类即时检验（POCT）的员工需经过培训，并对其能力进行评价以确保结果准确。

有关仪器的性能、记录质量控制和检验结果评价必须在规定的规范内进行，一般根据厂家建议，在每日基础上以及每批新试剂盒之间进行。质控标本可能包含在试剂盒内或需要向厂家或经授权的代表购买。执行即时检验（POCT）的员工遵守规定的质量控制程序，当质控标本检测结果在规定范围以外时，知道应采取什么措施。

为了确保即时检验（POCT）项目满足顾客（医务人员、检测人员和患者）的需要，应监测和评价即时检验（POCT）项目。这可以通过制定质量改进指标并监测、患者满意度调查、质控和检测结果精确度审查、使用报告，来监测和评价即时检验（POCT）项目。

AOP. 5. 1. 1 标准

- ☐ 1. 负责管理实验室服务或指定的人员，提供即时检验（POCT）的监管服务。（见 GLD. 9，衡量要素 1）
- ☐ 2. 具有必需的资质、受过培训的有技能的员工执行即时检验（POCT）。（见 SQE. 4，衡量要素 1）
- ☐ 3. 即时检验（POCT）项目包括报告异常检验结果和危急值的流程。（见 IPSG. 2. 1）
- ☐ 4. 即时检验（POCT）项目包括有关仪器的性能、记录质量控制和检验结果评价。（见 AOP. 5. 9）
- ☐ 5. 监测和评价即时检验（POCT）项目，包括质量改进活动。（见 AOP. 5. 9）

AOP. 5. 2 标准

所有实验室员工应有必需的教育、培训、资质和经验，管理、执行实验室检查操作和解释检查结果。

AOP. 5. 2 含义

执行实验室检查操作和解释检查结果的实验室员工，包括授权在患者床边执行即时筛查检验的人员、指导或监管执行实验室检查操作的人员，医院要规定相应的教育、培训、资质和工作经验。明确监管人员和技术人员的工作分配，技术人员的工作分配应符合他们的培训和工作经验。此外，实施实验室排班计划，有员工为患者进行快速实验室检查，并确保有足够的实验室人员为患者提供全天候服务及急诊服务。

AOP. 5. 2 衡量要素

- ☐ 1. 管理、执行实验室检查操作和解释检查结果的所有员工都要有必需的资格认定。（见

SQE.4，衡量要素 1）

☐ 2. 实施实验室排班计划，有员工为患者进行快速实验室检查，并确保有足够的实验室人员为患者提供全天候服务及急诊服务（见 SQE.6，衡量要素 2）

☐ 3. 确定实验室监管人员，且其有适当的资质和经验。（见 SQE.4，衡量要素 1）

AOP.5.3 标准

实验室安全计划应放置在适当的位置，遵照实施并记录，并与医院的设施管理和感染控制计划保持一致。Ⓟ

AOP.5.3 含义

根据所遇到的风险性和危害性的程度，医院有一套有效的实验室安全管理计划。此管理计划指导实验室工作人员、其他人员和在场患者的安全操作和防护措施（如洗眼器、溢溅物处置包等类似物）。此计划与医院的设施管理计划和感染控制计划相协调。

实验室安全管理计划包括：

- 符合涉及设施管理和感染控制计划有关的标准；
- 符合地方和区域性相关的法律法规；
- 配备与实验室操作和遇到的危害相匹配的安全防护装置；
- 所有实验室员工接受安全程序和操作的岗前培训；（见 SQE.2）
- 对于新程序、新近获得的或发现的有害物质进行在职教育。（见 FMS.4.1，衡量要素 1；FMS.5）

AOP.5.3 衡量要素

☐ 1. 针对实验室和实验室以外有提供实验服务的场所的潜在安全风险，制定实验室安全管理计划。（见 FMS.4，衡量要素 1）

☐ 2. 该计划是医院设施管理和感染控制计划的一部分，每年至少一次和发生不良事件时向医院安全组织报告。（见 PCI.5，衡量要素 3 和 4）

☐ 3. 通过特殊流程和/或设备已确定的安全风险因素，以降低安全风险。（见 FMS.5，衡量要素 3）

☐ 4. 所有实验室员工接受安全程序和操作的岗前培训，及新操作和程序的继续教育和培训。（见 FMS.11，衡量要素 1；GLD.9，衡量要素 4；SQE.8，衡量要素 3 和 4）

AOP.5.3.1 标准

实验室采用一个协调流程，以减少暴露于传染性疾病及生物有害物质和废弃物的风险。Ⓟ

AOP.5.3.1 含义

制定相应的制度、程序和操作，以降低暴露于生物有害物质的危害。实验室获得性感染应进行内部报告，并在合适时向公共卫生机构报告。下列生物安全危害和操作应以书面的程序进行处理，并遵守如下程序要求：

a）对悬浮微粒和飞沫暴露的控制（**例如**，在混合、超声波降解、离心分离和燃烧接种环时）。

b）穿上实验用外套、长袍或制服以保护日常衣物、防止污染。

c）必要时使用生物安全柜。

d）有对致病源、意外割伤、针刺伤、意外摄入和潜在感染源接触黏膜的实验室暴露的处置规则。这些规则包括去污染程序、需要紧急治疗时的联系人和安全设备的位置及使用方法。

e）有相应书面程序规定所有标本的安全采集、运输和处置。程序应包括禁止任何人在实验室技术区域进行进食、饮水、抽烟、化妆、摆弄隐形眼镜及使用口腔吸管。

f）当与其工作相关时，相关人员必须接受关于血源性病原体的预防措施、传播方法和防治的培训。

g）实验室也应有相应程序控制对感染性疾病的暴露，如埃博拉、中东呼吸综合征、结核、寨卡等。（见 PCI. 8. 2）

如果确认了操作中的问题，或是发生了事故，则应采取纠正措施，并进行记录和审查[4-8]。（见 PCI. 7. 2）

AOP. 5. 3. 1 衡量要素

☐ 1. 实验室有规定的减少感染风险的程序。（见 PCI. 5，衡量要素 2，3 和 4）

☐ 2. 根据制度规定，并按照适用法律法规，报告实验室获得性感染。（见 PCI. 3，衡量要素 3）

☐ 3. 实验室应遵守含义 a）至 g）中相关操作的生物安全规则。（见 PCI. 5 衡量要素 2，3 和 4）

☐ 4. 与操作相关的问题确定后或事故发生后，应采取纠正措施并进行记录和回顾。

AOP. 5. 4 标准

根据医院规定的时间及时提供实验室检查结果。℗

AOP. 5. 4 含义

医院规定实验室检查结果报告的时限。在规定的时间内出具报告以满足患者、服务提供者和临床人员的需要，包括急诊检查、白班下班后和周末期间的实验室检查报告。对紧急检查结果，如来自急诊室、手术室和重症监护室的检查，在质量监测过程中给予特别的关注。此外，通过签订合同，由院外实验室完成的检查也必须在医院制度或合同规定的时间框架内出具结果报告。（见 IPSG. 2. 1）

AOP. 5. 4 衡量要素

☐ 1. 医院规定出具检查结果报告的时间。

☐ 2. 监测出具紧急/急诊报告的及时性。

☐ 3. 在规定的时间内出具实验室检查结果报告，以满足患者需求。（见 ASC. 7，衡量要素 1）

AOP. 5. 5 标准

用于实验室检查的所有设备要定期检查、维护和校准，并保留这些活动的相应记录。℗

AOP. 5. 5 含义

实验室人员致力于确保所有设备，包括用于即时检验（POCT）的医疗仪器，功能处于可接受的水准，并有保证操作者安全的方法。实验室制定和实施相应计划，以管理设备和医疗器材，提供：

- 实验室设备和医疗器材的选择和获得；
- 确定和编制实验室设备和医疗器材目录清单；
- 通过检查、测试、校准和维护保养来评估设备的使用情况；
- 对实验室设备危害通告、召回和报告事件、问题、失效进行监控和采取措施；
- 记录管理活动。

测试、维护保养、校准的频度与设备在实验室的使用情况以及说明书规定的使用年限有关。（见 FMS.8 和 FMS.8.1）

AOP.5.5 衡量要素

☐ 1. 实验室制定设备管理程序，遵照实施并记录。

☐ 2. 该程序规定设备的选择和获得；

☐ 3. 书面编制所有实验室设备目录清单；

☐ 4. 对新的实验室设备进行检查和测试，此后根据设备的使用年限、使用情况和厂家建议进行检查和测试，并记录检查结果。

☐ 5. 根据厂家建议进行实验室设备的校正和维护，并记录。

☐ 6. 医院制定一个系统，对设备故障危害通告、召回和报告事件、问题、失效进行监控和采取措施。（见 MFS.8.1，衡量要素1）

AOP.5.6 标准

提供必需的试剂和用品，评价所有的试剂以确保结果的准确性和精确性。℗

AOP.5.6 含义

医院明确规定提供实验室服务所必需的试剂和物品。制定订购或保证基本试剂和物品安全的流程。

根据厂家指导说明书或包装说明，储存和发放所有的试剂。根据书面指南评价所有试剂。书面指南应确保所有试剂和溶液标识完整和准确。（见 AOP.5.9 和 FMS.5）

AOP.5.6 衡量要素

☐ 1. 规定基本的试剂和物品。（见 FMS.5，衡量要素1）

☐ 2. 基本试剂和物品能随时可得，当试剂不能获得时，有处理流程。

☐ 3. 根据厂家指导说明书或包装说明，储存和发放所有的试剂。（见 FMS.5，衡量要素2）

☐ 4. 实验室要建立评价所有试剂的书面指南并遵照执行，以确保检查结果的准确性和精确性。（见 AOP.5.9，衡量要素4）

☐ 5. 所有试剂和溶液都有完整和准确的标签。（见 FMS.5，衡量要素4）

AOP.5.7 标准

制定并实施用于标本的采集、标识、接收、安全运送和处置的程序。℗

AOP. 5. 7 含义

制定并履行以下程序：

- 开具实验室检查医嘱；
- 采集并核对标本；
- 运送、储存并固定标本；
- 接收、登记并追踪标本。

送到有协议的院外实验室服务机构进行检查的标本也须履行以上程序。

AOP. 5. 7 衡量要素

□ 1. 制定和实施开具实验室检查医嘱的程序。

□ 2. 制定和实施标本的采集和核对程序。（见 IPSG. 1，衡量要素 2 和 IPSG. 4. 1）

□ 3. 制定和实施标本的运送、储存和固定程序。

□ 4. 制定和实施标本的接收和追踪程序。

□ 5. 制定和实施标本处置的程序。（见 FMS. 5. 1，衡量要素 4）

□ 6. 当利用转诊/有协议的院外实验室服务时仍遵守以上程序。

AOP. 5. 8 标准

建立临床检验结果的正常值和参照范围，解释和报告临床检验结果。

AOP. 5. 8 含义

实验室为每个检验项目规定参照值或正常值范围。这些范围应包括于病历中，作为检验报告的一部分或是包括在检验科负责人批准的现有检验项目的参照值列表中。转诊/有协议的院外实验室提供检验服务时也必须提供参照值。参照值必须适合医院的地理位置和人口学特征，且当检验方法改变时，应审核和更新参照值。

AOP. 5. 8 衡量要素

□ 1. 实验室建立每个检验项目的参照值范围。

□ 2. 检验结果报告时，应同时报告参照值范围并保存在病历中。

□ 3. 参照/有协议的院外实验室提供检验服务时也必须提供参照值。

□ 4. 该范围必须与医院的地理位置和人口学特征相适应。

□ 5. 根据需要审核并更新参照值范围。

AOP. 5. 9 标准

有实验室服务质控程序，遵照执行并记录。Ⓟ

AOP. 5. 9. 1 标准

有相应的流程用于验证实验室服务的能力。Ⓟ

AOP. 5. 9 和 AOP. 5. 9. 1 含义

精心设计的质控系统对提供卓越的病理学和临床实验室服务是至关重要。（见 AOP. 5. 1. 1，衡量要素4和5）质控程序包括：

- 有效的检查方法用于准确、精确和可报告范围的检查；
- 有资质的实验室人员监督日常检查结果；
- 试剂的测试；
- 发现缺陷时的快速纠正措施；
- 记录结果和纠正措施。

实验室能力验证可以判断一间实验室与其他实验室在使用同一种方法时，获得的检查结果有多准确。通过实验室能力验证能发现内部机制不能发现的某些绩效问题。因此，当可能时，实验室有必要参加经授权的实验室能力验证项目。而在经授权的实验室能力验证项目不可及时，院内与院外实验室之间可以通过互相交换检查标本来达到同行比对测试的目的。实验室保留参加能力验证的各种记录。当可能时，所有专业实验室项目均参与实验室能力验证或其他可替代的方案。（见GLD.11）

AOP.5.9 衡量要素

- ❑ 1. 医院建立和实施临床实验室质控项目。
- ❑ 2. 该项目包括检查方法的验证。
- ❑ 3. 该项目包括检查结果的日常监督及其相关记录。
- ❑ 4. 该项目包括试剂的测试。（见 AOP.5.6，衡量要素4）
- ❑ 5. 该项目包括发现缺陷时的快速纠正措施及其相关记录。

AOP.5.9.1 衡量要素

- ❑ 1. 实验室参与能力验证项目或其他可替代的方案，包括所有的专科实验室服务和检查。（见 AOP.5.10，衡量要素3）
- ❑ 2. 对每个专科、亚专科、分析物或检查，实验室的能力验证结果均满足法律法规要求的绩效标准。
- ❑ 3. 实验室保存参加能力验证项目的记录。

AOP.5.10 标准

医院使用的参照/签约实验室必须有执照，并经公认的权威机构评审或认证。

AOP.5.10.1 标准

医院确定参照/签约实验室服务质量的监测措施。

AOP.5.10 和 AOP.5.10.1 含义

当医院使用参照/签约实验室的服务时，不管是选择几个实验室检查项目还是全部，必须包含以下信息：

- a）由公认的发证权威机构颁发的许可证复印件；
- b）公认的实验室评审或认证项目颁发的评审或认证证书，或信函的复印件
- c）参照/签约实验室参加外部能力验证项目的记录。

此外，医院规定监测所有参照（签约）实验室的服务质量的指标。**例如**，检查周转时间、危

急值报告及标本相关的问题，如标签遗失或标本拒收。有资质的人员审查质量监测结果，并采取相应措施。（见 GLD.6.1）

　　*公认的实验室评审或认证项目是指经过专业的实验室协会、政府或私人机构审核并批准的项目。

AOP.5.10 衡量要素

☐　1. 对医院使用的所有参照/签约实验室，医院应保存一份由公认的发证权威机构颁发的许可证复印件。

☐　2. 对医院使用的所有参照/签约实验室，医院应保存一份公认的实验室评审或认证项目颁发的评审或认证证书，或信函的复印件。

☐　3. 对医院使用的任何参照/签约实验室，医院应保存参照/签约实验室参加外部能力验证项目的记录。（见 AOP.5.9.1，衡量要素1）

AOP.5.10.1 衡量要素

☐　1. 由医院决定参照/签约实验室的绩效期望数据的监测频率和类型。（见 GLD.6.1，衡量要素1）

☐　2. 具有资质的负责实验室人员或指定的具有资质人员审查参照/签约实验室的绩效期望数据。（见 GLD.6，衡量要素4）

☐　3. 实验室负责人或指定的具有资质的人员依据数据审查结果，采取相应措施。

☐　4. 向医院领导层提供参照/签约实验室的年度绩效数据报告，以协助合同管理和续约。（见 GLD.6.1，衡量要素2）

血库和/或输血服务

AOP.5.11 标准

　　一位具有资质的人员负责血库和/或输血服务，并确保这些服务符合相关的法律、法规和公认的实践标准。Ⓟ

AOP.5.11 含义

　　医院提供的血库和/或输血服务，在有资质的人员指定下开展各项工作，该负责人有符合法律、法规要求的培训、专业知识和工作经验的书面记录。该负责人对于医院所提供的血库服务的各个方面承担专业职责。服务的监督包括以下流程的建立、执行和记录：

　　a）献血人员的选择；

　　b）血液疾病筛查；

　　c）采血；

　　d）血液储存；

　　e）相容性测试；

　　f）血液发送。

制定、实施并记录所有血库服务的质量控制流程，确保血库和输血服务的安全。献血和输血服务受法律法规和公认的实践标准的指导。[6,9-13]

AOP. 5. 11 衡量要素

☐ 1. 由具有资质的人员负责血库和/或输血服务。（见 COP. 3. 3，衡量要素 1 和 GLD. 9，衡量要素 1）

☐ 2. 血库制定、实施并记录含义中 a）到 f）流程。（见 COP. 3. 3，衡量要素 2）

☐ 3. 制定、实施和记录所有血库和输血服务的质量控制措施。

☐ 4. 血库和输血服务符合适用的法律法规和公认的实践标准。

放射和诊断性影像服务

AOP. 6 标准

医院提供放射和诊断性影像服务以满足患者的需求，而且所有这些服务都符合适用的地方和国家标准、法律和法规。

AOP. 6 含义

医院根据患者群体特点、所提供的临床服务和医务人员的需要建立一个放射和诊断性影像服务系统。放射和诊断性影像服务须符合所有适用的地方和国家标准、法律和法规。

放射和诊断性影像服务，包括急诊服务，可由医院内部提供，也可由与医院有协议的院外机构提供或由两者共同完成。医院应在正常工作时间以外为急诊患者提供放射和诊断性影像服务。此外，必要时，医院能够确认并联系特殊诊断领域专家，如放射物理学、放射肿瘤学或核医学。医院保存一份这些专家的名册。

由院外提供的放射服务应方便患者获取，且放射报告须在规定时间内出具以利于医疗服务的连贯性。医院根据负责放射和诊断性影像服务的人员的建议选择院外放射服务机构。院外放射和诊断性影像服务必须符合适用的法律法规，并且有可接受的准确和及时服务的记录。当院外放射机构由转诊医生拥有时，应告知患者。

AOP. 6 衡量要素

☐ 1. 放射和诊断性影像服务符合适用的地方和国家标准、法律和法规。（见 GLD. 2，衡量要素 5）

☐ 2. 放射和诊断性影像服务应符合医院的使命，满足患者群体相关的需求、社区的医疗需求、紧急需求和常规工作时间以外的需求。

☐ 3. 医院保存一份特殊诊断领域专家的名册，当需要时，确保医院员工能联系到名册上的诊断专家。

☐ 4. 根据负责放射和诊断性影像服务的人员的建议，选择院外放射服务机构，院外机构必须符合适用的法律和法规，并且有可接受的准确和及时服务的记录。

☐ 5. 告知患者任何有关转诊医生和院外放射和诊断性影像服务机构之间的关系。（见 GLD. 12. 1，

衡量要素1）

AOP. 6.1 标准

一位或多位具有资质的人员负责管理放射和诊断性影像服务。

AOP. 6.1 含义

在医院提供的任何放射和诊断性影像服务，必须在有资质的人员指导下开展各项工作，该负责人拥有合格的教育、培训、专业知识和工作经验的书面记录，并符合适用的法律、法规要求。该负责人对放射和诊断性影像服务设施和提供的服务承担专业职责。当放射和诊断性影像服务提供临床咨询或医疗建议时，他/她必须是医师，如果是放射学医生更佳。当提供放射治疗或其他专业服务时，应在合适的具有资质的人员指导下进行。

放射和诊断性影像服务负责人的职责包括：

- 制定、实施和维护相关制度和操作程序；
- 管理监督；
- 维护任何必需的质量控制项目；
- 推荐院外放射和诊断性影像服务资源；
- 监测和评价所有放射和诊断性影像服务。

AOP. 6.1 衡量要素

☐ 1. 一位或多位有资质的人员指导放射和诊断性影像服务。（见 GLD. 9，衡量要素 1）

☐ 2. 规定并履行制度和程序的制定、实施和维护的职责。

☐ 3. 规定并履行管理监督的职责。

☐ 4. 规定并履行保持质量控制项目的职责。

☐ 5. 规定并履行推荐院外放射和诊断性影像服务的职责。（见 GLD. 6，衡量要素 4）

☐ 6. 规定并履行监测和评价所有放射和诊断性影像服务的职责。

AOP. 6.2 标准

具有相应资质和经验的人员进行诊断性影像检查、解释检查结果和出具报告。

AOP. 6.2 含义

医院规定执行诊断和影像读片的放射和诊断性影像人员，包括授权在患者床边执行即时检查的人员、有资质解释检查结果的人员或审核和出具报告的人员、指导或监管放射和诊断性影像服务流程的人员。监管人员和技术人员要有适当、足够的培训、工作经验和技能，并接受过工作指导。技术人员工作安排与他们的培训和工作经验符合。此外，有足够数量的员工为患者进行快速的放射和诊断性影像操作、解释、出具报告，并确保有足够的员工为患者提供全天候服务及急诊服务。

AOP. 6.2 衡量要素

☐ 1. 规定执行诊断和影像读片的人员，或指导或监管诊断和影像读片的人员。（见 SQE. 4，衡量要素 1）

❏ 2. 具有适当资质和经验的人员执行诊断和影像读片。（见 SQE. 4，衡量要素 1）

❏ 3. 具有适当资质和经验的人员解释读片结果。（见 SQE. 10，衡量要素 3）

❏ 4. 具有适当资质的人员审核和出具读片结果的报告。（见 SQE. 10，衡量要素 3）

❏ 5. 具有足够数量的人员来满足患者需求。（见 GLD. 9，衡量要素 2 和 SQE. 6，衡量要素 2）

❏ 6. 监管人员应具有适当的资质和经验。（见 SQE. 4，衡量要素 1）

AOP. 6. 3 标准

放射安全指南放置在员工和患者可及的位置，遵照实施并记录，且与医院的设施管理和感染控制计划保持一致。Ⓟ

AOP. 6. 3 含义

诊断性影像是一种广泛应用于医院的拯救生命的检查。但是，辐射暴露会造成长期损害的潜在风险，这取决于一个人接受的辐射剂量和执行的检查次数。[14-16] 剂量越高，造成长期损害的风险就越大，并且重复剂量的累积效应，也会造成更大的风险。针对损害风险而言，医务人员在开具诊断性影像申请时要谨慎，应权衡暴露于辐射的医疗必要性及其风险。避免不必要的辐射暴露。与避免辐射剂量有关的最常见诊断性操作是计算机断层扫描、核医学和透视。

医院有一个有效的放射安全计划，该计划包含了医院所有的放射和诊断性影像服务的组成内容，包括肿瘤放射和心导管室。放射安全计划可以反映出所遇到的风险和危害。此计划规定放射和诊断性影像工作人员、其他人员和患者的安全操作和防护措施。[17,18] 此计划与医院的安全管理计划相协调。

放射安全管理计划包括：

- 符合适用的标准、法律和法规；
- 符合涉及设施管理和感染控制计划有关的标准；
- 配备与操作和遇到的危害相匹配的安全防护装置；
- 所有放射和诊断性影像的员工接受安全程序和操作的岗前培训；
- 对于新程序、新近获得的或发现的有害物质进行在职教育。

AOP. 6. 3 衡量要素

❏ 1. 为患者和员工制定一份全面的放射安全计划，适用于放射科内及放射科外涉及有潜在安全风险和危害的场所。（见 FMS. 4，衡量要素 1）

❏ 2. 放射安全计划包括影像部门的辐射剂量的教育。

❏ 3. 操作规程规定采用的每一类型影像操作的最大辐射剂量，并遵照实施。

❏ 4. 通过特殊流程和/或设备处理已确定的安全风险因素，以降低员工和患者的安全风险。（如铅防护板、辐射徽章等）（见 FMS. 5. 5，衡量要素 3）

❏ 5. 所有放射和诊断性影像的员工接受安全程序和操作的岗前培训，及新建程序和新获得设备操作的继续教育和培训。（见 FMS. 11. 1，衡量要素 1；GLD. 9，衡量要素 4；SQE. 8，衡量要素 3 和 4）

❏ 6. 安全计划是医院设施管理和感染控制计划的一部分，每年至少一次和当发生不良事件时向

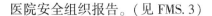

医院安全组织报告。（见 FMS. 3）

AOP. 6. 4 标准

根据医院规定的时间及时提供放射和诊断性影像检查结果。Ⓟ

AOP. 6. 4 含义

在规定的时间内出具诊断性放射和诊断性影像检查结果报告，以满足患者、服务提供者和临床人员的需要，包括急诊检查、白班下班后和周末期间的检查报告。对紧急检查结果报告，如来自急诊室、手术室和重症监护室的检查，在质量监测过程中给予特别的关注。通过签订服务合同，由院外机构完成的检查也必须在医院制度或合同规定的时间框架内出具结果报告。

AOP. 6. 4 衡量要素

☐ 1. 医院规定出具检查结果报告的期望时间。

☐ 2. 监测出具紧急/急诊报告的及时性。

☐ 3. 在规定的时间内出具放射和诊断性影像检查结果报告，以满足患者需求。（见 ASC. 7，衡量要素 1）

AOP. 6. 5 标准

用于放射和诊断性影像检查的所有设备要定期检查、维护和校准，并保留这些活动的相应记录。Ⓟ

AOP. 6. 5 含义

放射和诊断性影像人员致力于确保所有设备，处于可接受的功能使用水平，并有保证操作者安全的方法。放射和诊断性影像部门制定和实施相应计划，以管理设备，从而为以下内容作准备：

- 医疗设备的的选择和获得；
- 确定和编制设备目录清单；
- 通过检查、测试、校准和维护保养来评估设备的使用情况；
- 监控并实施设备危害通告、召回、报告事故、问题、失效；
- 记录管理活动。

测试、维护保养、校准的频度与设备的使用情况和它说明书规定的使用年限有关。 （见 AOP. 6. 6）

AOP. 6. 5 衡量要素

☐ 1. 放射和诊断性影像科室制定设备管理计划，遵照实施并记录。（见 FMS. 8，衡量要素 1）

☐ 2. 该计划规定放射设备是如何选择和获得的；

☐ 3. 书面编制所有放射设备目录清单；（见 FMS. 8，衡量要素 2）

☐ 4. 获得新的放射设备时进行检查和测试，此后根据设备的使用年限、使用情况和厂家建议规定检查时间进行检查和测试。（见 FMS. 8，衡量要素 3）

❏ 5. 根据厂家建议进行放射设备的校正和维护。（见 FMS. 8，衡量要素 3）

❏ 6. 医院制定一个监控放射设备故障危害通告、召回和对设备事故、问题、失效进行报告的系统。（见 FMS，8，1，衡量要素 1）

AOP. 6. 6 标准

当医院使用 X 线胶片时，提供必需的 X 线胶片和用品。

AOP. 6. 6 含义

当使用 X 线胶片时，医院应规定胶片、试剂和向患者提供放射和诊断性影像服务所必需的物品。建立一个必需品（如胶片、试剂、和其他必需品）的订购或安全保卫流程是很有效的。所有物品都按照厂家建议的既定程序进行储存和发放。根据厂家建议，定期评价试剂以保证检查结果的准确和精确。（见 AOP. 6. 5；AOP. 6. 8；FMS. 5. 1）

AOP. 6. 6 衡量要素

❏ 1. 规定基本的 X 线光胶片、试剂和物品，当医院要使用时，能随时可得。

❏ 2. 根据指南储存和发放所有的物品。（见 FMS. 5，衡量要素 2）

❏ 3. 根据厂家建议评估物品以保证检查结果的准确和精确性。（见 AOP. 6. 7，衡量要素 4）

❏ 4. 所有物品都有完整和准确的标识。（见 FMS. 5，衡量要素 4）

AOP. 6. 7 标准

有操作质控程序，遵照执行、审核并记录。Ⓟ

AOP. 6. 7 含义

精心设计的质控系统对提供卓越的放射和诊断性影像服务至关重要。（见 GLD. 11）质控程序包括：

- 用于确保检查结果准确、精确的可靠检查方法；
- 有资质的放射人员监督日常影像检查结果；
- 发现缺陷时的快速纠正措施；
- 使用时，试剂和溶液的测试；
- 记录缺陷导致的结果和纠正措施。

AOP. 6. 7 衡量要素

❏ 1. 医院建立和实施放射和诊断性影像服务的质控项目。

❏ 2. 该质控项目包括检查方法的验证。

❏ 3. 该质控项目包括影像检查结果的日常监督及其相关记录。

❏ 4. 该质控项目包括试剂和溶液的测试，并记录测试结果。（见 AOP. 6. 6，衡量要素 3）

❏ 5. 该质控项目包括发现缺陷时的快速纠正措施及其相关记录。

AOP. 6. 8 标准

医院应定期检查所有院外放射和诊断性影像服务机构的质控结果。

AOP. 6. 8 含义

当医院与院外放射和诊断性影像服务机构签订服务合同时，医院必须定期接收和复核这些签约服务机构的质控结果。有资格的人员负责质控结果的审查。当难以获得院外的诊断性影像质控结果时，部门/服务科室的负责人员应制定类似于质量监督的替代方法。（见 AOP. 6. 6）

AOP. 6. 8 衡量要素

☐ 1. 由医院决定院外放射和诊断性影像服务签约机构的质控数据的监测频率和类型。（见 GLD. 6. 1，衡量要素 1）

☐ 2. 负责放射质控的具有资质的人员或具有资质的指定人员审查院外放射和诊断性影像服务签约机构的质控结果。（见 GLD. 6，衡量要素 4）

☐ 3. 放射和诊断性影像的负责人或具有资质的指定人员依据质控结果，采取相应措施。（见 GLD. 6，衡量要素 4）

☐ 4. 向医院领导层提供院外放射和诊断性影像服务签约机构的质控数据年度报告，以协助合同管理和续约。（见 GLD. 6. 1，衡量要素 2）

参考文献

1. Brown IA. Managing point-of-care testing—Manual versus automated tests and processes. *Point of Care.* 2013；12（2）：64－66.

2. Larsson A，Greig-Pylypczuk R，Huisman A. The state of point-of-care testing：A European perspective. *Ups J Med Sci.* 2015 Mar；120（1）：1－10.

3. Petersen JR，Mann PA. A university health system's ups and downs managing point-of-care testing across 17 years. *Point of Care.* 2015；14（4）：118－120.

4. De Giusti M，et al. Occupational biological risk knowledge and perception：Results from a large survey in Rome，Italy. *Ann Ist Super Sanita. 2012；48（2）：138－145.*

5. Rim KT，Lim CH. Biologically hazardous agents at work and efforts to protect workers'health：A review of recent reports. *Saf Health Work.* 2014 Jun；5（2）：43－52.

6. The Joint Commission. *2013 Environment of Care Essentials for Health Care.* Oak Brook，IL：Joint Commission Resources，2013.

7. World Health Organization. *Health-Care Waste. Fact Sheet 253.* （Updated：Nov 2015.）Accessed November 15，2016. http：//www. who. int/mediacentre/factsheets/fs253/en/.

8. World Health Organization. *Safe management of Wastes from Health-Care Activities，2nd ed.* 2014. Accessed Nov 16，2016. http：//www. searo. who. int/srilanka/documents/safe_management_of_wastes_from_healthcare_activities. pdf.

9. Blasi B，et al. Red blood cell storage and cell morphology. *Transfus Med.* 2012 Apr；22（2）：90－96.

10. Heddle NM，et al. The effect of blood storage duration on in-hospital mortality：A randomized controlled pilot feasibility trial. *Transfusion.* 2012 Jun；52（6）：1203－1212.

11. Maskens C，et al. Hospital-based transfusion error tracking from 2005 to 2010：Identifying the key errors threatening patient transfusion safety. *Transfusion.* Epub 2013 May 14.

12. World Health Organization. Blood Transfusion Safety. Accessed Nov 17，2013. http：//www. who. int/bloodsafety/en/index. html.

13. World Health Organization. *Blood Safety and Availability.* Accessed Nov 17，2016. http：//www. who. int/mediacentre/factsheets/fs279/en/.

14. Al-Abdulsalam A，Brindhaban A. Occupational radiation exposure among the staff of departments of nuclear medicine and diagnostic radiology in Kuwait. *Med Princ Pract.* 2014；23：129－133.

15. ECRI Institute. *Top 10 Health Technology Hazards for 2015.* Nov 2014. Accessed Nov 15，2016. https：//www. ecri. org/

Pages/2015-Hazards. aspx.

16. Salama KF, et al. Assessment of occupational radiation exposure among medical staff in health-care facilities in the Eastern Province, Kingdom of Saudi Arabia. *Indian J Occup Environ Med.* 2016 Jan – Apr; 20 (1): 21 –25.

17. Kiah J, Stueve D. The importance of radiation safety for healthcare workers as well as patients. *Cath Lab Digest.* 2012; 20 (1).

18. The Joint Commission. *Diagnostic Imaging Requirements* Aug 10, 2015. Accessed Nov 15, 2016. https: // www. jointcommission. org/diagnostic_imaging_standards/.

▼患者的医疗服务（COP）

概述

一个医疗机构及其员工的最重要职责是向所有患者提供安全、有效的医疗和服务。这需要有效的交流、紧密的合作和标准化的流程，来确保医疗服务得以良好地计划、协调和实施，以应对每位患者独特的医疗服务需求和目标。

医疗服务可以是预防性的、姑息性的、根治性或康复性的，也可能包括麻醉、手术、用药、支持性治疗，或基于每位患者的评估和再评估将这些医疗服务进行组合。医疗服务的高风险领域（包括心肺复苏、输血、组织和器官的移植）和为高风险人群、特殊需求人群提供医疗服务都需要格外关注。

患者的医疗服务涉及诸多学科和支持人员。参与患者医疗服务的人员必须职责分明，每位人员承担的角色根据其执业证书，资格证书，毕业证书，法律法规，个人特殊技能、知识、经验，医院制度或岗位职责而定。某些医疗服务可由患者、家属或其他受过训练的照护者执行。

医疗和服务的提供必须协调和整合所有给患者提供服务的人员，并让患者及其家属参与其中，以确保：

- 基于评估，制定医疗服务计划以满足每位患者的独特需求；
- 对每位患者实施制定的医疗服务计划；
- 监测患者对医疗服务的反应；
- 基于患者对医疗服务的反应，必要时修改医疗服务计划。

注意：有些标准要求医院有一个书面制度、操作程序、计划或其他具体流程的书面文件，这些标准在标准文本后以Ⓟ标注。

标准

以下是所有本章节的标准一览表，为了便于使用者阅读，未附有含义或衡量要素。关于这些标准的详细信息，请看本章节下一部分的："标准、含义和衡量要素"。

针对所有患者的医疗服务

COP. 1　为所有患者提供同质的医疗服务，并遵循适用的法律、法规。Ⓟ

COP. 2　医院有相应的流程，整合和协调为每位患者提供的医疗服务。

COP. 2.1　给每位患者制定个体化的医疗服务计划，并记录于病历中。

COP. 2.2　医院制定并实施医嘱开具的统一流程。Ⓟ

COP. 2.3　根据医嘱执行并记录临床性和诊断性的操作和治疗，并将其结果记录于病历中。

高风险患者的医疗服务和高风险服务的提供

COP. 3　由专业的实践指南、法律和法规指导高风险患者的医疗服务和高风险服务的提供。Ⓟ

患者病情变化的识别

COP. 3. 1　临床人员训练有素，能够识别和应对患者的病情变化。

复苏服务

COP. 3. 2　全院范围内都能随时获得复苏服务。

COP. 3. 3　制定并实施血液与血液制品处理、使用和管理的临床指南和程序。Ⓟ

食物和营养治疗

COP. 4　根据患者的营养状况提供多种适宜患者选择的食物，并与患者的临床治疗相一致。

COP. 5　存在营养风险的患者得到营养治疗。

疼痛管理

COP. 6　在有效管理疼痛方面为患者提供支持。Ⓟ

临床关怀

COP. 7　医院为临终患者提供临终关怀，满足患者和家属的需要，最大限度地保证临终患者的舒适和尊严。

医院提供器官和/或组织移植服务

COP. 8　医院领导者提供资源以支持器官/组织移植项目。

COP. 8. 1　一位具有资质的移植项目领导者负责移植项目。

COP. 8. 2　移植项目中包含由特定器官移植专家组成的多学科团队。

COP. 8. 3　所有移植活动都有一个包含医师、护士和其他医务人员在内的指定协调机制。

COP. 8. 4　对移植申请者，移植项目采用的标准包括器官特异性的临床适合性、心理及社会适应性来衡量。

COP. 8. 5　移植项目需获得移植申请者的器官移植专项知情同意。Ⓟ

COP. 8. 6　针对器官恢复和接收，移植项目需有书面的操作规程、临床实践指南或程序，

以确保移植的人体细胞、组织和器官的相容性、安全性、有效性以及质量。Ⓟ

COP. 8. 7　采用个体化的患者医疗服务计划指导移植患者的医疗服务。

使用活体捐献器官的移植项目

COP. 9　进行活体移植项目，必须遵守地方和属地法律、法规，并保护潜在的或实际活体捐献者的权利。

COP. 9. 1　进行活体捐献项目，要获得潜在活体捐献者专门针对器官捐献的知情同意书。

COP. 9. 2　进行活体捐献的移植项目，使用临床和心理选择标准以判定潜在活体器官的适宜性。

COP. 9. 3　用个体化的患者医疗服务计划指导活体捐献者的医疗服务。

标准、含义和衡量要素

针对所有患者的医疗服务

COP. 1 标准

为所有患者提供同质的医疗服务，并遵循适用的法律、法规。℗

COP. 1 含义

有相同健康问题和医疗服务需求的患者有权在医院获得相同质量的医疗服务。为了实现"一个服务质量水准"的原则，要求科室/服务部门的领导者计划和协调患者的医疗服务。尤其是通过制定相关的制度和程序使得不同科室或场所收治类似的患者人群能得到同质的服务。此外，部门负责人确保每周七天和每天每班人员都能提供相同水平的服务。这些制度和程序必须遵照当地适用的法律、法规，并由相关科室/服务部门领导者协作制定服务流程。同质的患者服务反映在以下方面：

a）医疗服务和治疗的可及性和适宜性不应根据患者的付费能力或付费来源来决定；

b）随时能从具有资质的医务人员处获得合适的医疗服务和治疗，不能因为星期几的不同和一天当中的时间段不同而发生变化；

c）根据患者病情的紧急程度决定资源分配，满足患者需求；（见 ACC. 1. 1，衡量要素4）

d）为患者提供医疗服务的水平在全院范围内应该是相同的（例如：麻醉服务）；

e）有相同护理服务需求的患者在全院范围内得到相同水平的护理服务；

为患者提供同质的服务有利于资源的有效利用及对全院类似医疗服务所取得的结果进行评价。（见 PFR. 1. 1 和 GLD. 12）

COP. 1 衡量要素

☐ 1. 医院的科室/服务部门领导者相互协作，提供同质的医疗服务流程。（见 ACC. 2. 2. 1）

☐ 2. 同质医疗服务的提供应体现地方和属地的法律和法规的要求。

☐ 3. 提供的同质医疗服务需符合含义中 a）至 e）的要求。

COP. 2 标准

医院有相应的流程，整合和协调为每位患者提供的医疗服务。

COP. 2 含义

医疗服务过程是动态的，涉及许多医务人员、场所、部门和服务。（见 COP. 9. 3）整合与协调医疗服务活动的目的是为了使服务流程更高效，人力和其他资源的利用更有效，并能取得最佳患者服务结果的可能性。因此，部门/服务领导者利用各种工具和技术来更好地整合、协调患者医疗服务。（例如：团队式医疗服务、多科查房、联合医疗服务计划表、整合病历、病例管理者（见 ACC. 3）

患者的病历记录可以促进和反映医疗服务的整合和协调。特别是，每位医务人员在病历中记录

观察结果和疗效。同样，通过各科协作医疗小组会议或类似的病例讨论得出的结果或结论要记录于病历中。（见 AOP. 4）

COP. 2 衡量要素

☐ 1. 整合与协调各个场所、科室和服务部门制定的医疗服务计划。

☐ 2. 整合与协调各个场所、科室和服务部门提供的医疗服务。

☐ 3. 任何患者医疗小组会议或其他协作讨论得出的结果或结论都应记入病历中。

COP. 2. 1 标准

给每位患者制定个体化的医疗服务计划，并记录于病历中。

COP. 2. 1 含义

医疗服务计划列出了计划提供给个体患者的照护和治疗。医疗服务计划确定了医疗团队即将实施的一系列行动，以解决或支持通过评估确定的诊断。医疗服务计划的总体目标是取得最佳的临床结果。（见 COP. 3；COP. 8. 7；COP. 9. 3）

计划制定过程经各方协作完成，利用初次评估数据以及医师、护士和其他医务人员通过定期再评估得出的数据，来确定治疗、操作、护理和其他医疗服务并进行优先级排序，以满足患者需求。[1-3]让患者和家属与医疗团队一起参与计划的制定[3-5]。对于住院患者，医疗服务计划应在患者入院后 24 小时以内完成。根据医务人员对患者的再评估，医疗服务应进行相应更新以反映患者的病情变化。医疗服务计划是通过医务人员一目了然地记录在病历中。

患者的医疗服务计划必须与其确定的需求相关。这些需求可能会因临床病情改善或通过定期再评估获得的新信息而变化（**例如，**异常的实验室或放射检查结果），也可能因病情突变而变得明显（**例如，**失去知觉）。医疗服务计划应根据这些变化进行修改并记录于病历中，用以作为初始医疗服务计划的注释说明，也可用于制定新的医疗服务计划。

制定医疗服务计划的方法之一是确定并建立可测量的目标。可测量的目标可以由患者的责任医师与护士和其他医务人员合作一同选定。可测量目标是与患者的医疗服务和预期临床结果相关的可观察、可实现的目标。

这些目标必须从实际情况出发、以特定患者为对象、以时间为基础，提供一种与医疗服务计划相关可测量的进展和结果的方法。这种可测量且切合实际的目标的示例包括：

- 根据正常范围内的心率、心律和血压所示，患者将恢复并维持足够的心输出量。
- 在出院之前，患者通过胰岛素注射能展现适当的自我管理。
- 在出院之前，患者能够演示如何正确地进行胰岛素自我注射。
- 借助标准助步器，确保伤腿承重在可忍受的范围内，患者能够从病床步行到访客厅。

注意：最好是制定单个综合性医疗服务计划以明确每位医务人员预期可测量的目标。通过医疗服务计划反映个体化、客观且可测量的目标是一种很好的做法，有利于医疗服务计划的重新评估和修订。（见 PFE. 4）

COP. 2. 1 衡量要素

☐ 1. 每位住院患者的医疗服务计划应由负责的医师、护士和其他医务人员在患者入院后 24 小时以内制定完成。

- [ ] 2. 医疗服务计划应根据患者的初次评估数据和已确定的需求来制定。（见 ASC.7.3，衡量要素3）
- [ ] 3. 医疗服务计划应根据医务人员对患者的再评估，由多学科团队进行更新或修订，并完成审核。
- [ ] 4. 初始医疗服务计划及其任何修订版本均应记入病历中。
- [ ] 5. 当患者病情发生变化，需要回顾并修改初次制定医疗服务计划；应由多学科团队审查每位患者的医疗服务计划，并记入病历中。（见 ASC.7.3，衡量要素4）
- [ ] 6. 按照计划为每位患者提供医疗服务，并由提供服务的医务人员将其一目了然记入病历中。（见 COP.2.3；ASC.3.2，衡量要素1；ASC.5；MOI.9.1，衡量要素4）

COP.2.2 标准

医院制定并实施医嘱开具的统一流程。Ⓟ

COP.2.2 含义

许多患者医疗服务活动都需要有资质的人员开具医嘱，这些医嘱都必须记录于病历中。这些活动可能包括：**例如**，实验室检查医嘱、给药、特殊护理、营养治疗和康复治疗等。需要医嘱的患者医疗服务活动须由具备相应资质的人员来开具。如果医嘱需要及时执行，则它必须易于获取。将医嘱开具在通用表单或病历的统一位置有助于医嘱的执行。已记录的医嘱可以帮助医务人员了解医嘱详情、医嘱的执行时间以及执行人员（见 MMU.4.1）。医嘱可以开具在医嘱单上，并在患者出院时或定期转录到病历中，此外，医院还可使用电子病历的计算机化医嘱录入系统开具医嘱。

各医院自主决定：

- 哪些医嘱必须为书面/文档形式，而非电话、口头、发短信形式（如果医院允许口头、电话、发短信），**例如**：电话医嘱限于急诊情况而且医师不在现场时使用，口头医嘱限于开具医嘱的医师正在执行无菌操作时使用，短信医嘱仅限于诊断性检查；
- 哪些诊断性影像学检查和临床实验室检查的医嘱必须提供临床指征/依据；
- 特殊场所中的任何例外，如急诊科和重症监护室；（见 MMU.4.1，衡量要素3）
- 获准开具医嘱的人员；（见 MMU.4.2 和 MOI.11）
- 医嘱应记录在病历中哪个位置，包括那些通过短信接收的医嘱。（见 MMU.4，衡量要素1；MMU.4.3；MOI.9）

随着技术的发展，许多授权独立执业者已经开始使用他们的个人移动设备向医院发送患者照护、治疗、服务的短信医嘱。目前的短信平台可能提供相关的功能来解决以前关注的问题，这些问题涉及信息的准确性、及时性、记录性、保密性、安全性，以及患者安全。[6]

如果医院选择允许医嘱通过短信发送，医院应确保采用的短信平台的安全性，包括以下内容：

a）安全登录流程；
b）信息加密；
c）禁止使用不安全的文本信息 [**例如**，短消息服务（SMS）短信]；
d）发送和阅读回执；
e）日期和时间戳；
f）可定制的信息保存期限；
g）医嘱开具医生对医嘱的验证流程。

此外，当短信医嘱产生问题时，医院收集相关数据，以监测用于澄清医嘱的沟通程序。医院允许的短信医嘱必须符合药品的管理和使用标准 MMU.4 和 MMU.4.1，这些标准规定了完整药物医嘱的要素，以及当医嘱不完整或不清楚时，应采取的措施。

COP.2.2 衡量要素

❑ 1. 医院制定和实施统一的医嘱开具/记录程序，包括规定哪些医嘱可经口头、电话、短信接收。（见 MOI.9，衡量要素 3）

❑ 2. 当解读结果需要时，诊断性影像学检查和临床实验室检查的医嘱中应包括临床指征/依据。（见 MOI.9.1，衡量要素 3）

❑ 3. 医嘱只能由有医嘱开具资格的人员开具。（见 MMU.4.2，衡量要素 1 和 MOI.11，衡量要素 2）

❑ 4. 医嘱应位于病历中统一的位置。（见 MMU.4.3，衡量要素 3 和 MOI.9，衡量要素 3）

❑ 5. 当医院允许通过短信发送医嘱，医院应确保通过一个安全的短信平台程序并符合含义中 a）至 g）。（见 MOI.2，衡量要素 1 和 MOI.11.1）

❑ 6. 对于允许使用文字短信医嘱的医院，需对文字短信医嘱的释疑沟通流程进行监测并收集数据。

COP.2.3 标准

根据医嘱执行并记录临床性和诊断性的操作和治疗，并将其结果记录于病历中。

COP.2.3 含义

已执行的临床和诊断操作和治疗及其结果记录于病历中（见 MOI.9.1）。**例如**：这些操作和治疗包括内窥镜、心导管、放射治疗、CT 检查，及其他有创和无创诊断操作和治疗。操作和治疗由谁申请及申请的理由，也要记录于病历中。（见 COP.2.1，衡量要素 6 和 ASC.7.2）

COP.2.3 衡量要素

❑ 1. 根据医嘱执行操作和治疗，并记录于病历中。（见 MMU.4.3，衡量要素 1 和 MMU.6.1，衡量要素 6）

❑ 2. 操作和治疗的申请者和申请理由，记录于病历中。（见 MOI.9.1，衡量要素 4 和 MOI.11.1，衡量要素 1）

❑ 3. 操作和治疗的结果记录于病历中。（见 ACC.3，衡量要素 3）

高风险患者的医疗服务和高风险服务的提供

COP.3 标准

由专业的实践指南、法律和法规指导高风险患者的医疗服务和高风险服务的提供。Ⓟ

COP.3 含义

医院为具有不同医疗需求的患者提供医疗服务。有些患者因年龄、病情或其需求的危急性而被视为高危患者。儿童和老人通常被归入这一群体，因为他们通常不能自述病情，无法理解医疗服务过程，并且无法参与医疗服务相关的决策。同样，当需要快速有效地接受医疗服务时，受惊吓、神志不清、处于昏迷状态或急诊（需急救）的患者也无法理解医疗服务过程。

同时，医院还提供多种服务，其中一些因以下原因被视为高风险服务：需要通过复杂的医疗设备来处理威胁生命的情况（透析患者）、治疗的本质（依赖生命支持的患者）、可能对患者造成伤害（约束具），或某些高危药物的毒副作用（**例如**，化疗）。（见 PFR.5.2）

通过使用诸如指南、程序、医疗服务计划、临床路径等工具，支持这些高风险患者的医疗服务（见 COP.2.1）。对医务人员而言，全面地、可胜任地、一致地理解和使用这些工具十分重要。医院领导者负责：

- 确定医院中被认为具有高风险的患者和服务；
- 通过共同协作的流程，制定书面工具来指导同质医疗服务；
- 培训员工如何实施这些工具。

医疗服务的书面工具必须依据特定的高风险患者群体或高风险服务而定制，以便恰当和有效地降低相关的风险。尤其重要的是，程序规定：

- 将如何部署计划，包括识别成人与儿童群体之间的区别，或其他特殊考量；
- 医疗团队有效工作和交流所需的文档；
- 专门的知情同意书（如果合适）；
- 患者监测要求，包括报警器的正确使用；[8-11]
- 参与医疗服务过程的医务人员应具备的专业资质或技能；
- 专业医疗设备的获取和使用。

服务于下述任何高风险患者或提供下述任何高风险服务时，医院应针对其提供的服务及其服务的患者制定并执行相应的指南和程序（见 IPSG.1，衡量要素 3；COP.8.6，衡量要素 1；COP.9.2，衡量要素 1；COP.9.3，衡量要素 1；PCI.8；PCI.8.1）。所谓的高风险服务是指针对下列患者的服务：

a) 急诊患者；

b) 昏迷患者；

c) 生命支持患者；

d) 有传染性疾病的患者医疗服务；

e) 免疫抑制患者的医疗服务；

f) 血透患者的医疗服务；

g) 使用约束具患者的医疗服务；

h) 接受化疗患者的医疗服务；

i) 弱势患者群体的医疗服务，包括年老体弱的患者、非独立的儿童，以及存在被虐待和/或疏于照顾风险的患者；

j) 存在自杀风险患者的医疗服务。[12]

当其他患者和医疗服务分别代表医院的患者群体及所供的服务时，也归入高危患者及高危服务。

医院领导者还应规定因医疗服务计划或操作造成的额外风险（**例如**，对于接受生命支持治疗的患者，需预防深静脉血栓、[13]压疮[14,15]和呼吸机相关性感染[16]；使用约束具患者的神经系统和循环系统损伤[17]；透析患者暴露于血源性病原体；中心导管相关血流感染；以及跌倒）。（见 IPSG.6）若存在此类风险，医院需对医务人员进行培训并制定相应的制度、指南和程序，以便进行有效的处理和预防（见 PFR. 5. 2. ）。医院使用监测信息来评价其为高风险患者提供的服务，并将此信息整合至医院的整体质量改进计划中。

COP. 3 衡量要素

☐ 1. 医院领导者规定的高风险患者和高风险服务，至少包括含义中 a）至 j）条（当医院提供这些服务时）。

☐ 2. 针对医院提供的这些高风险服务，医院领导者应制定和实施相应的制度、程序和/或医疗服务规范。（见 MOI. 8. 1，衡量要素 3）

☐ 3. 医务人员已接受培训，在为高危患者提供服务的过程中以及在提供高危服务的过程中使用这些书面工具。

☐ 4. 医院领导者确定可能影响高风险患者和高风险服务的额外风险，并采取措施以降低和/或预防这些额外的风险。

☐ 5. 追踪院内获得性风险的发展情况，并纳入医院的质量改进计划。

患者病情变化的识别

COP. 3. 1 标准

临床人员训练有素，能够识别和应对患者的病情变化。

COP. 3. 1 含义

未从事重症监护工作的医务人员可能不具备足够的知识和素养来评估和监测病情危重的患者。但是，重症监护区域以外仍有大量危重住院患者。通常，患者在出现明显临床衰退之前会出现早期警示体征（如生命体征恶化或神经状态的微妙变化），最终导致重大事件。（见 AOP. 2）文献明确了能协助医务人员早期发现患者病情恶化的生理学标准。[18-21] 大多数患者在出现心肺骤停或呼吸停止前表现出临床恶化的情况。如果员工能够尽早识别这些患者并向专门培训过的人员请求援助，则临床结局会有所改善。

所有临床人员都需要接受相关教育与培训，以获取相应的知识和技能来识别，通过评估发现的生命体征超出正常范围预示病情可能恶化的患者，并实施干预措施。[22-24] 及早应对患者病情变化对于防止病情进一步恶化至关重要。医院制定一个系统的方法以早期发现并干预病情恶化患者，可减低心肺骤停的发生和患者死亡率。（见 SQE. 3）

COP. 3. 1 衡量要素

☐ 1. 医院制定并实施系统化的流程，以帮助员工识别和应对病情正在恶化的患者。

☐ 2. 医院制定并执行书面的标准，该标准描述患者病情变化或恶化的早期警示体征，及寻求进一步帮助的时机。

☐ 3. 根据医院的早期警示标准，员工在对患者病情有所担忧时寻求其他援助。

❏ 4. 医院告知患者及其家属在担忧患者病情时该如何寻求帮助。（见 ACC. 2.2 和衡量要素 1）

复苏服务

COP. 3.2 标准

全院范围内都能随时获得复苏服务。

COP. 3.2 含义

复苏服务可定义为用于对生命垂危的患者（例如心脏骤停或呼吸停止）进行紧急救治的临床干预。当患者出现心脏骤停或呼吸停止时，是否能够立即进行胸外按压或提供呼吸支持可能决定了患者的生死，或者至少有助于避免可能出现的严重脑部损伤。

心肺骤停的患者能否成功复苏取决于关键干预措施的实施，如早期除颤和高级生命支持的准确实施。[25-27]这些服务必须是所有患者每天 24 小时都可随时获得。提供这些急救干预的必要条件是标准化医疗设备和复苏药物的快速可及性，以及医务人员经过适当的复苏培训。发现心脏骤停或呼吸停止后，必须立即提供基础生命支持，同时还必须实施相应的流程，在不到 5 分钟的时间内及时提供高级生命支持。这包括实际院内复苏的回顾和模拟心脏骤停反应训练。医院内提供的复苏服务，包括医疗设备和经过适当培训的员工都必须以临床证据和接受服务的人群为基础（**例如，**如果医院接收儿童群体，则必须具备用于儿童复苏的医疗设备）。（见 ASC. 3，衡量要素 4；SQE. 8.1；GLD. 9，衡量要素 2；FMS. 8）

注意：医院的所有区域包括任何提供治疗和服务的场所，包含医院内独立建筑物中的治疗或诊断区。

COP. 3.2 衡量要素

❏ 1. 在全院范围内所有患者每天 24 小时都可随时获得复苏服务。

❏ 2. 根据医院服务的患者人群需要，用于复苏的医疗设备以及用于基本和高级生命支持的药物是标准化的。（见 ASC. 3，衡量要素 3）

❏ 3. 在医院内所有区域，发现心脏骤停或呼吸停止后，立即提供基础生命支持，并在 5 分钟内提供高级生命支持。

COP. 3.3 标准

制定并实施血液及血液制品处理、使用和管理的临床指南和程序。Ⓟ

COP. 3.3 含义

必须按照实践标准对血液进行统一管理，以确保受血者的安全。因此，临床指南和程序应阐明以下流程：

a）患者对于输血的知情同意；（见 PFR. 5.2，衡量要素 3）

b）从血库或血液储存区获取血液；

c）患者身份识别；

d）执行输血；

e）患者的监测；

f）潜在输血反应体征的确定和应对。

具有相关教育、知识和经验的人员监督血液和血液制品的管理，确保相应的输血流程、程序和临床指南得到明确规定和执行。[28-33]（见 QPS. 8）

COP. 3. 3 衡量要素

☐ 1. 具有相关教育、知识和经验的人员监督血液和血液制品的管理。（见 AOP. 5. 11，衡量要素 1）

☐ 2. 制定和实施临床指南和程序，用以指导血液和血液制品的处理、使用和管理。 （见 AOP. 5. 11，衡量要素 2）

☐ 3. 临床指南和程序应解决含义中 a）至 f）条所述的流程。（见 GLD. 11. 2）

食物和营养治疗

COP. 4 标准

根据患者的营养状况提供多种适宜患者选择的食物，并与患者的临床治疗相一致。

COP. 4 含义

合理的食物和营养对患者的健康和疾病康复十分重要的。医院根据患者的年龄、文化背景、饮食偏好和既定的医疗服务计划为患者提供合适的饮食，包括特殊饮食需求，如需要低胆固醇、糖尿病饮食和清流质，都依据患者的诊断而定。根据评估了解的患者需求和医疗服务计划，患者的医师或其他具有资质的服务提供者开具食物或其他营养医嘱。（见 AOP. 1. 4）

患者参与食物的计划和选择，如有可能，根据患者营养状况为其提供多种可供选择的食物。患者家属也可以根据文化、宗教、其他传统和风俗，以及适合的患者诊断，提供适当的食物。患者家属或其他人员为患者提供食物时，应根据患者的医疗服务需求和计划，向其说明患者禁用的食物，包括与任何药物与食物相关的相互作用。应在正确的条件下保存患者家属或其他人员提供的食物，以防食物污染。

COP. 4 衡量要素

☐ 1. 根据患者的病情、治疗情况和需求，常规提供多种食物或营养物的选择。

☐ 2. 给所有的住院患者发放食物之前，其病历中应有饮食医嘱。

☐ 3. 饮食医嘱应基于患者的营养状况和需求。

☐ 4. 饮食分发及时，且能够满足患者的特殊要求。

☐ 5. 如由家属提供食物，应向其说明患者的饮食限制。

☐ 6. 在正确的条件下保存患者家属或其他人员提供的食物，以防食物污染。

COP. 5 标准

存在营养风险的患者得到营养治疗。

COP.5 含义

初次评估时，筛查出可能存在营养风险的患者。（见 AOP.1.4）这些患者通过营养师的会诊得到进一步评估。当发现患者确实存在营养风险时，必须制定和实施营养治疗计划，监测患者的营养治疗进展并在病历中记录。医生、护士和饮食服务人员，如合适，包括患者家属，一起计划和提供营养治疗。

COP.5 衡量要素

☐ 1. 评估确认存在营养风险的患者接受营养治疗。

☐ 2. 采用共同协作的流程，计划和提供营养治疗，并监测。

☐ 3. 监测患者对营养治疗的反应并记入病历。（见 AOP.2，衡量要素1）

疼痛管理

COP.6 标准

在有效管理疼痛方面为患者提供支持。℗

COP.6 含义

疼痛常常是患者体验的一部分，它可能与患者正在治疗的病情或疾病息息相关。可预见的是，疼痛也是某些治疗、操作或检查的一部分。作为医疗服务计划的一部分，当疼痛是治疗、操作或检查的预期效应时，应告知患者出现疼痛的可能性，以及哪些选择可用于疼痛管理。不管疼痛的起因为何，持续的疼痛能造成心理、生理的不良影响。因此，患者有权得到恰当的疼痛评估和管理。（见 PFR.2.2 和 AOP.1.5）

根据医院提供的服务范围，医院应有一套合适的疼痛评估和管理的流程，它包括：

- 初次评估和再评估时识别疼痛患者；
- 当疼痛是治疗、操作或检查的预期结果时，应告知患者出现疼痛的可能性和可选择的疼痛管理方案；
- 不管疼痛起因为何，根据指南和操作规程，结合疼痛管理的目标，为患者提供疼痛管理。（见 COP.7）
- 根据个体、文化和宗教信仰，与患者和家属沟通有关疼痛及其症状处理，并提供相关教育；
- 培训医务人员有关疼痛的评估和管理。

COP.6 衡量要素

☐ 1. 根据提供的服务范围，医院有一套识别患者疼痛的流程。

☐ 2. 当疼痛是计划中的治疗、操作或检查的预期结果时，告知患者出现疼痛的可能性和可用于疼痛管理的选择。

☐ 3. 根据疼痛管理的指南和操作规程，以及疼痛管理的目标，为疼痛患者提供医疗服务。

☐ 4. 根据提供的服务范围，医院有对患者及家属进行疼痛交流与教育的流程。

❏ 5. 根据提供的服务范围，医院有对医务人员进行疼痛管理相关教育的流程。

临终关怀

有关临终患者及其家属的医疗服务，应关注于他们的独特需要。临终患者也会经受一些与疾病过程或医疗相伴随的症状，也会需要一些帮助来应对有关死亡和临终的社会心理、精神和文化方面的问题。患者家属及照护人员可能需要在照护终末期家庭成员期间获得短暂歇息，或需要帮助来应对悲伤和失去亲人的伤痛。

医院提供临终关怀要考虑到提供治疗或服务的场所（临终病房或姑息治疗病房）、提供相关类型的服务以及服务的人群。医院制定一套管理临终患者的流程。这些流程可以：

- 确保患者的症状得到评估并被恰当的处理；
- 确保终末期患者能够得到尊重，有尊严地接受治疗；
- 根据需要尽可能频繁地评估患者以发现症状；
- 制定预防性和治疗性措施，来管理临终患者的症状；
- 教育患者和员工如何管理临终患者的症状。

COP. 7 标准

医院为临终患者提供临终关怀，满足患者和家属的需要，最大限度地保证患者的舒适和尊严。

COP. 7 含义

临终患者特别需要得到尊重和富有同情心的医疗服务，如评估所示。（见 AOP. 1.7）为了达到这个目标，所有员工要意识到临终患者的这种独特需求。所有临终服务以关注患者的舒适和尊严为指导。医院通过如下措施提供临终服务：

- 采取管理疼痛的干预措施；（见 COP. 6）
- 根据患者和家属的意愿，对各种症状提供恰当的治疗；
- 审慎对待诸如尸体解剖及器官捐赠等敏感问题；
- 尊重患者的价值观、宗教信仰和文化偏好；
- 让患者和家属参与所有的医疗服务；
- 对患者和家属的心理、情感、精神和文化方面的需求作出反应。

为了实现这些目标，培训所有员工关于临终患者及其家属的独特需求。（见 PFR. 1. 2 和 SQE. 3）

COP. 7 衡量要素

❏ 1. 培训员工关于临终患者及其家属的独特需求。

❏ 2. 通过临终关怀，处理临终患者的症状、病情、和医疗服务需求，如评估所示。（见 AOP. 1. 7，衡量要素 1）

❏ 3. 通过临终关怀，临终患者的疼痛得到妥善处理。（见 PFR. 2. 2）

❏ 4. 通过临终关怀，如合适，对患者和家属有关死亡和悲伤的心理社会、情感、文化和精神方

面的需求提供帮助。（见 AOP. 1.7，衡量要素 2）

☐ 5. 患者及其家属参与医疗服务的决策。（见 PFR. 2）

医院提供器官和/或组织移植服务

注意： 下列标准提出了医院对器官和组织移植、捐献和获得的责任。

器官移植通常是挽救生命的一种治疗操作，且器官和组织移植有时是治疗许多疾病的唯一选择。最近，移植技术的进步使得器官和组织移植的成功率大大提高。[34,35]但是，移植也并非没有风险。从供体到受体的感染传播便是证据确凿的一大安全问题。[36-40]移植后从受感染的捐献者处感染的疾病包括 HIV/AIDS、乙肝和丙肝以及克雅病（CJD）。[37,38]受体也可能会因运输、储存或处理过程中受到污染而感染细菌或真菌。[38,39]

医院领导者致力于创建有利于器官和组织捐赠的文化，可对医院器官和组织获取工作的全面成功产生重大影响。下述标准明确了医院在整个组织范围内负责器官和组织捐赠与获取的职责。[40]这涉及器官获取组织从医学上确定的适合捐赠的任何个人。如果医院拥有在心脏死亡后支持器官和组织复苏所需的资源，则无心跳供体也应纳入器官获取的范围。

COP. 8 标准

医院领导者提供资源以支持器官/组织移植项目。

COP. 8 含义

器官/组织移植项目要求医务人员具有专业的教育背景和培训经历以及其他资源，以提供安全、高质量的医疗服务。（见 SQE. 3，衡量要素 1）针对器官/组织移植的具体责任和要求，对医务人员进行教育和培训。其他必要的资源包括物品、特定类型的移植操作所需的通风病房（如正压通风）、特定类型的移植操作所需的药物、用以确保器官组织未被污染的实验室检查，以及由移植项目服务领导者确定的其他资源。此外，与信息管理系统相关的资源也十分必要，以帮助收集与风险和结果相关的数据，以及支持移植项目质量的其他信息。（见 GLD. 7；GLD. 9，衡量要素 2）

COP. 8 衡量要素

☐ 1. 有经过培训的医务人员为器官/组织移植项目提供安全、高质量的医疗服务。

☐ 2. 医院领导者为器官/组织移植项目分配资源。（见 GLD. 1.1，衡量要素 3）

☐ 3. 使用信息管理系统以支持器官/组织移植项目的质量。（见 MOI. 1）

COP. 8.1 标准

一位具有资质的移植项目领导者负责移植项目。

COP. 8.1 含义

提供器官和组织移植服务的医院的职责是为移植捐献者和接受者提供安全、高质量的医疗服务。[41]这一职责的核心就是建立能够支持所有移植项目活动的基础架构。而基础架构的关键要素之

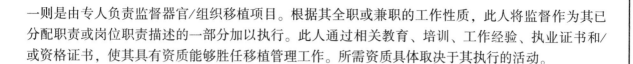

一则是由专人负责监督器官/组织移植项目。根据其全职或兼职的工作性质，此人将监督作为其已分配职责或岗位职责描述的一部分加以执行。此人通过相关教育、培训、工作经验、执业证书和/或资格证书，使其具有资质能够胜任移植管理工作。所需资质具体取决于其执行的活动。

COP. 8. 1 衡量要素

☐ 1. 移植项目应有一个能够支持移植项目活动各个方面的基础架构。

☐ 2. 一位或多位具有资质的人员负责监督器官/组织移植项目的范围和复杂性。（同见 GLD. 9，衡量要素1）

☐ 3. 此（些）人应履行移植项目确定的项目监督职责。

COP. 8. 2 标准

移植项目中包含由相关器官移植专家组成的多学科团队。

COP. 8. 2 含义

移植项目的成功、移植接受者和活体捐献者获得的积极结果，都依赖于具有临床知识和特定器官移植专业知识的医务人员所组成团队。器官接受者和活体器官捐献者的护理、心理、药理和营养需求都非常特殊。根据移植类型的不同，多学科团队可由以下领域的人员组成：

- 医学；
- 护理学；
- 营养学；
- 药理学；
- 感染控制；
- 社会服务；
- 心理服务；
- 康复服务。

该团队应具备为移植接收者和活体捐献者提供医疗和服务所需的资质、培训和工作经验。

COP. 8. 2 衡量要素

☐ 1. 移植项目应记录特定器官/组织移植团队的构成。

☐ 2. 移植项目应记录团队成员的职责。

☐ 3. 根据移植团队所提供的服务，该团队应包含具有医学、护理学、营养学、药理学、感染控制、社会服务、心理服务、康复服务和移植协调相关经验的人员。（见 GLD. 9，衡量要素3）

☐ 4. 在考虑每个人能否加入移植团队时，移植项目应对团队成员的资质、培训和工作经验进行评价。

COP. 8. 3 标准

所有移植活动都有一个包含医师、护士和其他医务人员在内的指定协调机制。

COP. 8. 3 含义

移植服务对器官/组织接受者而言存在特殊且重大的风险，对于进行活体捐献的捐献者亦然。

在捐献/接受过程中的各个阶段，确保安全、高质量医疗服务的一个重要部分是确定专人全面负责活体捐献者和接受者的医疗服务的协调及连贯性。这个人员可以是医师、注册护士或其他有资质的医务人员。（见 ACC.3）

COP.8.3 衡量要素

☐ 1. 确定负责协调活体捐献者和移植接受者医疗服务的人员，并且在移植医疗服务的各个阶段均可联系到。

☐ 2. 在移植前、移植中和出院阶段，临床移植协调员促进移植患者（申请者和接受者）的医疗服务的连贯性。

☐ 3. 在捐献评估、捐献过程中和出院阶段，临床移植协调员促进活体捐献者的医疗服务的连贯性。

☐ 4. 器官/组织移植活动的协调工作与所有参与移植项目活动的人员进行交流。

COP.8.4 标准

对移植申请者，移植项目采用的标准包括器官特异性移植的临床适合性、心理及社会适应性。

COP.8.4 含义

向受体分配器官需要考虑多方面的因素，如患者对移植的迫切需求、移植可为患者带来的益处、其他可供选择的替代治疗、患者生活质量的预期改善以及成功治疗的资源需求量等。

因为可用于移植的人类器官和组织有限，所以建立了针对接受者的筛选标准。移植接受者的筛选标准有助于识别最合适的患者，并限制可能的偏倚。因此，器官和组织的使用标准是基于医疗需求的客观评估，以透明的方式进行确定。

此外，确定分配器官时还必须考虑特定器官标准。**例如，**不同的器官在体外的存活能力有差异，因此必须考虑器官移植至接受者所需的时间。

COP.8.4 衡量要素

☐ 1. 移植项目记录特定器官申请者的资格标准。

☐ 2. 移植项目记录申请者的心理和社会适应性标准。

☐ 3. 确定移植适配性需考虑医疗评估结果。

☐ 3. 移植项目在移植申请者的医疗记录中记录器官相容性确认信息。

COP.8.5 标准

移植项目需获得移植申请者的器官移植专项知情同意。Ⓟ

COP.8.5 含义

患者在同意前必须了解知情决定中所需的医疗服务计划的相关因素。可能影响移植成功或申请者（作为接受者）健康的因素包括但不限于：

　　a) 捐献者的病史；

　　b) 所使用器官的状况；

c）器官年龄；

d）如已感染的捐献者未能检测出疾病，有感染传染性疾病的潜在风险。

此外，还可能有心理、伦理、经济以及其他方面的因素。与其他患者相比，这些因素对于移植患者更加特殊，例如抑制免疫力的药物使用和预计存活率。（见 AOP.1.1）作为知情同意流程的一部分，患者需要了解所有特殊的考虑因素。移植项目还应遵守医院的知情同意制度以及地方和属地的法律法规。（见 PFR.5.2）

COP.8.5 衡量要素

☐ 1. 移植项目在获取移植申请者的知情同意时应遵照医院制度。

☐ 2. 除了作为知情同意流程的必要环节而向所有外科手术患者提供的信息外，移植项目还需使潜在的移植申请者知悉可能的社会心理风险。

☐ 3. 除了作为知情同意流程的必要环节而向所有外科手术患者提供的信息外，移植项目还需使潜在的移植申请者知悉可能影响移植成功，或申请者（作为接受者）身体健康的风险因素，包括但不限于含义的 a）至 d）。

☐ 4. 除了作为知情同意流程的必要环节而向所有外科手术患者提供的信息外，移植项目还需使潜在的移植申请者知悉移植中心观察到的、预期的一年存活率；或当移植项目还不到18个月时，告知文献记载的一年存活率。

☐ 5. 除了作为知情同意流程的必要环节而向所有外科手术患者提供的信息外，移植项目还需使潜在的移植申请者知悉排斥反应率、免疫抑制药物与可能的相关费用。

☐ 6. 除了作为知情同意流程的必要环节而向所有外科手术患者提供的信息外，移植项目还需使潜在的移植申请者知悉可选择的其他治疗。

COP.8.6 标准

针对器官恢复和接收，移植项目要有书面的操作规程、临床实践指南或程序，以确保移植的人体细胞、组织和器官的相容性、安全性、有效性以及质量。Ⓟ

COP.8.6 含义

为降低移植排斥的风险，移植外科医师必须保证捐献器官与接受者的相容性。最常用的相容性测试包括血型检定与交叉配血和组织分型。移植外科医师需保证在器官恢复和器官移植实施前进行相容性测试。

传染病传播和恶性肿瘤是捐献组织和器官的接受者所面临的潜在风险。因此，必须保证移植的人体细胞、组织和器官的安全性、有效性以及质量。对器官和组织的捐献者的评估，可识别潜在有害病原体感染风险较高的捐献者。对供体临床病史的筛查及供体传染性疾病的检查可显著减少供体传播疾病的发生率。捐献筛查应包含病史评估、行为风险因素和体格检查。捐献检查应包含 HIV 检测、乙型肝炎检测、丙型肝炎检测以及其他推荐的检测项目。[42-44]

对于任何人体组织的移植，要保证可追溯性以保证捐献者和接受者的预期寿命。对于全面的可追溯性，国际上关于识别移植中所使用的组织和细胞的认可编码方式必不可少。（见 GLD.11.2）

COP.8.6 衡量要素

☐ 1. 移植团队遵守书面的器官恢复操作规程、临床实践指南或程序，这包括审核捐献者和接受

者的重要数据，以在器官恢复前确保相容性。（见 COP. 3）

☐ 2. 移植外科医师负责以书面形式确认供移植至接受者的捐献器官的医疗适宜性。

☐ 3. 器官送至移植中心后，在实施移植前，移植外科医师和至少一名移植中心的其他有资质的医务人员验证捐献者的血型和其他重要数据与接受者相容性，并记录。

☐ 4. 移植外科医师负责在器官恢复和进行器官移植前确认已完成对传染病和恶性肿瘤的捐献评估和捐献检查，并在病历中记录。

☐ 5. 器官送至移植中心后，在实施移植前，移植外科医师和至少一名移植中心的其他有资质的医务人员验证捐献器官的评估和检查结果未发现疾病且器官的状态适合移植，并记录。

COP. 8.7 标准

采用个体化的患者医疗服务计划指导移植患者的医疗服务。

COP. 8.7 含义

根据移植的器官或组织的类型不同，患者接受器官或组织移植的医疗服务也会有所不同。患者的健康史对其康复会有影响；此外，患者的心理状态对其移植的成功也会有影响。由精神科医生、心理学家和在移植方面有工作经验的社会工作者，对患者进行心理评估来判定患者的决策能力，以及筛查任何存在的精神疾病。（见 AOP. 1.1，衡量要素 2）制定个体化的医疗服务计划以指导移植患者的医疗服务。（见 AOP. 1.2 和 COP. 2.1）

COP. 8.7 衡量要素

☐ 1. 移植项目包含针对特定器官移植的书面临床实践指南，指导移植前、移植中及出院阶段。

☐ 2. 在整个移植前、移植中及出院阶段，每个移植患者均得到多学科医疗团队的医疗服务，该团队由患者的主要移植医师协调。

☐ 3. 评估其他医疗和外科手术治疗对于移植申请者的适宜性，并将其短期或长期存活率与移植进行相比。

☐ 4. 移植申请者接受心理学评估，由精神科医生、心理学家和在移植方面有工作经验的社会工作者来判定患者的决策能力，以及筛查任何存在的精神疾病。

☐ 5. 移植项目不断更新移植患者医疗记录中的临床信息。

使用活体捐献器官的移植项目

COP. 9 标准

进行活体移植项目，必须遵守地方和属地法律、法规，并保护预期的或实际活体捐献者的权利。

COP. 9 含义

需求不断增加和亡故捐献者器官的供应有限，因此更需要努力促进活体器官捐献。用于捐献申请者筛选、知情同意以及捐献后的医疗服务的相关活体捐献标准并没有普遍存在。活体捐献者面临困难决定且存在永久性并发症的潜在风险，因此请勿在被迫或有压力时捐献器官。

为帮助活体捐献者做决定并确保其权利受到保护，必须确定具备活体器官捐献、移植、医学伦理及知情同意等相关知识的人员。（见 PFR.1 和 PFR.6）

COP.9 衡量要素

☐ 1. 执行活体移植的项目要遵守地方和属地的法律、法规。

☐ 2. 活体器官捐献者有权在非强迫、无压力的环境下作出捐献决定。（见 GLD.2，衡量要素5）

☐ 3. 将具备活体器官捐献、移植、医学伦理及知情同意等相关知识的人员确定为活体捐献的倡导者。

☐ 4. 确定为活体捐献倡导者的个人不得参与常规移植活动。

☐ 5. 活体捐献倡导者在活体捐献者做决定时，以在文化上适宜的方式充分尊重捐献者，并为其提供相关信息和支持。

COP.9.1 标准

进行活体移植的移植项目，要获得潜在活体捐献者专门针对器官捐献的知情同意书。

COP.9.1 含义

潜在的活体捐献者必须完全理解捐献过程的各个方面，尤其需要理解活体捐献者的有关风险和利益。很多活体捐献者将其器官捐献给家人或朋友，但是，有些活体捐献者并不介意其所捐献器官的受体。获取知情同意的一个非常重要的方面是确保潜在捐献者愿意进行捐献，不受强迫，无任何补偿保证，且其知悉他或她可随时拒绝捐献。（见 PFR.5.2，衡量要素2）

COP.9.1 衡量要素

☐ 1. 活体捐献的知情同意由受过培训的人员以潜在活体捐献者可理解的语言沟通获取。

☐ 2. 除了作为知情同意流程的必要环节向所有外科手术患者提供的信息外，移植项目还需使潜在的活体捐献者知悉捐献可能存在的心理风险。

☐ 3. 除了作为知情同意流程的必要环节向所有外科手术患者提供的信息外，移植项目还需使潜在的活体捐献者知悉与活体器官捐献相关的潜在并发症和风险。

☐ 4. 除了作为知情同意流程的必要环节向所有外科手术患者提供的信息外，移植项目还需使潜在的活体捐献者知悉将来潜在的健康问题。

☐ 5. 移植项目需使潜在的活体捐献者知悉移植申请者的可选择的其他治疗方案。

☐ 6. 移植项目需使潜在的活体捐献者知悉捐献者在捐献过程中有权随时选择退出捐献。

COP.9.2 标准

进行活体捐献的移植项目，使用临床和心理选择标准以判定潜在活体器官捐献者的适宜性。

COP.9.2 含义

器官捐献者必须接受评估，以确定其作为捐献者的身体和心理适宜性。医疗评估将确定捐献者进行捐献的身体能力，并识别任何当前及未来潜在的健康风险。心理评估将由精神科医生、心理学家和在移植方面有工作经验的社会工作者实施完成，以确定活体捐献者的决策能力，筛查任何先前存在的精神疾病并评估任何潜在的强迫捐献。捐献者还必须接受其对捐献流程及潜在结果的理解能力评估，包括可能的不良结果。（见 AOP.1.1，衡量要素2）

COP.9.2 衡量要素

☐ 1. 移植项目记录已定义的针对特定器官活体捐献者的筛选标准。（见 COP.3）

☐ 2. 移植项目的活体捐献者筛选标准符合法律法规及医学伦理原则。（见 GLD.2，衡量要素5 和 GLD.12）

☐ 3. 确定捐献适宜性时必须考虑与活体捐献者自身身体健康相关的医疗评估结果。

☐ 4. 确定捐献适宜性时必须考虑识别传染病或恶性疾病的医疗检查结果。

☐ 5. 确定移植适宜性时必须考虑心理评估结果，由精神科医生、心理学家和在移植方面有工作经验的社会工作者完成。

☐ 6. 移植项目在活体捐献者的医疗记录中记录器官相容性确认。

COP.9.3 标准

用个体化的患者医疗服务计划指导活体捐献者的医疗服务。

COP.9.3 含义

除了接受外科手术操作患者的一般医疗需求外，活体捐献者对治疗和医疗照护还有特殊需求，需要具体考虑。对任何活体捐献者制定和实施个体化的医疗服务计划。（见 COP.2.1）

COP.9.3 衡量要素

☐ 1. 进行活体移植的移植项目，使用书面的活体移植指南，来指导捐献过程中的评估、实施捐献及出院阶段的医疗服务。（见 COP.3 和 GLD.11.2）

☐ 2. 对于进行活体移植的移植项目，在其捐献者评估、实施捐献及出院等阶段，每个捐献者均得到多学科患者医疗服务团队的医疗照护，该团队由团队中的一名医师进行协调（见 ACC.3 和 COP.2）

☐ 3. 活体捐献申请者在捐献后得到持续的心理支持。

参考文献

1. Ballantyne H. Developing nursing care plans. *Nurs Stand*. 2016 Feb 24；30（26）：51 - 57.

2. Agency for Healthcare Research and Quality. Care Coordination. Jul 2016. Accessed Nov 11，2016. http：// www.ahrq.gov/professionals/prevention-chronic-care/improve/coordination/index.html.

3. Ganz DA，et al. *Preventing Falls in Hospitals：A Toolkit for Improving Quality of Care*. Rockville，MD：Agency for Healthcare Research and Quality，2013.

4. Ulin K，et al. Person-centered Care—An approach that improves the discharge process. *Eur J Cardiovasc Nurs*. 2016 Apr；15（3）：e19 - 26.

5. Kuo DZ，et al. Family-centered care：Current applications and future directions in pediatric health care. *Matern Child Health J*. 2012 Feb；16（2）：297 - 305.

6. Greene AH. HIPAA compliance for clinician texting. *J AHIMA*. 2012 Apr；83（4）：34 - 36.

7. The Joint Commission. Update：Texting orders. *Jt Comm Perspect*. 2016 May；36（5）：15.

8. Bridi AC, Louro TQ, da Silva RC. Clinical alarms in intensive care: Implications of alarm fatigue for the safety of patients. *Rev Lat Am Enfermagem.* 2014 Nov－Dec; 22 (6): 1034－1040.

9. AAMI Foundation. Clinical Alarm Management Compendium. 2015. Accessed Nov 11, 2016. http: //s3. amazonaws. com/ rdcms-aami/files/production/public/FileDownloads/Foundation/Reports/Alarm_Compendium_2015. pdf.

10. ECRI Institute. Top 10 Health Technology Hazards for 2016. Nov 2015. Accessed Nov 13, 2016. https: //www. ecri. org/ Pages/2016-Hazards. aspx.

11. ECRI Institute. Top 10 Health Technology Hazards for 2015. Nov 2014. Accessed Nov 13, 2016. https: //www. ecri. org/ Pages/2015-Hazards. aspx.

12. Bolster C, et al. Suicide assessment and nurses: What does the evidence show? *Online J Issues Nurs. 2015 Jan 31; 201 (1): 2.*

13. Pai M, Douketis JD. Prevention of venous thromboembolic disease in acutely ill hospitalized medical adults. *UpToDate.* Epub 2016.

14. National Pressure Ulcer Advisory Panel. New 2014 Prevention and Treatment of Pressure Ulcers: Clinical Practice Guideline. 2014 Accessed Nov 11, 2016. http: //www. npuap. org/resources/educational-and-clinical-resources/prevention-and-treatment-of-pressure-ulcers-clinical-practice-guideline/.

15. Qaseem A, et al. Risk assessment and prevention of pressure ulcers: A clinical practice guideline from the American College of Physicians. *Ann Intern Med.* 2015 Mar 3; 162 (5): 359－369.

16. Barbier F, et al. Hospital-acquired pneumonia and ventilator-associated pneumonia: recent advances in epidemiology and management. *Curr Opin Pulm Med.* 2013 May; 19 (3): 216－228.

17. Springer G. When and how to use restraints. *Am Nurs Today.* 2015 Jan; 10 (1): 26－27.

18. Bonnell S, Macauley K, Nolan S. Management and handoff of a deteriorating patient from primary to acute care settings: A nursing academic and acute care collaborative case. *Simul Healthc.* 2013 Jun; 8 (3): 180－182.

19. Royal College of Physicians. National Early Warning Score (NEWS). May 13, 2015. Accessed Nov 13, 2016. https: // www. rcplondon. ac. uk/projects/outputs/national-early-warning-score-news.

20. Subbe CP, Welch JR. Failure to rescue: Using rapid response systems to improve care of the deteriorating patient in hospital. *AVMA Medical & Legal Journal.* 2013; 19 (1): 6－11. Accessed Nov 13, 2016. http: //cri. sagepub. com/content/19/1/6. full. pdf + html.

21. Winters BD, et al. Rapid-response systems as a patient safety strategy: A systematic review. *Ann Intern Med.* 2013 Mar 5; 158 (5 Pt 2): 417－425.

22. McDonnell A, et al. A before and after study assessing the impact of a new model for recognizing and responding to early signs of deterioration in an acute hospital. *J Adv Nurs.* 2013, Jan; 69 (1): 41－52.

23. Liaw SY, et al. Strengthening the afferent limb of rapid response systems: An educational intervention using web-based learning for early recognition and responding to deteriorating patients. *BMJ Qual Saf.* 2016 Jun; 25 (6): 448－456.

24. Maharaj R, Raffaele I, Wendon J. Rapid response systems: A systematic review and meta-analysis. *Crit Care.* 2015; 19 (254): 1－15.

25. Nolan J, editor. Section 7: Resuscitation. In Colvin JR, Peden CJ, editors: *Raising the Standard: A Compendium of Audit Recipes for Continuous Quality Improvement in Anaesthesia*, 3rd ed. London: Royal College of Anaesthetists, 2012, 187－203. Accessed Nov 13, 2016. http: //www. rcoa. ac. uk/ARB2012.

26. Link MS, et al. Part 7: Adult advanced cardiovascular life support 2015 American Heart Association guidelines update for cardiopulmonary resuscitation and emergency cardiovascular care. *Circulation.* 2015 Nov 3; 132 (18 Suppl 2): S444－464.

27. Pozner CN. Advanced cardiac life support (ACLS) in adults. *UpToDate.* Epub 2016.

28. US Food and Drug Administration. Vaccines, Blood & Biologics: Blood & Blood Products. (Updated: Mar 10, 2014.) Accessed Nov 13 2016. http: //www. fda. gov/BiologicsBloodVaccines/BloodBloodProducts/default. htm.

29. Kurup R, et al. A study on blood product usage and wastage at the public hospital, Guyana. *BMC Res Notes.* 2016 Jun 13;

9 （307）：1 – 6.

30. Follea G. Patient blood management. *Transfus Clin Biol.* Epub 2016 Sep 14.

31. Goodnough TL, Shah N. The next chapter in patient blood management：Real-time clinical decision support. *Am J Clin Pathol.* 2014 Dec；142 （6）：741 – 747.

32. Bruun MT, et al. Patient blood management in Europe：Surveys on top indications for red blood cell use and patient blood management organization and activities in seven European university hospitals. *Vox Sang.* Epub 2016 Aug 10.

33. Hervig T, Kaada S, Seghatchian, J. Storage and handling of blood components—Perspectives. *Transfus Apher Sci.* 2014 Oct；51 （2）：103 – 106.

34. Strong, DM. Tissue transplants—What's happened over the years? *International Trends in Immunity.* 2013 Jan；1 （1）：16 – 21.

35. World Health Organization. Transplantation：Outcomes of Organ Transplantation. Accessed Nov 13, 2016. http：// www. who. int/transplantation/gkt/statistics/kidney_outcomes/en/index. html.

36. Greenwald MA, Kuehnert, MJ, Fishman JA. Infectious disease transmission during organ and tissue transplantation. *Emerg Infect Dis.* 2012 Aug；18 （8）：e1. Accessed Nov 13, 2016. http：//wwwnc. cdc. gov/eid/article/18/8/12 – 0277_article.

37. Ha YE, Peck KR. Infection prevention in transplant recipients. *Korean J Med.* 2013 Feb；84 （2）：168 – 178. Korean.

38. Ison MG, Holl JL, Ladner D. Preventable errors in organ transplantation：An emerging patient safety issue? *Am J Transplant.* 2012 Sep：12 （9）：2307 – 2312.

39. Costa SF, et al. Evaluation of bacterial infections in organ transplantation. *Clinics （Sao Paulo） .* 2012；67 （3）：289 – 291.

40. Joint Commission Resources. Tracer methodology 101：Transplant safety tracer：Standardized procedures to acquire, receive, store, and issue tissue. *Joint Commission：The Source.* 2013 Apr；11 （4）：10 – 12.

41. Morales Pedraza J. Chapter 2：Ethical policy, principles, codes and other regulations in force in the field of tissue banking in a select group of countries. In *Ethical Policy and Principles in Tissue Banking, International Experience and Implementation.* Switzerland：Springer International Publishing, 2016, 49 – 94.

42. Fishman JA, Grossi PA. Donor-derived infection—The challenge for transplant safety. *Nat Rev Nephrol.* 2014 Nov；10 （11）：663 – 672.

43. Kaul DR. Donor-derived infection：Epidemiology and outcomes. *Curr Infect Dis Rep.* 2012 Dec；14 （6）：676 – 682.

44. Fishman JA, Greenwald MA, Grossi PA. Transmission of infection with human allografts：Essential considerations in donor screening. *Clin Infect Dis.* 2012 Sep；55 （5）：720 – 727.

▶麻醉和手术医疗服务（ASC）

概述

手术麻醉、操作时镇静及手术干预在医院里是既常见又复杂的流程。它们需要完整全面的患者评估、整体医疗服务计划、持续的患者监测，并根据患者指征安排转诊，这样才能保证患者医疗服务的连贯性，有利于患者康复，及最终的转院或出院。

麻醉和操作时镇静通常被视为从轻度镇静到全麻的连续过程。鉴于患者的反应会随这个过程逐步变化，麻醉和操作时镇静的使用应以整体化进行组织管理。本章节主要涉及内容为麻醉和操作时镇静，因为在此过程中，患者气道通畅和维护通气功能所需要的保护性反射随时可能受到抑制。本章节内容将不涉及以解除焦虑或使 ICU 患者耐受呼吸机通气为目的而使用的镇静。

因为手术风险很高，所以必须谨慎计划和实施。根据患者评估，制定手术操作计划和术后所需医疗服务的计划，并予记录。对涉及医疗器械植入的手术，医院应给予特别关注，包括对失效医疗器械进行上报，以及制定相应流程用于追踪涉及召回事件的患者。

注：麻醉和手术标准适用于任何需要实施麻醉和或操作时镇静的场所，以及任何需要签署知情同意书的外科手术和有创操作的场所。（见 PFR. 5.2）此类场所包括医院手术室、日间手术中心或日间病房、内镜室、介入放射科、牙科和其他门诊科室、急诊科、重症监护病房及其他各处。

注意：有些标准要求医院有一个书面制度、操作程序、计划或其他具体流程的书面文件，这些标准在标准文本后以Ⓟ标注。

标准

以下为所有本章节的标准一览表，为了便于使用者阅读，本节未附其含义或衡量要素。关于这些标准的详细信息，请看本章节下一部分："标准、含义和衡量要素"。

组织和管理

ASC. 1　麻醉和镇静服务要能满足患者的需要，所有这些服务都遵循专业标准和适用的地方性和全国性的相关标准、法律和法规。

ASC. 2　由一名或多名有资质的人员负责管理镇静和麻醉服务。

镇静医疗服务

ASC. 3　操作时镇静的管理在全院范围内实行标准化。Ⓟ

ASC. 3. 1　负责实施操作时镇静的专业人员和负责监测患者接受操作时镇静的人员均要具备资质。Ⓟ

ASC. 3. 2　根据专业实践指南实施和监测操作时镇静。Ⓟ

ASC. 3.3　　与患者、家属或其他为患者做决策的人员讨论有关操作时镇静的风险、益处和可供选择的方法。

麻醉医疗服务

ASC. 4　由具有资质的人员负责麻醉前评估和麻醉诱导前评估。

ASC. 5　应为每位患者制定麻醉计划并做记录，并将使用的麻醉方式和麻醉技术记录于病历中。

ASC. 5.1　与患者和其他为患者做决策的人员讨论有关麻醉和术后疼痛控制的风险、益处和可供选择的方法。

ASC. 6　根据专业实践指南监测，并在病历中记录每位患者在麻醉和手术期间的生理状况。℗

ASC. 6.1　监测和记录每位患者麻醉后的状况，有资质的人员或根据已制定的标准决定是否将患者从麻醉复苏室转出。℗

手术医疗服务

ASC. 7　根据评估结果制定和记录每位患者的手术医疗服务计划。

ASC. 7.1　与患者、家属或其他为患者做决策的人员讨论有关手术的风险、益处和替代方案。

ASC. 7.2　有关手术操作的信息记录于病历中，以促进医疗服务的连贯性。

ASC. 7.3　制定和记录术后医疗服务计划。

ASC. 7.4　当外科治疗计划涉及植入医疗器械时，应特别考虑如何对标准的流程和程序进行必要的修改。℗

标准、含义和衡量要素

组织和管理

ASC. 1 标准

麻醉和镇静服务要能满足患者的需要，所有这些服务都遵循专业标准和适用的地方性和全国性的相关标准、法律和法规。

ASC. 1 含义

镇静和麻醉通常被视为从轻度镇静到全麻的一个连续过程。患者的反应可能会随这个过程逐步变化，在此期间患者的保护性气道反射随时可能被抑制。进行镇静和麻醉是非常复杂的流程，必须和患者的医疗服务计划相整合。镇静和麻醉要求有完整和全面的患者评估、持续的患者监测和客观的复苏标准。

医院根据患者人群、提供的临床服务和医务人员的需求，建立一个提供镇静和麻醉服务的系统。根据医疗服务的专业规范标准并遵循所有适用的地方性和全国性法律、法规，提供镇静和麻醉服务。镇静和麻醉服务在常规工作时间以外能随时为急诊服务。

镇静和麻醉服务（包括急诊服务需求），可以由医院内部提供，或与院外机构签协议（**例如**个体麻醉医师或麻醉医师集团）提供，或二者兼有。任何院外麻醉资源的使用要基于镇静和麻醉服务主管的推荐。院外麻醉资源应符合适用的法律法规，并具有可接受的服务质量及患者安全记录（即符合服务合同的规定）。（见 GLD. 6 和 GLD. 6. 1）

ASC. 1 衡量要素

☐ 1. 镇静和麻醉服务符合专业规范标准和适用的地方性和全国性法律法规。

☐ 2. 所提供的镇静和麻醉服务满足患者需求。

☐ 3. 镇静和麻醉服务在常规工作时间以外能随时为急诊服务。

☐ 4. 院外镇静和麻醉资源的选择要基于镇静和麻醉服务主管的推荐，有可接受的绩效记录，并符合适用的法律法规。（见 GLD. 2，衡量要素 5）

☐ 5. 当使用外部镇静和麻醉服务资源时，要签定合约。

ASC. 2 标准

由一名或多名有资质人员负责管理镇静和麻醉服务。

ASC. 2 含义

镇静和麻醉服务应在一位或多位人员指导下进行，这些人员的资质经书面记录的培训、专业技术和工作经验来认定，并符合适用的法律法规。他们要承担提供麻醉服务的专业责任，包括：

● 制定、实施和维护规章制度；

● 提供管理监督；

- 维护任何必需的质量控制方案；
- 推荐院外镇静和麻醉服务资源；
- 监测和审查所有镇静和麻醉服务。

ASC. 2 衡量要素

☐ 1. 整个医院内提供同质的镇静和麻醉服务。

☐ 2. 一位或多位有资质的人员指导镇静和麻醉服务。（见 GLD. 9，衡量要素 1）

☐ 3. 规定并执行推荐院外镇静和麻醉服务的职责。

☐ 4. 规定并执行监测和审查所有镇静和麻醉服务的职责。（见 GLD. 8，衡量要素 1）

镇静医疗服务

ASC. 3 标准

操作时镇静的管理在全院范围内实行标准化。 ℗

ASC. 3 含义

操作时镇静被定义为："……给予镇静剂或解离剂（合用或不合用镇痛药）来诱导患者意识状态的改变，使患者忍受痛苦或不愉快的操作，同时保持心肺功能的技术。"[1(p178)] 不管给予的药物、剂量和途径如何，当用药目的是以改变患者的认知状态来协助实施特定的操作，就被认为操作时镇静。操作时镇静经常在医院手术室之外的其他地方进行。由于实施操作时镇静（如麻醉一样）对于患者来说具有巨大的潜在风险，因此对操作时镇静的应用管理在整个医院内必须是同质的。在医院内的任何地方执行操作时镇静，必须由有资质的人员参与操作，而且医疗设备、医疗用品的配置是一致的，以及患者监测也是一致的。因此，关于如何使用操作时镇静和使用地点，医院必须制定具体的指南、制度和程序支持标准化的操作时镇静，并规定：

a）医院内可实施操作时镇静的场所；

b）参与操作时镇静过程的人员的具体资质或技能；（见 SQE. 3）

c）儿童、成人和老年人之间的区别，或其他特殊考虑因素；

d）能立即获得使用的专业医疗设备，这些设备适用患者的年龄和健康史；

e）分别获取操作和镇静使用的知情同意流程。（见 PFR. 5. 2）

在实施操作时镇静期间，需有经过高级生命支持培训的人员在场，并能立即获得适用于患者年龄、健康史和实施的操作类型的抢救医疗设备和物品。[2]

ASC. 3 衡量要素

☐ 1. 标准化管理整个医院内的操作时镇静应用。

☐ 2. 操作时镇静标准化至少包括含义中规定的 a）至 e），并得到处理。

☐ 3. 能立即获得抢救设备和物品，并且这些抢救设备和物品能根据实施的镇静类型、患者的年龄和医疗情况而进行定制化。（见 COP. 3. 2，衡量要素 2）

☐ 4. 在实施操作时镇静期间，有经过高级生命支持培训并适合于患者年龄和健康史的人员在场。（见 COP. 3. 2）

ASC. 3. 1 标准

负责实施操作时镇静的专业人员和负责监测患者接受操作时镇静的人员均要具备资质。Ⓟ

ASC. 3. 1 含义

负责给予患者实施操作时镇静的医师、牙医或其他人员的资质很重要。理解有关于患者实施操作时镇静的方法和执行操作的类型，可提高患者对操作时的疼痛和不舒服的忍耐力，并降低发生并发症的风险。与操作时镇静有关的并发症主要包括心脏或呼吸抑制。因此，以上这些人员至少具有基础生命支持培训证书。此外，要具有镇静药及其拮抗剂使用的药理学相关知识，以降低发生不良结果的风险。就此而论，负责操作时镇静的人员必须具备以下技能：

a) 掌握镇静技术和不同镇静模式；

b) 要具有镇静药及其拮抗剂使用的药理学相关知识；

c) 知晓监测要求；

d) 应对并发症。（见 SQE.10）

执行操作的医务人员不应负责提供持续的患者监测。另一位有资质的人员，如麻醉医师或经培训有技能的护士，应承担不间断地监测患者的生理参数及协助提供支持和复苏措施的责任。该负责提供监测的人员必须具备以下技能：

e) 知晓监测要求；

f) 应对并发症；

g) 拮抗剂的使用；

h) 知晓镇静复苏标准。

ASC. 3. 1 衡量要素

☐ 1. 负责提供操作时镇静的医务人员要至少掌握含义中 a) 至 d) 项的技能。（见 SQE.3，衡量要素 1 和 SQE.10，衡量要素 3）

☐ 2. 负责操作时镇静期间监测患者的人员要至少掌握含义中 e) 至 h) 项的技能。（见 SQE.3，衡量要素 1）

☐ 3. 参与镇静的所有员工所具备的操作时镇静技能记录在个人员工档案中。（见 SQE.5，衡量要素 4）

ASC. 3. 2 标准

根据专业实践指南实施和监测操作时镇静。Ⓟ

ASC. 3. 2 含义

镇静程度是从轻度镇静到深度镇静的连续过程，患者可从一种镇静深度发展为另一种镇静深度。许多因素影响患者对镇静的反应，并影响患者的镇静深度。这些因素包括给予的药物、剂量和途径，以及患者的年龄（儿童、成人和老年人）和病史。**例如**患者重要器官的损伤史、当前用药与镇静药物的相互作用、药物过敏、先前对麻醉或镇静的不良反应以及药物滥用，每一个因素都会影响患者对操作时镇静的反应。如果患者的生理状况是高风险的，应考虑到患者额外的临床需求和接受操作时镇静的适宜性。

镇静前评估有助于明确哪些因素有可能影响患者对操作时镇静的反应，也有助于明确术中或术后监护中哪些发现可能具有重要意义。有资质的人员负责实施患者镇静前评估，包括：

  a）识别任何对使用的镇静类型产生影响的气道问题；

  b）评估对存在风险的患者实施操作时镇静的适宜性；

  c）根据患者拟接受的医疗操作，计划患者需要的镇静类型和镇静程度；

  d）安全地给予患者镇静；

  e）解释患者术中监护或复苏监护中发现的情况。

镇静前评估的范围和内容是基于专业实践指南和医院的制度规定。

接受操作时镇静的患者要求监测患者的意识水平、通气和氧合功能状况、血流动力学变化，监测频度应基于所给予药物的类型和数量，操作持续时间和患者类型及身体状况。在镇静过程中的重要考虑因素包括患者保持气道保护性反射的能力、非依赖性的持续通气功能、对物理刺激或口头指令的反应能力。一位具有资质的人员负责不间断地监测患者的生理参数及协助提供支持和复苏措施，直到患者安全地复苏。

在操作结束后，患者仍可能由于镇静药物充分吸收延迟、呼吸抑制和/或缺乏操作刺激而继续存在发生并发症的风险，所以仍然需要持续监测患者情况，直至其意识和血流动力学参数恢复到接近基线水平。使用客观的标准有助于确定患者是否已经恢复和/或可以准备转出。（见 QPS. 8）

ASC. 3. 2 衡量要素

☐ 1. 执行并记录镇静前评估，至少包括含义中 a）至 e），以评价患者接受操作时镇静的风险和适宜性。（见 AOP. 1，衡量要素 1，2 和 COP. 2. 1，衡量要素 6）

☐ 2. 一位有资质的人员负责患者镇静期间的监测，并记录监测结果。

☐ 3. 操作时镇静的恢复和出院/转出应用已制定的标准，并记录。

ASC. 3. 3 标准

与患者、家属或其他为患者做决策的人员讨论有关操作时镇静的风险、益处和可供选择的方法。

ASC. 3. 3 含义

实施操作时镇静的计划过程包括向患者及其家属或其他患者的医疗服务决策者提供有关于实施操作时镇静的风险、益处和可供选择方案的教育。这种讨论作为要求获取操作时镇静知情同意流程的一部分。（见 PFR. 5. 2）由一位有资质的人员提供该教育。

ASC. 3. 3 衡量要素

☐ 1. 向患者、家属和/或其他决策者提供有关于操作时镇静的风险、益处和可供选择方案的教育。（见 PFR. 5. 3，衡量要素 2）

☐ 2. 向患者、家属和/或其他决策者提供有关于操作后镇痛的教育。

☐ 3. 一位有资质的人员提供该教育，并记录。

麻醉医疗服务

ASC. 4 标准

由具有资质的人员负责麻醉前评估和麻醉诱导前评估。

ASC. 4 含义

鉴于麻醉具有高风险，麻醉必须认真仔细地计划。麻醉前患者评估是制定麻醉计划和确定麻醉和复苏过程中监测发现的重大问题以及是否使用术后镇痛药的基础。麻醉前评估获得需要的信息，有助于：

- 识别任何气道问题；
- 选择麻醉方式和制定麻醉医疗服务计划；
- 基于患者评估、已确定的风险和操作类型，安全地给予麻醉；
- 解释患者麻醉和复苏期间监测中发现的问题；
- 为手术后使用镇痛药提供信息。

由一位麻醉医师或另一位具有资质的人员进行患者麻醉前评估。对急诊和产科患者的麻醉前评估可以在其入院前或外科手术前的某个时间或临近外科手术时进行。（见 AOP. 1. 3）麻醉诱导前评估与麻醉前评估是有区别的，麻醉诱导前评估关注患者的生理稳定性和麻醉的准备状态，并在麻醉诱导前立即进行评估。如果必须在紧急状况下提供麻醉，则可立即相继或同时进行麻醉诱导前评估和麻醉前评估，但需分别进行记录。（见 ASC. 6）

ASC. 4 衡量要素

☐ 1. 应对每个患者进行麻醉前评估。（见 AOP. 1，衡量要素 1 和 2）

☐ 2. 在即将麻醉诱导前，对患者单独开展麻醉诱导前评估，以再次评估患者。

☐ 3. 这两种评估均应由具有资质的人员执行，并记录在病历中。

ASC. 5 标准

为每位患者制定麻醉计划并做记录，并将使用的麻醉方式和麻醉技术记录于病历中。

ASC. 5 含义

麻醉服务必须仔细计划并记录于麻醉记录单上。麻醉计划制定时必须结合患者评估结果，确定是否使用麻醉，明确使用何种麻醉方式、其他用药和输液、监测程序，预期的麻醉后医疗服务。将麻醉用药、剂量（如适用）和麻醉技术记录于患者的麻醉记录单中。（见 COP. 2. 1，衡量要素 6；QPS. 8；MOI. 9. 1，衡量要素 4）

ASC. 5 衡量要素

☐ 1. 制定每位患者的麻醉医疗服务计划，并记录于病历中。

☐ 2. 麻醉药、剂量（如适用）和麻醉技术均应记录于患者的麻醉记录单中。

☐ 3. 麻醉医师和/或麻醉护士及麻醉助理均应在患者麻醉记录中注明。（见 MOI. 11. 1，衡量要素 1）

ASC. 5. 1 标准

与患者、其他为患者做决策的人员讨论有关麻醉和术后疼痛控制的风险、益处和可供选择的方法。

ASC. 5. 1 含义

麻醉计划制定过程包括向患者、家属或决策者说明制定的麻醉计划及术后镇痛有关的风险、益处和可供选择方案。该讨论是 PFR. 5. 2. 要求获得麻醉知情同意流程的一部分。由麻醉医生或其他有资质的人员提供教育。

ASC. 5. 1 衡量要素

☐ 1. 向患者、家属和/或决策者告知有关麻醉的风险、益处和替代方案。（见 PFR. 5. 3，衡量要素 2）

☐ 2. 实施操作前，向患者、家属和/或决策者提供有关术后疼痛管理选择方案的教育。

☐ 3. 该教育应由麻醉医师或其他具有资质的人员提供并记录。（见 PEE. 4，衡量要素 2）

ASC. 6 标准

根据专业规范指南监测，并在病历中记录每位患者在麻醉和手术期间的生理状况。Ⓟ

ASC. 6 含义

生理监测能提供麻醉（全麻、腰麻、区域麻醉和局麻）期间和复苏阶段患者情况的可靠信息。监测结果将影响重要的术中及术后决策，如重返手术、转至其他级别的医疗服务科室或出院。监测信息可为医疗和护理服务提供指导，并能确定诊断性和其他服务的需求。监测过程中发现的问题应记录于病历中。

监测方法取决于患者的麻醉前状况、麻醉选择以及手术的复杂性或麻醉期间执行的其他操作。但是，在任何情况下，麻醉期间的整体监测和手术均应符合专业实践，并在医院制度中进行规定。监测结果应记录于病历中。（见 ASC. 4）

ASC. 6 衡量要素

☐ 1. 麻醉和手术期间的监测频率与类型是基于患者的麻醉前状态、使用的麻醉方式及所执行的手术操作。

☐ 2. 对患者生理状态的监测应符合专业实践。（见 GLD. 7，衡量要素 3）

☐ 3. 监测结果记录于病历中。

ASC. 6. 1 标准

监测和记录每位患者麻醉后的状况，经有资质的人员判断或根据已制定的标准决定是否将患者从麻醉复苏室转出。Ⓟ

ASC.6.1 含义

麻醉期间监测是麻醉后复苏阶段监测的基础。持续、系统地收集和分析麻醉复苏阶段的患者状况的数据，有利于判断是否需将患者转出至其他场所或降低监护级别。记录监测数据为停止复苏监测或转出的决定提供了书面依据。当患者直接从手术间转到接收病房时，对其监测和记录应与复苏室的要求一致。

可选用以下任一方法，将患者转出麻醉复苏室或停止复苏监测：

a) 由完全具备资质的麻醉医师或由管理麻醉医疗服务的负责人授权的其他人员决定转出患者（或停止复苏监测）。

b) 由护士或有类似资质的人员根据医院领导制定的麻醉复苏标准，决定转出患者（或停止复苏监测），病历中要包含符合转出标准的依据。

c) 患者转至有能力提供麻醉后、镇静后监护的特殊病房，如心血管重症监护病房，神经外科重症监护病房等。

患者进出复苏室的时间（或复苏监测开始时间和停止时间）记录于病历中。

ASC.6.1 衡量要素

☐ 1. 在麻醉后复苏期间，监测患者。

☐ 2. 监测结果记录于病历中。

☐ 3. 根据含义中 a）至 c）可选方法，将患者从麻醉后复苏室转出（或停止复苏监测）。（见 AOP.2，衡量要素1）

☐ 4. 患者开始复苏和停止复苏的时间记录于病历中。

手术医疗服务

ASC.7 标准

根据评估结果制定和记录每位患者的手术医疗服务计划。

ASC.7 含义

鉴于手术具有高风险，因此必须认真仔细地计划要进行的手术。患者评估是选择合适的手术术式和确定监测期间发现严重问题的基础。评估提供的必需信息有助于：

- 选择合适的手术术式和最佳手术时机；
- 安全地进行手术操作；
- 解释患者监测中发现的问题。

手术方式的选择取决于患者病史、生理状况、诊断性检查数据以及手术方式对患者的风险和益处。手术方式的选择也要考虑到患者的入院评估、诊断性检查和其他可用资源的信息。急诊手术患者的评估流程需简化流程尽快完成。（见 AOP.1.2.1，衡量要素3）

患者的手术服务计划包括术前诊断应记录于病历之中。仅有手术术式名称本身不足以构成一种诊断。（见 AOP.1.3.1）

ASC. 7 衡量要素

□ 1. 在实施有创操作前，应由责任医师在病历中记录有创操作的评估信息，该信息可用于制定和支持有创操作计划。（见 AOP. 5.4，衡量要素 3 和 AOP. 6.4，衡量要素 3）

□ 2. 根据评估信息计划每位患者的手术服务。

□ 3. 术前诊断和计划的操作在手术操作开始前记录于病历中。（见 MOI. 9.1，衡量要素 2 和 3）

ASC. 7.1 标准

与患者、家属或其他为患者做决策的人员讨论有关手术的风险、益处和可供选择的方案。

ASC. 7.1 含义

患者及家属或决策者能得到足够的信息来参与医疗服务决策，并签署 PFR. 5.2 所要求的知情同意书，这些信息包括：

- 拟行手术的风险；
- 拟行手术的益处；
- 潜在的并发症；
- 手术或非手术治疗的选择（替代方案）。

此外，当可能需要输血或血液制品时，应讨论有关风险及其他可供选择的方案。此类信息由患者的手术医师或其他有资质的人员提供。

ASC. 7.1 衡量要素

□ 1. 向患者、家属和决策者讲解手术操作的相关风险、益处、潜在并发症以及替代方案。（见 PFR. 5.3，衡量要素 2）

□ 2. 讲解使用血液和血液制品的需求、风险和益处以及可供选择的方案。（见 PFR. 5.3，衡量要素 2）

□ 3. 讲解应由患者的手术医师或其他具有资质的人员提供并记录。（见 PFE. 4，衡量要素 2）

ASC. 7.2 标准

有关手术操作的信息记录于病历中，以促进医疗服务的连贯性。

ASC. 7.2 含义

患者的术后医疗服务取决于手术操作中发生的事件和术中所见。最重要的事情是，将所有对患者病情至关重要的操作及相应的结果记录于患者的病历中。此类信息可采用纸质或电子模板或手术报告形式呈现，**例如**书面的手术过程记录等。为有助于连贯的术后支持性医疗服务，有关手术的信息应于"术后即刻"，即患者转出手术间或麻醉复苏室之前，记录于病历之中。记录相关手术信息应至少包括：

a）术后诊断；

b）手术医生和助手的姓名；

c）手术操作名称，并具体说明各操作步骤中的发现；

d）围术期的并发症；

e）用于送检的手术标本；

f) 失血量和输血量；

g) 手术操作的日期、时间和责任医师的签名。

某些信息可能包含在病历的其他文件中。**例如**，失血量和输血量可能记录在麻醉记录单中，或有关植入医疗器械的信息可能使用厂家的预印标签纸显示。（见 ASC. 7.4）

术后即刻被定义为"手术完成后，患者转运至下一级医疗服务前的时间"。该定义可确保下一位照护者能获得相关信息。如果外科手术医师陪同患者从手术室转移至下一个单元或医疗服务区，则手术记录、模板或手术过程记录便可在该单元或医疗服务区书写。（见 ACC. 3 和 COP. 2. 3）

ASC. 7. 2 衡量要素

❑ 1. 手术报告、模板或手术过程记录至少包括含义中 a) 至 g) 的内容。（见 ACC. 3，衡量要素 4）

❑ 2. 医院规定哪些信息可能会例行记录在其他特定医疗记录单中。（见 MOI. 9，衡量要素 3）

❑ 3. 在术后即刻、患者转运至下一级医疗服务之前，应提供手术报告、模板或手术过程记录。（见 ACC. 3，衡量要素 2 和 3）

ASC. 7. 3 标准

制定和记录术后医疗服务计划。

ASC. 7. 3 含义

根据执行的手术操作和患者的病史，每位患者的术后医疗和护理服务需求不尽相同。此外，某些患者可能需要其他服务，如物理治疗或康复。因此，有必要制定医疗服务计划，包括医疗服务等级、医疗服务场所、后续监测或治疗、以及对药品或其他治疗和服务的需求。

根据已评估的患者需求、病情及拟操作的手术类型，在手术前即可开始计划术后医疗服务计划。术后医疗服务计划还包括患者即时的术后需求。制定好的医疗服务计划应在 24 小时内记录于病历中，并由负责服务的人员进行审核，以确保在恢复期或康复期患者得到连贯的服务。

术后需求可能会因临床病情改善，或通过定期再评估获得的新信息，或出现患者病情突然变化而变化。术后医疗服务计划应根据这些变化进行修订并记录于病历中，用以作为初始医疗服务计划的注释说明，或作为修订或新制定的医疗服务计划。（见 COP. 2. 1）

ASC. 7. 3 衡量要素

❑ 1. 术后医疗服务通过医疗、护理和其他人员来提供满足患者即时的术后需求。

❑ 2. 后续的术后医疗服务计划应由外科责任医师在 24 小时内记录于病历中，或由该责任医生的委托人书写完毕后经责任医生确认并共同签名。

❑ 3. 后续的术后医疗服务计划应包括根据患者所需的医疗、护理和其他所需的服务。（见 COP. 2. 1，衡量要素 2）

❑ 4. 当患者需求发生变化时，应根据医务人员对患者的再评估来更新或修改术后医疗服务计划。（见 COP. 2. 1，衡量要素 5）

ASC. 7. 4 标准

手术医疗服务涉及医疗器械植入时，应特别考虑如何对标准的流程和程序进行必要的修改。Ⓟ

ASC. 7. 4 含义

许多手术操作均涉及永久性植入医疗器械。植入性医疗器械的定义为"一个被永久放置到身体的外科或自然形成的腔道中的器械，在医疗器械的整个使用寿命期间，持续辅助、恢复、或替代身体的某一功能或结构"。[3-4]例如：假体（如髋关节）、支架、心脏复律除颤器、起搏器、人工晶体、胰岛素泵等。

涉及永久植入医疗器械的手术操作，需要对常规的手术医疗服务进行修改，以解释说明特殊的考虑因素，**例如**：

a）基于现有的科学和研究来选择装置；

b）确保手术室有植入器械；（见 IPSG. 4）

c）在植入操作期间，任何进行操作的外部技术人员（**例如**需要厂家代表来校准装置）都必须具有资质并经过培训；

d）植入性器械相关的不良事件报告流程；

e）向监管机构报告植入性器械的流程；

f）感染控制方面的特别考虑；

g）患者的任何特殊出院指导。[5-8]

上述特殊考虑因素可能会纳入指南、操作规程、手术制度或其他文件中，以指导手术团队，有助于操作流程和结果的一致性。（见 SQE. 10）

为了追溯手术部位感染，确定患者是否可能植入未经消毒的植入器械，具备跟踪植入性医疗器械的能力必不可少。此外，追踪流程允许医院评估植入性医疗器械灭菌流程的可靠性。因此，医院要有植入性医疗器械的追踪流程。[9]（见 ASC. 7. 2 和 GLD. 7. 1）

在植入性医疗器械的召回事件中，医院要告知并随访那些植入医疗器械的患者。[10,11]医院制定并实施联系和随访患者的流程，包括身处国外的患者。医院决定联系患者的时限（如对于挽救生命的医疗器械，应在官方召回通知发布 24 小时内），对于非挽救生命类医疗器械，联系患者的时限可适当放宽。

ASC. 7. 4 衡量要素

☐ 1. 医院的手术服务规定其服务范围内的植入性医疗器械的类型。

☐ 2. 制度和实践应包括含义中 a）至 g）的内容。

☐ 3. 医院具有植入性医疗器械的追踪流程。（见 FMS. 8. 1，衡量要素 1）

☐ 4. 医院制定并实施相应的流程，接收到植入性医疗器械召回通知后，在规定的时限内联系患者，并进行随访。

参考文献

1. Godwin SA, et al. Clinical policy: Procedural sedation and analgesia in the emergency department. *Ann Emerg Med.* 2005 Feb; 45（2）: 177 – 196.

2. Medscape. Pediatric Sedation. Chang WW.（Updated: Jun 27, 2016.）Accessed Nov 11, 2016. http://emedicine. medscape. com/article/804045-overview#a1.

3. US Food and Drug Administration. *Medical Device Tracking Requirements. Definitions.* 21 C. F. R. 821. 3. 2016. Accessed Nov 10, 2016. http://www. accessdata. fda. gov/scripts/cdrh/cfdocs/cfcfr/CFRSearch. cfm? fr = 821. 3.

4. US Food and Drug Administration. *Implants and Prosthetics.* 2015 Jun. Accessed November 22, 2016. http://

www. fda. gov/MedicalDevices/ProductsandMedicalProcedures/ImplantsandProsthetics/.

5. Casal RF, et al. Detecting medical device complications: Lessons from an indwelling pleural catheter clinic. *Am J Med Qual.* 2013 Jan – Feb; 28 (1): 69 – 75.

6. Federico F. The leader's role in medical device safety. *Healthc Exec.* 2013 May – Jun; 28 (3): 82 – 85.

7. Tarakji KG, et al. Cardiac implantable electronic device infection in patients at risk. *Arrythm Electrophysiol Rev. 2016 May;* 5 (1): 65 – 71.

8. Paxton EW, et al. Kaiser Permanente implant registries benefit patient safety, quality improvement, cost-effectiveness. *Jt Comm J Qual Patient Saf.* 2013 Jun; 39 (6): 246 – 252.

9. Durand L, et al. OHP-034 Traceability of implantable medical devices (IMDS) in hospital: Industrial codification systems still insufficient. *Eur J Hosp Pharm.* 2015; 22 (1 Suppl): A1 – A222.

10. American Academy of Orthopaedic Surgeons. *Information Statement. Implant Device Recalls.* Revised Feb 2016. Accessed Nov 16, 2016. http://www. aaos. org/uploadedFiles/1019% 20Implant% 20Device% 20Recalls% 204. pdf.

11. Gliklich RE, Dreyer NA, Leavy MB, editors. *Registries for medical devices. In Registries for Evaluating Patient Outcomes: A User's Guide, vol. 2,* 3rd ed. Rockville, MD: Agency for Healthcare Research and Quality, 2014, 199 – 214. Accessed Nov 14, 2016. https://www. ncbi. nlm. nih. gov/books/NBK208640/.

药物管理和使用（MMU）

概述

药物是向患者提供医疗服务的关键组成部分，被用于诊断、对症、预防、根治、姑息治疗及疾病和病情管理。最佳药物管理的系统必须包括支持安全、有效使用药物的流程。安全、有效的药物使用涉及多学科医务人员的协调工作，在药物管理流程的各个方面应用流程设计、实施和改进的原理，包括药物的选择、采购、储存、医嘱/处方开具、转录、传送、药物准备、发送、给药、记录和监测药物治疗。虽然每个国家的医务人员在药物管理中的角色差别很大，但是为保证患者安全而采取的有效药物管理流程是通用的，且必须有科学依据的支持来指导处方开具者，如采纳公认的用药实践指南来制定抗菌药物管理方案。

注解：药物定义包括：处方药品，样品药品，中草药制剂，维生素，营养品，非处方药品，疫苗，以用于诊断、治疗、预防疾病或其他不正常病况的诊断试剂和造影剂，放射性药，呼吸治疗药品，胃肠外营养液，血制品衍生物，以及静脉注射用的溶液（空白液体、电解质溶液和/或有含其他药品的溶液）及患者在手术/有创操作期间手术小组成员给予/使用的液体。

注：有些标准要求医院具有一个书面制度、操作程序、计划或其他具体流程的书面文件，这些标准在标准文本后以Ⓟ标注。

标准

以下是所有本章节的标准一览表，为了便于使用者阅读，未附有含义或衡量要素。关于这些标准的详细信息，请看本章节下一部分："标准、含义和衡量要素"。

组织和管理

MMU. 1　药品在医院内的使用应有序管理，药品应在执业药师或其他有资质人员的指导和监督下使用，并遵循适用的法律法规，以满足患者的需求。Ⓟ

　　MMU. 1.1　根据抗菌药物管理原则，医院制定并实施一个审慎使用抗菌药物的方案。

选择和采购

MMU. 2　处方药和医嘱用药均有储备，针对未储备的药品或非正常方式获取的药品，或在药房正常工作时间之外获取药品，制定相应的流程。Ⓟ

　　MMU. 2.1　医院应采取相应的方法来监督医院药品目录和药品使用。

储存

MMU. 3　正确和安全地储存药物。Ⓟ

　　MMU. 3.1　对有特殊注意事项的药品和营养品，医院应有相应的流程。Ⓟ

MMU.3.2 当急救药品储存在药房以外的区域时，应能及时获得，按统一标准储存、实施监控，并确保安全。Ⓟ

MMU.3.3 医院有一个药品召回系统。Ⓟ

医嘱和医嘱转录

MMU.4 医院制度和程序指导处方、医嘱的开具及转录。Ⓟ

MMU.4.1 医院规定完整的医嘱或处方要素。Ⓟ

MMU.4.2 医院规定具有资质的人员允许开具处方、医嘱。

MMU.4.3 药物处方及给药记录于病历中。

准备和调剂

MMU.5 药物应在安全和清洁的环境准备和调剂。

MMU.5.1 审核药物处方和医嘱的适宜性。Ⓟ

MMU.5.2 医院有一个安全发送药物的系统，在正确的时间把正确的药物剂量发给正确的患者。

给药

MMU.6 医院规定具有资质的人员允许给药。

MMU.6.1 给药包括基于处方或医嘱，核对药品是否正确的过程。

MMU.6.2 医院有制度和程序来管理患者带入医院的自用药品或作为样品药。Ⓟ

监测

MMU.7 监测患者的用药反应。Ⓟ

MMU.7.1 医院制定并实施相应的流程，来报告用药错误和踪近错误并采取行动措施。Ⓟ

标准、含义和衡量要素

组织和管理

MMU.1 标准

应正规管理医院内的药品使用，以满足患者的需求，并遵循适用的法律法规，并接受执业药师或其他有资质人员的指导和监督。Ⓟ

MMU.1 含义

药物作为患者医疗服务的一个重要资源，必须被有效、高效地组织管理。一个安全的药品管理系统强调医院要有药品管理流程，这些流程在许多医院里被实施，包括下列（如适用）：

a）计划；

b）选择和采购；

c）储存；

d）开具医嘱；

e）准备和调剂；

f）给药；

g）监测；

h）评价。

药物管理不仅是药学服务部门的责任，也是管理者和医务人员的责任。如何分担责任取决于医院的结构和人员配置。在医院没有药房的情况下，根据医院制度药物可能由各个临床科室管理。另一种情况是，如医院设有大型中心药房，那么全院用药可由药房进行组织管理和控制。有效的药物管理包括了医院的所有部门：住院、门诊和特定的科室。

无论药物在医院内如何管理的，应由具有资质的人员直接监督药房的活动或药学服务。

这些人员应训练有素，如有需要，还应获得适当的执业证书和/或资格证书。适用的法律和法规融入医院使用的药品管理系统的组织结构及运作中。

为确保有效、高效的药物管理和使用，医院至少一年一次进行药物管理系统的审核。通过汇总所有以上 a）至 h）药物管理有关的信息和经验，进行药物管理系统的年度审核，以确定药物管理系统是如何有效运作的。该年度审核可让医院了解在用药质量和安全方面的需求以及持续系统改进的优先级。

MMU.1 衡量要素

❑ 1. 相关书面文件解决含义中 a）至 h）的内容（如适用），规定药品使用在整个医院内是如何被组织和管理的。（见 MMU.2.1，衡量要素 1）

❑ 2. 所有场所、服务和管理药品流程的人员均应纳入药品管理的组织结构中。（见 MMU.2.1，衡量要素 2）

❑ 3. 执业药师或其他具有资质的人员直接监督药房的活动或药学服务。（见 GLD.9，衡量要素 1）

❏ 4. 在过去 12 月内至少有一次药物管理系统的文档回顾，包括含义中 a）至 h）的内容（如适用）。

❏ 5. 药房或药学服务和药品使用遵循适用的法律、法规。（见 MMU.3，衡量要素 2；MMU.5，衡量要素 2；GLD.2，衡量要素 5）

❏ 6. 参与药物使用的人员能随时可及合适的药物信息资源。（见 QPS.3）

MMU. 1. 1 标准

根据抗菌药物管理细则，医院制定并实施一个审慎使用抗菌药的方案。

MMU. 1. 1 含义

抗菌药物的过度使用和错误使用导致了对现有抗菌药物越来越耐药的超级细菌的生长。根据美国疾病控制和预防中心（CDC）调查显示，耐药菌每年导致 23000 人死亡和 200 万人患病。[1] 医疗改进研究所报道，在欧洲每年有 25000 人死于抗菌药耐药性疾病，并且微生物耐药性在中东、非洲和亚洲正在增长。[2-4] 据估计，全世界每年有超过 70 万人死于抗菌药耐药性疾病。[5]

除了耐药和超级细菌的生长，抗菌药物治疗经常会发生副作用和/或并发症，包括获得性梭状芽胞菌感染、肾脏或肝脏损害、听力丧失、溶血性贫血和其他并发症。正确使用抗菌药物对预防因使用抗菌药物不当所致的不必要并发症是十分重要的。

医务人员在几个方面使用抗菌药物不当导致了耐药菌的生长。**例如：**当患者不再需要抗菌药物时还在继续使用；不需要的患者使用广谱抗菌药物或当药敏结果报告不需要广谱抗菌药物时仍继续使用；使用错误的抗菌药或开具错误的剂量；或继续使用不再被推荐使用的预防性抗菌药物。

为了降低耐药菌的生长和传播，以及使患者有更好的临床结果，医院必须采取措施以确保抗菌药的最佳使用。（另见 PCI.6 和 PCI.6.1）抗菌药管理方案的实施将有助于医院达到目标。为患者提供需要的抗菌药治疗时，给予正确的抗菌药，在正确的时机给予正确的剂量，并实施正确的疗程。[6]

抗菌药管理方案可能包括以下要素：对抗菌药处方模式和耐药进行追踪、定期向员工通报抗菌药的使用和耐药情况、教育员工如何最佳地使用抗菌药。该方案必须得到医院领导的支持。医院领导应提供的支持包括员工配备、财务、循证资源和信息技术，以确保有效实施抗菌药管理方案。除了感染预防和控制专业人员外，抗菌药管理项目还包括医生、护士、药剂师、受训者、患者、家属和其他人员。[7]

追踪抗菌药管理方案实施的有效性是方案成功的重要因素。**例如，确定有效性可包括：**证据显示抗菌药使用不当减少和多重耐药菌减少，记录显示处方者是按照公认的实践指南合理使用预防性抗菌药物。成功追踪抗菌药管理方案的有效性需要一个监督机制，该监督机制可以是某位负责人员、一个小型工作小组、一个协调委员会、一个专家小组或其他机制。

MMU. 1. 1 衡量要素

❏ 1. 医院制定并实施抗菌药管理方案，该方案涉及感染预防和控制专业人员、医生、护士、药剂师、受训者、患者、家属和其他人员。（见 PCI.2，衡量要素 2 和 3）

❏ 2. 该方案是基于科学证据、公认的实践指南和地方的法律、法规。（见 QPS.3 和 GLD.2，衡量要素 5）

☐ 3. 该方案包括用于治疗感染的抗菌药治疗最佳使用指南，包括预防性抗菌药治疗的正确使用。（见 GLD. 11. 2）

☐ 4. 医院有一个抗菌药管理方案的监督机制。（见 MMU. 2. 1，衡量要素 1）

☐ 5. 监测抗菌药管理方案的有效性。

选择和采购

MMU. 2 标准

处方药和医嘱用药均有储备，针对未储备的药品或非正常方式获取的药品，或在药房正常工作时间之外获取药品，制定相应的流程。Ⓟ

MMU. 2 含义

每家医院必须决定能供医务人员开具处方和医嘱使用的药品。该决定是基于医院的宗旨、患者的需求以及提供的服务类型。医院建立一份药品目录（通常称为处方集），包括所有从本院药房可获得药品和随时可从院外获得的药品。在某些情况下，法律或法规可能会规定哪些药品或药品来源必须包括在用药目录中。药物目录中的药品遴选是一个多部门合作的过程，必须考虑患者的需求和安全，同时还须考虑经济因素。有时因为延期交货、全国缺货或正常的库存控制中的突发原因而出现药品短缺。医院应有相应的流程，告知开具处方者缺货的药物以及建议的替代药物。

有时，医院会急需未储备或医院无法立即获取的药品，医院应有相应的审批和采购此类药品的流程。同样在有些时候，夜间或药房关闭时需要使用药品，每家医院需对发生此类情况下药品的及时获得作出相应的计划，并教育员工在上述情况发生时如何按照规定的程序获得所需的药品。

MMU. 2 衡量要素

☐ 1. 医院有一份可以本院药房获得和随时可从院外获得的药品目录。

☐ 2. 医院建立药品目录（除非法规或院外权威机构另有规定）的流程中应包括医院内所有处方开具者和药品管理者的代表。

☐ 3. 医院应具有在夜间或药房关闭时获取药品的流程。（见 MMU. 3. 2，衡量要素 1）

MMU. 2. 1 标准

医院应采取相应的方法来监督医院药品目录和药品使用。

MMU. 2. 1 含义

医院应有相应的措施，如指定委员会，来维护和监控药品目录，并监测医院内用药；如监测抗菌药物的使用。参与监控用药目录的人员包括涉及药物的医嘱开具、调剂、给药及用药后监测等环节的医务人员。应制定标准来指导增加或删除目录中的药品，包括适应证、有效性、风险和费用。

应有程序或机制来监测患者对新增加药物的反应。如，决定在目录中添加新型药品或一种全新类别的药物时，医院应有相应流程来收集、汇总、监测相关数据，即涉及用药指征的合理性、处方开具方式（如剂量或给药途径）和在新药导入期内与其相关的任何未能预料到的不良事件或情况。

根据药物的安全性和疗效信息以及药物使用量和不良事件的信息，药品目录至少每年审核一次。

MMU. 2. 1 衡量要素

☐ 1. 医院应具有监督用药的方法。（见 MMU.1，衡量要素 1 和 MMU.1.1，衡量要素 4）

☐ 2. 涉及药物的医嘱开具、调剂、给药及患者监测等流程的医务人员参与药品目录的评价和维护。（见 MMU.1，衡量要素 4）

☐ 3. 应有标准来指导增加或删除目录中的药品。

☐ 4. 当药品新增加到药品目录后，有一个流程或机制来收集、汇总、监测关于药品是如何被使用的和非预期的不良事件的数据。

☐ 5. 根据药品使用的安全性和疗效，药品目录至少每年审核一次。

储存

MMU. 3 标准

正确和安全地储存药物。Ⓟ

MMU. 3 含义

药物可被贮存在药品储存区域内，在药房或配药服务区、患者医疗服务单元的单元药房或临床单元的护理站。标准 MMU.1 提供了监管所有储存药品区域的机制。所有贮存药品的区域需要明确符合以下的要求：

- 药物应在适合药品稳定性的条件下储存，包括储存在各个患者医疗服务单元和救护车内的药品（如适用）；（另见 ACC.6，衡量要素 4）
- 根据适用的法律、法规，准确地管控控制性药品*；
- 药品及用于配置药品的化学品要准确标识其内容物、失效日期和注意事项。
- 除非临床需要，高浓度电解质药品不能贮存在病房；当贮存在病房时，须确保有相应的安全措施，以防止因疏忽大意而被误用；（在 IPSG.3.1 中评分，ME 1 和 2）
- 根据医院制度定期检查所有储存药物的区域，包括各个医疗服务单元的药品储存区域和救护车（如适用），确保药品得到正确地储存。（见 ACC.6，衡量要素 4）
- 全院范围内防止药品丢失或失窃。

MMU. 3 衡量要素

☐ 1. 药物应在适合药品稳定性的条件下储存，包括储存在各个患者医疗服务单元和救护车内的药品（如适用）；

☐ 2. 根据适用的法律、法规，准确地管控控制性药品；（见 MMU.1，衡量要素 5）

☐ 3. 药品及用于配置药品的化学品要准确标识其内容物、失效日期和注意事项。（见 FMS.5，衡量要素 4）

---

* 控制性药品：原文 controlled substances，指其制造、拥有及使用受政府管控的药品或化学品，如违禁药品或处方药中指定的品种，与国内俗称的"管制药品"有所区别。美国的《控制性药品法案》对该类药品做出了明确的分类，并列出了相应的名称，主要包括一些具有潜在精神活性的药物（物质），如麻醉和精神药品。——译者注

☐ 4. 根据医院制度定期检查所有储存药物的区域，包括各个患者医疗服务单元内储存药品的区域和救护车（如适用），确保药品得到正确地储存。

☐ 5. 全院范围内防止药品丢失或失窃。（见 FMS.4.1，衡量要素3）

MMU.3.1 标准

对有特殊注意事项的药品和营养品，医院应有相应的流程。Ⓟ

MMU.3.1 含义

某些类型的药品和营养品，需要特殊的流程来标识、储存和管控使用。如：放射性药品存在安全风险，患者自带的药品存在如何识别和储存的难题，样品药品和急诊药品存在潜在误用或滥用的可能性。一些营养品，如母乳，可能存在如何正确标识和储存的难题。

制定药品和营养保健品的书面文件用于：

a）接收；

b）识别；

c）标识；

d）储存；

e）管控和分发。（见 FMS.4.1）

MMU.3.1 衡量要素

☐ 1. 医院制定和实施管理营养保健品的流程，包括含义中a）至e）的内容。

☐ 2. 医院制定和实施管理放射性药品、试验药品和相似药品的流程，包括含义中a）至e）的内容。（见 FMS.5，衡量要素2和4）

☐ 3. 医院制定和实施管理样品药品的流程，包括含义中a）至e）的内容。（见 MMU.6.2，衡量要素3）

☐ 4. 医院制定和实施管理患者自带药品的流程，包括含义中a）至e）的内容。（见 MMU.6.2，衡量要素2）

MMU.3.2 标准

当急救药品储存在药房以外的区域时，应能及时获得，按统一标准储存、实施监控，并确保安全。Ⓟ

MMU.3.2 含义

当患者出现紧急情况时，快速获得合适的急救药品至关重要。每家医院要规划急救药物放置的场所以及这些场所能供应的急救药品（如在手术室备麻醉拮抗剂）。急救药物可以根据急救目的放置于急救药柜、急救车、急救包或箱子等。急救药品应按统一标准储存，有助于快速获得正确的药品。如在医院内的每辆急救车，急救药品放置在同一抽屉，而且每辆救护车内的药品按相同的方式摆放在抽屉内。当员工取用那些不经常使用的急救药品时，这一点尤其重要。储存在儿童急救车内的药品不同于成人急救车，但是相同种类急救车内贮存药品的方式是统一的。

为了确保在需要时能获得急救药品，医院建立一个程序或流程来防范急救药物的滥用、被窃或丢失。该流程确保急救药物在使用后或在损坏或过期时，及时被更换。因此，医院要理解急救药物存放地点可及性与安全性之间的平衡。**例如，**如果获取急救药品需要科室的一位专门人员去打开急救车，如果该人员不在科室，虽然药品被安全地贮存，但不能及时获得。（见 FMS.4.1）

MMU.3.2 衡量要素

☐ 1. 急救药品应分布在医院内有需要的科室，或方便易得的场所，以满足急救需要。（见 MMU.2.2，衡量要素 3）

☐ 2. 医院制定并实施全院统一的急救药物的贮存、维护及保护免于丢失或失窃的流程。

☐ 3. 监控急救药品，并在使用后或在过期或损坏时，及时更换。

MMU.3.3 标准

医院应建立药品召回体系。℗

MMU.3.3 含义

当厂家或供应商要求召回药品时，医院有一个鉴别、收回、归还或安全正确地销毁的流程。医院制度或程序规定已失效或短期有效药物的使用或销毁。失效药品是指超出列在厂家原包装上的失效日期的药品。短期有效药品（在本章节中）是指被开启的药物，开启后通常可以安全、有效地使用很短的一段时间（保存期限或贮藏时间）。这些过期药品应根据开启的时间标记失效日期，以便员工知晓使用的结束日期。

MMU.3.3 衡量要素

☐ 1. 医院拥有落实到位的药品召回系统。

☐ 2. 对未启封、已失效的药品和短期有效药品的使用，医院制定并实施相应的流程。

☐ 3. 已失效和已过期药品的销毁，医院制定并实施相应的流程。

医嘱和医嘱转录

MMU.4 标准

医院制度和程序指导处方、医嘱的开具及转录。℗

MMU.4 含义

医院有制度和程序指导安全开具药物处方、医嘱及其转录。医生、护士、药剂师和行政管理人员共同协作参与制定相关制度和程序并监督其实施。相关人员接受正确开具药物处方、医嘱及其转录的培训。笔迹模糊、难辨认的药物处方或医嘱会危害到患者安全并可能导致治疗延误，医院应有处理减少模糊、难辨认处方和医嘱的相应措施。病历中包括患者正在使用的药品清单，医生、护士、药剂师都可以看到这些用药清单的信息。医院建立患者入院前用药清单与首次医嘱之间进行比对的流程。

MMU.4 衡量要素

☐ 1. 医院制定并实施安全地开具药物处方、医嘱及其转录的流程。（见 IPSG.2 和 COP.2.2）

☐ 2. 医院制定并实施处理笔迹模糊、难辨认药物处方或医嘱的流程，包括采取措施以防持续重复出现此类情况。（见 MOI.12，衡量要素3）

☐ 3. 员工接受正确开具药物处方、医嘱及其转录流程的培训。

☐ 4. 病历中包括一份患者住院前或门诊就诊前正在使用的药品清单，医务人员和药房在需要时可以看到这些用药清单的信息。（见 ACC.3，衡量要素2和3）

☐ 5. 根据医院制定的流程，将患者入院前用药清单与首次医嘱进行比对。（见 AOP.1，衡量要素4和 AOP.1.1，衡量要素1）

MMU.4.1 标准

医院规定完整的医嘱或处方要素。Ⓟ

MMU.4.1 含义

为减少变异、提高患者安全，医院应规定一份完整的医嘱和处方的要素。这些规定的要素至少包括以下几点（当适用于该医嘱时）：

a）准确识别患者身份所需的资料[8]（见 IPSG.1）；

b）所有医嘱和处方的必备要素；

c）在何种情况下可使用或要求使用药品的通用名称或商品名称；

d）药物医嘱是否或何时需要注明使用适应证，包括 PRN（需要时用）医嘱；

e）需要基于体重开具或进行调整的药物医嘱类型，例如开具儿童、年老体弱者或其他相似人群的药物医嘱；

f）开具静脉输液医嘱时要注明输液速度；

g）其他特殊的医嘱，如滴定法给药、逐渐减量给药、范围医嘱。

医院制定相应流程以管理：

- 不完整、难以辨认或不清楚的药物医嘱；
- 对名称相似或读音相似的药品开具医嘱时的注意事项；（见 IPSG.3）
- 特殊类型的药物医嘱（例如急诊医嘱、长期医嘱或自动停止医嘱），以及此类药物医嘱的所有特殊要素；
- 口头、电话、短信药物医嘱，以及验证此类医嘱的流程。（见 IPSG.2，衡量要素1和2）

因此，该标准设定了整个医院对药物医嘱的期望。这些通过以下几方面来反映：医嘱被完整地录入病历系统，药房或发药部门接收到调剂所需的信息，根据完整的医嘱给药。（见 COP.2.2 和 MOI.9）

MMU.4.1 衡量要素

☐ 1. 完整药物医嘱或处方的必备要素应至少包括含义中 a）至 g）项的内容。

☐ 2. 医院制定并实施相应的流程来管理不完整、难以辨认或不清楚的药物医嘱。（见 MOI.12，衡量要素3）

☐ 3. 医院制定并实施相应的流程来管理特殊类型的药物医嘱，如急诊医嘱、长期医嘱或自动停止医嘱，以及此类药物医嘱的所有特殊要素。（见 COP.2.2）

☐ 4. 医院制定并实施相应的流程来监控药物医嘱和处方的完整性和准确性。

MMU.4.2 标准

医院规定具有资质的人员允许开具处方、医嘱。

MMU.4.2 含义

选择药物来治疗患者需要有专业的知识和经验。每家医院有责任规定那些具有相应知识和经验，并且有执照和相关教育培训证书，符合法律法规要求的人员才有处方权或医嘱权。医院可以对某些药物的处方或医嘱权限进行控制，如某些控制性药品、化疗药品或放射性和临床试验药品。有处方权或医嘱权的人员名单应告知药房或其他发药人员。在紧急情况下，医院规定允许其他某些人员享有处方权或医嘱权。（见 COP.2.2，SQE.10 和 MOI.11）

MMU.4.2 衡量要素

☐ 1. 具有相应执照、符合法律法规要求并得到医院准许的人员才有处方权和医嘱权。（见 COP.2.2，衡量要素 4 和 MOI.11，衡量要素 2）

☐ 2. 医院制定和实施医嘱和处方权限的流程（如适用）。（见 SQE.12，衡量要素 1）

☐ 3. 药学服务或其他发药的人员知晓有处方权和医嘱权的人员。（见 SQE.10，衡量要素 3）

MMU.4.3 标准

开具和使用的药物记录于病历中。

MMU.4.3 含义

每位患者的用药记录包含一份药物处方或医嘱的清单及剂量与给药时间。包括那些"必要时使用（PRN）"的药物。如果患者用药信息记录于单独的给药单上，该给药单必须在患者出院或转院时放入病历中。

MMU.4.3 衡量要素

☐ 1. 每位患者的药物处方或医嘱记录在病历中。（见 COP.2.3，衡量要素 1）

☐ 2. 记录每次给药。

☐ 3. 用药信息保存在病历中或在出院或转科/院时放入病历中。（见 COP.2.2，衡量要素 5）

药品准备和调剂

MMU.5 标准

药物应在安全和清洁的环境准备和调剂。

MMU.5 含义

药房或药事部门以及接受过适当培训和具备经验的其他人员，应根据相关的法律、法规和专业实践标准，在安全、清洁的环境中进行药物的准备和调剂。医院要规定在安全、清洁的环境中准备和调剂药物的专业实践标准。[9-11] **例如**，实践标准包括如何清洁药品准备区域、何时应佩戴口罩或在药品配置区使用层流罩。药物在药房以外储存和分发时，（比如病房）也要符合相同的安全和清洁措施。配置混合性无菌药物（如静脉和硬膜外用药）或多剂量瓶配置药物的员工，需接受过药物配置和无菌技术的基本原理的培训。同样当专业实践标准表明要求使用层流罩时，就必须使用（如细胞毒性药物的配置）。

MMU. 5 衡量要素

☐ 1. 药物在干净整洁、安全、功能独立并配备适当的设备和物品的区域进行配置和分发。（见 PCI. 5，衡量要素 3 和 4）

☐ 2. 药物配置和分发符合相关的法律法规和专业实践标准。（见 MMU. 1，衡量要素 5）

☐ 3. 配置无菌药物或使用多剂量瓶配置药物的员工，需接受过药物配置和无菌技术的基本原理的培训。（见 MMU. 5，衡量要素 3 和 4）

MMU. 5. 1 标准

审核药物处方和医嘱的适宜性。Ⓟ

MMU. 5. 1 含义

良好的药品管理应包括对各处方或用药医嘱的两次审核：

- 在药物医嘱或处方开具后审核药物对患者及其临床需要的适宜性；
- 根据开具的药物医嘱或处方，在给患者用药前进行核对确认。（见 MMU. 6.1，衡量要素 1）

第一次审核由其他人员（而不是开具医嘱者）执行，如执业药师或其他有执照的专业人员如精通全面适宜性审核所需知识的护士、医生。每份新开具的处方或药物医嘱，均应进行适宜性审核，审核内容涵盖以下 a）到 g）项。当剂量或其他适宜性因素出现以下变化时，应进行新一轮适宜性审核；**例如**，开具新药品医嘱，可能发生重复治疗的问题。医院应规定药物医嘱或处方的适宜性审核需要哪些特定的患者信息。

适宜性审核应由通过教育和培训具备相应能力的人员来执行，如经特别授权的独立执业医务人员，或在审核流程中展示出相应的能力的护士及其他专业人员。这类人员可能是在药房的正常工作时间内上班的药剂师。进行药物医嘱或处方适宜性审核（第一次审核）的流程，由训练有素的人员在发药前对下列各方面进行评估：

a）药品、给药剂量、给药频度和给药途径的适宜性；

b）重复用药治疗；

c）已有或潜在的过敏或敏感性反应；

d）已有或潜在的药品－药品、药品－食物之间的相互作用；

e）与医院的药物使用标准之间存在的差异；

f）患者的体重和其他生理信息；

g）其他禁忌证。

即使在并不理想的情况下，也必须执行药物医嘱或处方的适宜性审核。**例如，**当中心药房或医疗服务单元内的单元药房未开放，药物从护理单元备用药获得的情况下，当开具医嘱的人员执行给药并监测患者时，第一次药物适宜性审核与第二次给药前的审核可以结合在一起执行。

当开具医嘱的人员不能在现场执行给药并监测患者时，由执行第一个剂量的给药的训练有素的人员进行医嘱适宜性关键要素的审核。全面的医嘱或处方适宜性审核，必须由有资质的药师或其有执照的专业人员（如精通全面适宜性审核所需知识的护士、医生）在下一次给药前进行审核。适宜性审核的关键要素包括以下几方面：

    h）过敏；

    i）致命的药品 – 药物相互作用；

    j）基于体重的剂量；

    k）潜在的器官毒性（如肾功能衰竭患者使用保钾利尿剂）。

在药房关闭期间，由其他具有执照的训练有素的人员进行适宜性关键要素审核。这些人员有记录在案的受过有关执行适宜性审核的关键要素的培训，并且可通过参考资料、电脑程序和其他资源获得支持。因此，当医师在夜间通过电话为患者开具新用药医嘱时，训练有素的人员应记下医嘱内容并复读医嘱，然后执行医院规定的适宜性关键要素审核。

由有资质的药师或其他有执照的专业人员（如精通全面适宜性审核所需知识的护士、医生）在 24 小时内进行再次审核。

某些情况下进行全面适宜性审核是不现实的，如紧急情况或医嘱开具医生在场为患者开具医嘱、给药和监测（如手术室或急诊），或在放射介入时采用口腔、直肠或注射造影剂给药，或药物成为诊断性影像程序中的一部分时。

为便于适宜性审核，应记录（归档）所有患者的用药，但可不包括急诊用药以及这些给药已成为某个医疗程序的一部分时。该记录可能保存在药房和/或在网上，当药房关闭时可以查看，此信息对适宜性审核是重要的。

在使用电脑软件交叉检查药物 – 药物作用和药品过敏时，该软件应处于有效状态，并可根据软件商的建议进行升级。此外，当使用印刷版参考资料时，要使用当前最有效版本的参考资料。

MMU. 5. 1 衡量要素

☐ 1. 医院应规定有效审核流程所需的特定患者信息，无论药房开放或关闭，这些信息随时可以获得。

☐ 2. 除了含义中规定的例外情况，所有药物处方或医嘱在发药和给药前都应进行适宜性审核，该审核由精通全面适宜性审核所需知识的专业执业人员执行，而且应包括含义中 a）至 g）项的内容。

☐ 3. 应评判允许执行药物医嘱或处方适宜性审核的人员是否具备相应能力，并为其提供充足资源以支持审核流程。（见 SQE. 14，衡量要素 1）

☐ 4. 当指定的专业执业人员不在场无法执行全面的适宜性审核时，由训练有素的人员在首剂给药前执行含义中 h）至 k）的适宜性关键要素审核，并由指定的专业执业人员在 24 小时 内执行全面的适宜性审核。（见 SQE. 5，衡量要素 4；SQE. 10，衡量要素 3；SQE. 14，衡量要素 1；SQE. 16，衡量要素 1）

☐ 5. 记录（归档）所有患者的用药有助于适宜性审核；无论药房开放还是关闭，该记录应能随时获取。（见 ACC. 3，衡量要素 3 和 4）

☐ 6. 当使用电脑软件或印刷版参考资料进行交叉检查药物 – 药物相互作用和药品过敏时，该软件和参考资料应为当前最有效的版本。（见 QPS. 3）

MMU. 5. 2 标准

医院有一个安全调剂药物的系统，在正确的时间把正确剂量的药物发给正确的患者。

MMU. 5. 2 含义

药品的使用变得越来越复杂，并且用药错误是导致患者伤害的一个主要原因。一个同质化的药物调剂系统有助于降低给药错误的风险。医院尽可能用"到手即可用"的方式发送药物，以减少发送和给药期间发生差错的机会。"到手即可用"的方法在立即给药可拯救生命的紧急情况期间变得至关重要，如心肺复苏期间。中心药房和整个医院内所有药物发送点都应采用同样的药物安全发送系统，该系统支持及时发药。

当药物的配置和给药不是同一人时，会增加给药错误的风险。因此，当药品的原包装已拆除，或采用不同的形式/容器准备和发放药品而又未立即给药时，必须为该药品贴上相应标签，注明药品名称、剂量/浓度、配置日期及失效日期、两种患者身份识别方法。在手术室，为手术操作期间使用配置的药物，也许不需要标识患者姓名和失效日期，但其未使用部分在术后必须立即废弃。

MMU. 5. 2 衡量要素

- ☐ 1. 根据地方和属地的法律、法规，医院有一个同质化的药物调剂和发放系统。（见 GLD. 2，衡量要素5）
- ☐ 2. 在可获得情况下，用"到手即可用"药物的方式发送药物。（见 IPSG. 3. 1，衡量要素2 和 MMU. 6. 1）
- ☐ 3. 该系统支持准确、及时调剂药物和调剂行为的记录。
- ☐ 4. 配置后未立即给药的药物，要贴上相应标签，注明药品名称、剂量/浓度、配置日期及失效日期、两种患者身份识别方法。（见 IPSG. 1，衡量要素2）

给药

MMU. 6 标准

医院规定具有资质的人员允许给药。

MMU. 6 含义

给患者用药治疗要求有特殊的知识和经验。每家医院有责任规定、给药人员应有必需的知识和经验，有执照和相关教育培训证书，并符合法律法规的要求。医院规定对某些药物的给药权限，如控制性药品或放射性药品和试验药品。在紧急情况下，医院可以额外授予一些人员享有给药权。（见 SQE. 10）

MMU. 6 衡量要素

- ☐ 1. 医院通过给药人员岗位职责描述或权限流程，规定授权给药的人员。（见 SQE. 3，衡量要素 1 和 SQE. 10，衡量要素3）
- ☐ 2. 只有经医院批准，有相应执照、符合法律法规要求的员工才允许给药。（见 SQE. 10，衡量要素3；SQE. 14，衡量要素1；和 SQE. 16，衡量要素1）

❏ 3. 医院对员工的给药权限应有相关规定，如适用某些情况。（见 SQE.12，衡量要素 3；SQE.14，衡量要素 2；SQE.16，衡量要素 2）

MMU. 6. 1 标准

给药包括基于处方或医嘱，核对药品是否正确的过程。

MMU. 6. 1 含义

安全给药包括以下核对内容：

- 根据处方或医嘱核对药品名称；（见 MMU.5.1）
- 根据处方或医嘱核对给药时间和频率；
- 根据处方或医嘱核对给药剂量；
- 根据处方或医嘱的给药途径；
- 识别患者的正确身份。（在 IPSG1 评分，衡量要素 2）

医院规定给药过程中的核对流程。在医疗服务单元配置和发药时，根据 MMU.5.1 中描述的适宜性审核流程，由一位具有资质的人员进行审核。（见 MMU.5.2，衡量要素 2）

MMU. 6. 1 衡量要素

❏ 1. 根据处方或医嘱核对药品名称；（见 MMU.5.1）

❏ 2. 根据处方或医嘱核对给药剂量；

❏ 3. 根据处方或医嘱核对给药途径；

❏ 4. 告知患者将被给予的药物，而且患者有机会可以提出疑问。（见 PFR.2，衡量要素 1 和 2）

❏ 5. 在规定时间内及时给药；

❏ 6. 根据医嘱或处方要求给药并记录在病历中。（见 COP.2.3，衡量要素 1）

MMU. 6. 2 标准

医院有制度和程序来管理患者带入医院的自用药品或样品药。℗

MMU. 6. 2 含义

监督医院用药情况需了解非医院药房发送的药品来源和使用情况，例如患者或其家属从院外带入医院的药品，或样品药。患者的医生应知晓由患者或其家属从院外带入医院的药品，并将其记录在病历中。患者自我给药，无论是院外带入还是院内开具处方或医嘱获得的药品，患者的医生都应掌握，并记录在病历中。医院控制患者样品药的获取，并有流程来管理、使用和记录样品药。

MMU. 6. 2 衡量要素

❏ 1. 医院制定并实施相应的流程，以管理患者自我给药。

❏ 2. 医院制定并实施相应的流程，以管控任何为患者带入医院或患者自己带入医院使用的药品的管理、使用和记录。（见 MMU.3.1，衡量要素 4）

❏ 3. 医院制定并实施相应的流程，以管控样品药的获取、管理、使用和记录。（见 MMU.3.1，衡量要素 3）

监测

MMU. 7 标准

监测患者的药物反应。Ⓟ

MMU. 7 含义

患者及其医生、护士和其他的医务人员共同协作监测患者的用药。监测的目的是：评价药物对患者症状或疾病所产生的效应，如血细胞计数、肾功能、肝功能；其他特殊药品的监测；评价患者出现的不良反应。依据监测结果，按需调整剂量或药物类型。必须适当严密监测患者对新使用药品首次剂量的反应。监测的目的是确定预期的治疗反应（如过敏反应）、非预期到的药品与药品相互作用以及患者的平衡功能改变导致跌倒的风险增加，等等。

监测用药反应包括观察和记录任何药物不良反应。医院制度应规定所有的不良反应都必须记录在病历中，并规定哪些不良反应必须上报。医院建立药物不良事件的报告机制，并规定报告时限。

MMU. 7 衡量要素

- ☐ 1. 监测患者药物反应。（见 AOP. 2，衡量要素 1）
- ☐ 2. 监测和记录药物不良反应。
- ☐ 3. 医院应有相应流程，在病历中记录有关药物使用的不良反应并报告给医院。（见 QPS. 8）
- ☐ 4. 根据医院规定在病历中记录患者的药物不良反应。
- ☐ 5. 在医院流程规定的时间内上报不良反应。

MMU. 7. 1 标准

医院制定并实施相应的流程，来报告用药错误和踪近错误并采取行动措施。Ⓟ

MMU. 7. 1 含义

医院有一个识别及报告用药错误和踪近错误的流程。该流程包括定义用药错误和踪近错误，使用标准化的报告表格，教育员工报告的流程及报告的重要性。参与药品管理不同阶段的所有人员应共同合作，确定用药错误和踪近错误的定义以及制定报告流程。该报告流程也是医院质量及患者安全计划的一部分。该报告流程规定用药错误和踪近错误可直接报告给负责采取改进措施的一位或多位人员。医院质量及患者安全计划关注预防用药错误，通过了解医院内或其他医院发生的用药错误类型及发生踪近错误的原因，（见 IPSG. 3）改进用药流程和培训员工，以防患于未然。[12]药房参与此类员工的培训。

MMU. 7. 1 衡量要素

- ☐ 1. 医院制定给药错误和踪近错误的定义。（见 QPS. 9，衡量要素 1）
- ☐ 2. 医院制定并实施相应的流程，报告给药错误和踪近错误，并采取改进措施。（见 QPS. 8 和

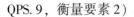

QPS. 9，衡量要素 2）

☐ 3. 医院制定相应的流程用于在患者的病历中记录用药后的不良反应以及向医院上报该不良反应。

☐ 4. 医院利用用药错误和踪近错误的报告信息来改进用药流程。（见 QPS. 9，衡量要素 4）

参考文献

1. US Centers for Disease Control and Prevention. Antibiotic Resistance Threats in the United States, 2013. （Updated：Jul 17，2015.）Accessed Sep 8，2016. http：//www. cdc. gov/drugresistance/threat-report-2013/.

2. Habibzadeh F. Use and misuse of antibiotics in the Middle East. *Lancet.* 2013 Nov；382：1. Accessed Sep 8，2016. http：//www. thelancet. com/pb/assets/ raw/Lancet/global-health/middle-east/ Nov13_MiddleEastEd. pdf? elsca1 = 220713&elsca2 = MIDDLEEADTED&elsca3 = segment.

3. Ndihokubwayo JB，et al. WHO，Regional Office for Africa. Antimicrobial resistance in the African Region：Issues，challenges and actions proposed. *African Health Monitor.* 2013 Mar. Accessed Sep 8，2016. https：//www. aho. afro. who. int/en/ahm/issue/16/reports/antimicrobial-resistance-african-region-issues-challenges-and-actions-proposed.

4. World Health Organization. Central Asian and Eastern European Surveillance of Antimicrobial Resistance. Annual Report 2014. 2015. Accessed Sep 8，2016. http：//www. euro. who. int/en/health-topics/disease-prevention/antimicrobial-resistance/publications/2015/central-asian-and-eastern-european-surveillance-of-antimicrobial-resistance. -annual-report-2014.

5. Review on Antimicrobial Resistance. Antimicrobial Resistance：Tackling a Crisis for the Health and Wealth of Nations. 2014. Accessed Sep 8，2016. https：//amr-review. org/sites/default/files/AMR% 20Review% 20Paper% 20-% 20Tackling% 20a% 20crisis% 20for% 20the% 20health% 20and% 20wealth% 20of% 20nations_1. pdf.

6. National Quality Forum. National Quality Partners Playbook：Antibiotic Stewardship in Acute Care. A Practical Playbook. May 2016. Accessed Nov 11，2016. http：//www. qualityforum. org/Publications/2016/05/National_Quality_Partners_Playbook__Antibiotic_Stewardship_in_Acute_Care. aspx.

7. Centers for Disease Control and Prevention. Core Elements of Hospital Antibiotic Stewardship Programs. 2016. Accessed Nov 11，2016. http：//www. cdc. gov/getsmart/healthcare/implementation/core-elements. html.

8. The Joint Commission. Temporary names put newborns at risk. *Quick Safety.* 2015 Oct；17：1 – 2.

9. Dolan S，et al. APIC position paper：Safe injection，infusion，and medication vial practices in health care. *Am J Infect Control. Epub 2016 May 13.*

10. Institute for Safe Medication Practices. ISMP Guidelines for Safe Preparation of Compounded Sterile Preparations. 2013. （Revised：2016.）Accessed Nov 11，2016. http：//www. ismp. org/Tools/guidelines/IVSummit/IVCGuidelines. pdf.

11. The Joint Commission. Preventing infection from the misuse of vials. *Sentinel Event Alert.* 2014 Jun；52：1 – 6. Accessed Nov 13，2016. https：//www. jointcommission. org/sea_issue_52/.

12. Agency for Healthcare Research and Quality Patient Safety Network. Patient Safety Primer：Medication Errors. （Updated：Mar 15，2016.）. Accessed Nov 13，2016. http：//psnet. ahrq. gov/primer. aspx? primerID = 23.

▼ 患者及家属的教育（PFE）

概述

患者及其家属的教育有助于他们更好地理解并参与医疗服务过程和做出充分告知的医疗服务决策。医院内许多不同的员工都要致力于对患者及其家属进行教育。这些教育贯穿于患者与多学科医疗服务团队的医务人员的不断交往过程中。患者和家属的教育开始于患者进入医院，并贯穿于整个住院期间直至出院后。在开始阶段可能由医生和护士为患者提供教育，其他医务人员则在提供特殊服务过程中对患者进行教育，如康复、营养治疗、出/转院前的准备和持续（后续）医疗服务等。因为有许许多多的员工要帮助提供患者及其家属的教育，所以相互之间的协作和共同关注患者的教育需求是非常重要的。至关重要的是，这些信息应该在多学科医疗服务团队成员之间共享，每位成员清楚知道给患者和家属提供了哪些教育，哪些教育需求需要继续强化，哪些教育还没有提供。

有效的教育始于对患者及其家属学习需求的评估。通过评估不仅明确了患者和家属需要学习什么，还可确定如何学习才能获得最佳效果。根据每个个体的学习喜好、宗教和文化价值、阅读和语言技能来提供的教育是最具成效的。在医疗服务过程中选择合适的教育时机，对学习效果也具有影响。

教育内容包括多学科团队医疗服务过程中和转院后的知识需求，以及患者出院至另一家医疗服务机构或回家后的教育知识需求。因此，教育包括社区医疗服务资源、要求的随访医疗服务及如何在必要时获得紧急服务的有关知识。有效的患者和家属的教育可以通过多种形式提供，以满足患者群体的教育需求。

标准

以下是所有本章节的标准一览表。为了便于使用者阅读，未附有含义或衡量要素。关于这些标准的详细信息，请看本章节下一部分："标准、含义和衡量要素"。

PFE. 1　医院通过提供教育，以支持患者和家属参与医疗服务决策和医疗服务流程。

PFE. 2　评估每位患者的教育需求，并记录于病历中。

　　　PFE. 2. 1　评估患者和家属的学习能力和学习意愿。

PFE. 3　教育方法应考虑到患者及家属的价值观和喜好，在学习过程中给予患者、家属与医务人员之间充分的互动。

PFE. 4　照护患者的相关医务人员共同协作，为患者提供教育。

标准、含义和衡量要素

PFE.1 标准

医院通过提供教育，以支持患者和家属参与医疗服务决策和医疗服务流程。

PFE.1 含义

医院通过对患者及家属的教育，使他们掌握基本的知识和技能，参与医疗服务过程并做出医疗服务的决策。（见 PFR.2）每家医院根据医院的宗旨、提供的服务和患者群体把教育融入到医疗服务过程中。医院制定相应的教育计划以确保为每位患者提供所需要的教育。医院可以选择如何以有效、高效的方式组织教育资源。因此，医院可任命一位教育协调员或成立教育委员会，提供教育服务或与其他员工以协作的简便方式提供教育。

PFE.1 衡量要素

☐ 1. 医院制定患者教育计划，并符合医院的宗旨、服务类型和患者群体特征。（见 ACC.4.1）
☐ 2. 医院有患者教育组织架构或机制。
☐ 3. 教育组织架构和资源应以有效的方式进行组织管理。

PFE.2 标准

评估每位患者的教育需求，并记录于病历中。

PFE.2 含义

关注患者及家属在做出医疗服务决策、参与医疗服务过程及出院后的继续治疗等方面所需的具体知识和技能。提供教育，这种教育不同于医患之间包含信息但又非教育性质的一般交流。

为了解每位患者及家属的教育需求，应建立一个评估流程来明确已计划的手术类型、其他有创操作和治疗以及相应的护理需求、出院后继续医疗服务的需求等。通过评估，能使服务提供者制定教育计划并提供必要的教育。

医务人员向患者和家属提供教育，以支持医疗服务过程中的决策（见 PFE.2）。提供的教育作为获得治疗（如手术和麻醉）知情同意流程的组成部分，应记录于病历中（见 PFR.5.3，衡量要素1）。另外，当患者或家属直接参与提供医疗服务（如更换敷料，给患者喂食，给药和给予治疗）时，他们需要接受教育。

一旦确定了教育需求，就应记录于病历中，这样有助于所有相关的医疗服务提供者参与患者教育过程中。医院规定患者及家属的教育评估、教育计划和实施的信息记录于病历中的位置及形式。

PFE.2 衡量要素

☐ 1. 评估患者和家属的教育需求。
☐ 2. 教育需求评估结果记录于病历中。
☐ 3. 所有员工使用统一的方式记录患者教育。（见 MOI.9，衡量要素3）

PFE. 2. 1 标准

评估患者和家属的学习能力和学习意愿。

PFE. 2. 1 含义

确定患者知识和技能方面的长处与不足，并应用这些信息制定相应的教育计划。患者方面有很多变量决定患者和家属是否愿意以及是否有能力学习。（见 PFR. 1.1）因此，医院制定教育计划前，必须评估以下内容：

- 患者和家属的文化水平，包括医疗保健知识、教育水平、语言；
- 情感障碍和动机；
- 生理和认知的局限性。

PFE. 2. 1 衡量要素

- ☐ 1. 评估患者和家属的文化水平，包括医疗保健知识、教育水平、语言。
- ☐ 2. 评估患者的情感障碍和动机。
- ☐ 3. 评估患者的生理和认知的局限性。
- ☐ 4. 使用评估结果来制定教育计划。

PFE. 3 标准

教育方法应考虑到患者及家属的价值观和喜好，在学习过程中给予患者、家属与医务人员之间充分的互动。

PFE. 3 含义

关注使用合适的方法向患者和家属提供教育，方能产生有效的教育效果。充分了解患者和家属有助于医院选择符合患者价值观和喜好的教育方法和教育人员，并明确家属的作用和指导方法。鼓励患者及家属参与医疗服务过程，让他们表达想法和向医务人员提出问题，确保他们正确理解教育信息并达到预期的参与。医务人员要充分认识到患者在提供安全和优质的服务当中所起到的重要作用。通过医务人员、患者及家属间的互动作用，有机会获得教学反馈信息，以保证相关信息被患者理解、对患者有用并且可为患者所用。医院规定何时及如何对患者及家属进行口头教育，并结合书面材料以加强理解，同时对将来的教育提供参考。

PFE. 3 衡量要素

- ☐ 1. 教育过程中要考虑到患者和家属的价值观和喜好。（见 PFR. 1. 2，衡量要素 2）
- ☐ 2. 有一个流程来验证患者和家属是否接受和理解所提供的教育。
- ☐ 3. 提供患者教育的人员要鼓励患者和家属询问问题和表达想法，成为积极的参与者。
- ☐ 4. 应使用与患者需求相关，且符合患者和家属学习偏好的书面材料来加强口头提供的信息。

PFE. 4 标准

照护患者的相关医务人员共同协作，为患者提供教育。

PFE. 4 含义

当医务人员理解彼此协作有助于患者教育时，他们会更有效地合作。相互协作反过来也有助于确保患者及家属获得尽可能全面、一致且有效的信息。协作应基于患者的需求，因此，有时可能并不需要。具有必要的专业知识、充足的时间和有效的沟通能力是实现有效教育的重要因素。（见 COP. 2. 1）

PFE. 4 衡量要素

☐ 1. 根据需要，通过医务人员协作提供患者和家属的教育。

☐ 2. 提供教育的人员应具备丰富的专业知识。（见 ASC. 5. 1，衡量要素 3 和 ASC. 7. 1，衡量要素 3）

☐ 3. 提供教育的人员应有充足的时间。

☐ 4. 提供教育的人员具备沟通能力。

第三部分：
医疗机构管理标准

▶质量改进和患者安全（QPS）

概述

医院制定一个支持持续质量改进和患者安全的框架是至关重要的。本章节描述了一种全面改进质量和提升患者安全的方法，涉及医院运作的各个方面。该方法包括：

- 部门层面对质量改进和患者安全计划的投入与参与；
- 使用客观和验证过的数据监测流程实施情况；
- 有效地使用数据和基准以聚焦质量改进和患者安全计划；
- 实施质量改进和患者安全计划，并保持改进结果。

质量改进和患者安全计划：

- 是由医院领导驱动；
- 寻求改变医院的文化；
- 主动识别和减少变异；
- 利用数据关注优先改进事项；
- 寻求可持续的改进。

质量和安全根植于医院内所有员工的日常工作中。当临床人员评估患者需求并为其提供医疗服务时，本章节能帮助他们理解怎样真正地做好改进工作，以帮助患者和降低风险。同样地，非临床人员通过把标准应用于他们的日常工作，以理解怎样才能使流程更有效，资源的使用更合理，环境造成的风险更低。

这些国际评审标准涉及了医疗机构全方位的活动，包括改进这些活动和降低与流程变异有关的风险的框架。

因此，这些标准所提供的框架适用于质量改进和患者安全的多种结构化程序和不那么正式的方法。该框架也可与传统的监控项目如意外事件（风险管理）和资源使用（资源利用管理）相结合。

随着时间的推移，医院通过执行该框架将：

- 能得到领导对全院性质量改进和患者安全项目的更多支持；
- 更多的员工得到质量改进和患者安全的培训，并参与其中；
- 建立更明确的优先监控项目；
- 根据监测数据做出决策；
- 在与国内或国际其他组织比较的基础上作出改进。

注意：有些标准要求医院有一个书面制度、操作程序、计划或具体流程的其他书面文件，这些标准在标准文本后以Ⓟ标注。

标准

以下为所有本章节的标准一览表，为了便于使用者阅读，本节未附其含义或衡量要素。关于这些标准的详细信息，请看本章节下一部分："标准、含义和衡量要素"。

质量和患者安全活动的管理

QPS. 1　具有资质的人员指导医院质量改进和患者安全计划的实施，并管理在医院内有效的持续

质量改进和患者安全计划所执行的必需活动。℗

监测指标的选择和数据收集

QPS.2 质量和患者安全计划人员支持整个医院监测指标的选择，并为整个医院的监测活动提供协调和整合。

QPS.3 质量和患者安全计划使用当前的科学信息和其他信息来支持患者医疗服务、卫生专业教育、临床研究和管理。

监测数据的分析和验证

QPS.4 质量和患者安全计划包括数据的汇总和分析，以支持患者医疗服务、医院管理、质量管理项目和参加外部数据库。

QPS.4.1 具备适当经验、知识和技能的人员系统地汇总和分析医院的数据。

QPS.5 数据分析流程包括至少每年一次确定对全院性优先改进成本和效率的影响。

QPS.6 医院使用一个内部流程来验证数据。℗

QPS.7 医院运用一个明确规定的流程来识别和管理警讯事件。℗

QPS.8 数据显示有不良的趋势和变异时，应对其进行分析。℗

QPS.9 医院使用一个已确定的流程来识别和分析踪近错误事件（near-miss events）。

获得和保持改进成效

QPS.10 实现并保持质量和安全方面的改进。

QPS.11 使用持续风险管理计划，以识别并前瞻性降低对患者和员工的非预期不良事件和其他安全风险。℗

标准、含义和衡量要素

注意：在所有 QPS 标准中，领导者均为个人，而领导均为集体。岗位职责的描述分为个人层面或集体层面。[参见"治理、领导及管理"（GLD）章节以了解其他相关要求。]

质量和患者安全活动的管理

由上级治理机构批准医院质量改进和患者安全的总体计划（见 GLD.2），医院领导确定质量改进计划的结构和资源分配（见 GLD.4）。医院领导还要确定测量和改进的所有优先级（见 GLD.5），部门/服务科室负责人确定自己部门/服务科室内的测量和改进的优先级。

该 QPS 标准章节规定了支持医院层面以及各科室和服务部门层面确定优先级的数据收集、数据分析和质量改进的结构、领导和活动。包括全院范围的警讯事件、不良事件、踪近错误事件的收集、分析以及采取的措施。该标准章节还描述了协调医院内所有质量改进和患者安全活动及为质量和患者安全相关信息的员工培训和交流提供指导和方向的重要角色。该章节没有规定该角色的组织结构（如一个部门），每家医院可自行决定。

QPS.1 标准

具有资质的人员指导医院质量改进和患者安全计划的实施，并管理在医院内有效的持续质量改进和患者安全计划所执行的必需活动。Ⓟ

QPS.1 含义

在医院内持续改进质量和患者安全计划需要落实到位。当上级治理机构批准该计划和医院领导提供实施计划的资源时，还需要有日常指导和管理能力以执行该计划，使持续改进成为实现医院使命和战略重点的一个组成部分。（见 GLD.4）

该质量和患者安全计划的实施应由一位或多位有资质的人员监督。这需要数据收集、数据验证和数据分析，以及实施可持续改进等诸多方面的知识和经验。该人员（这些人员）不仅监督项目质量，而且要选择实施该项目所需能力的质量项目人员。有时，一些关键的质量人员位于医院的部门/服务科室内，需要为这些人员提供信息和支持。质量项目人员同样需要知道如何判断全院性项目的优先级和部门/服务科室层面项目的优先级，并把它们转化成一个协调的整体方案。质量项目人员协调和组织整个医院的质量和患者安全监测指标，并为有关医院优先事项的监测提供支持。

培训和交流也至关重要。质量项目人员通过协助解决数据收集的各种问题来提供帮助，如创建数据收集表、界定收集哪些数据、如何验证数据，以支持整个医院的数据收集。医院员工可能在数据验证和分析、实施改进措施、评价改进结果是否得以保持等方面需要协助。因此，质量项目人员需要持续参与全院性的质量和患者安全问题的培训和交流。[1-4]（见 GLD.9）

QPS.1 衡量要素

☐ 1. 选择在改进方法和流程方面经验丰富的一位（多位）人员来指导医院质量和患者安全计划的实施。

☐ 2. 负责监督质量和患者安全计划的人员应选择并支持具有资质的质量项目人员，并为医院内负责质量和患者安全的人员提供支持。（见 SQE. 1，衡量要素 2）

☐ 3. 质量和患者安全计划为医院的优先改进活动，以及针对跨科室的测量指标为部门/服务科室负责人提供支持和协调。（见 GLD. 11）

☐ 4. 质量和患者安全计划应对所有人员实施培训计划，且该培训计划符合员工在质量改进和患者安全项目中的角色。（见 SQE. 14. 1，衡量要素 1；SQE. 16. 1，衡量要素 1）

☐ 5. 质量和患者安全计划有责任定期向所有人员交流质量问题。（见 GLD. 4. 1，衡量要素 3）

监测指标的选择和数据收集

QPS. 2 标准

质量和患者安全项目人员支持整个医院监测指标的选择，并为整个医院的监测活动提供协调和整合。

QPS. 2 含义

选择监测指标是领导者的责任。GLD. 5 描述了医院领导者如何决定整个医院优先监测的领域，GLD. 11 和 GLD. 11. 1 描述了每个部门/服务科室的监测指标选择流程。所有的部门和服务科室——临床和管理——选择与他们的优先级相关的监测指标。可以预见，在一些大型医院，一些相似的监测指标有被多个科室选中的机会。如药房、感染控制科、传染病部门/服务科室都选择了有关降低抗菌药物在医院内的使用。这些 QPS 标准中所描述的质量和患者安全计划，在帮助这些部门/服务科室达成一个共同测量方法和促进已选择监测指标的数据收集起到重要作用。质量和患者安全计划同样可以整合医院内所有的监测活动，包括安全文化的监测和不良事件报告系统。所有监测系统的这种整合将提供综合解决方案和改进的机会。[3-5]（参见 GLD. 4）

QPS. 2 衡量要素

☐ 1. 质量和患者安全计划应在整个医院层面以及部门或服务科室层面上，支持监测指标的选择。

☐ 2. 质量和患者安全计划为整个医院的监测活动提供协调和整合。

☐ 3. 质量和患者安全计划为不良事件报告系统、安全文化监测提供整合，并促进综合的解决方案和改进。

☐ 4. 质量和患者安全计划应追踪所选优先级监测数据的计划收集进展情况。

QPS. 3 标准

质量和患者安全计划使用当前的科学信息和其他信息来支持患者医疗服务、卫生专业教育、临床研究和管理。

QPS. 3 含义

医务人员、研究人员、教育工作者和管理人员常常需要一些信息来协助履行其职责。这些信息包括科学和管理文献、临床实践指南、研究发现和教育方法。互联网、图书馆的纸质版资料、在线

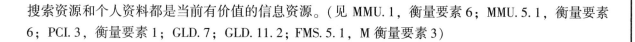

搜索资源和个人资料都是当前有价值的信息资源。（见 MMU.1，衡量要素 6；MMU.5.1，衡量要素 6；PCI.3，衡量要素 1；GLD.7；GLD.11.2；FMS.5.1，M 衡量要素 3）

QPS.3 衡量要素

☐ 1. 使用当前的科学信息和其他信息来支持患者医疗服务。
☐ 2. 使用当前的科学信息和其他信息来支持临床教育。
☐ 3. 使用当前的科学信息和其他信息来支持临床研究。
☐ 4. 使用当前的专业信息和其他信息来支持管理。
☐ 5. 在一个满足使用者期望的时间框架内提供信息。

监测数据的分析和验证

QPS.4 标准

质量和患者安全计划包括数据的汇总和分析，以支持患者医疗服务、医院管理、质量管理项目和参加外部数据库。

QPS.4 含义

质量和患者安全计划收集和分析汇总数据，以支持患者医疗服务和医院管理。随着时间的推移，汇总数据能为医院提供一个概况，让医院的绩效与其他组织进行比较，尤其是医院领导选择的全院性监测指标。因此，汇总数据是医院绩效改进活动的一个重要部分。尤其是汇总风险管理、公用设施系统管理、感染预防及控制以及资源利用评估的汇总数据，可以帮助医院了解其当前绩效和确定改进机会。外部数据库在专业实践的持续监控方面也非常有价值，如 SQE.11 中描述。

通过参加外部数据库，医院可将自身与当地、全国和国际上的其他类似医院进行比较。比较是确定改进机会和记录医院绩效水平的有效工具。医疗网络和医疗服务购买者或支付者常常要求提供这些信息。外部数据库种类繁多，从保险数据库到由专业团体进行维护的数据库。根据法律和法规的要求，医院可能需要为某些外部数据库提供数据。在所有情况下，数据和信息的安全性和保密性都要得到维护。

QPS.4 衡量要素

☐ 1. 质量和患者安全计划规定一个汇总数据的流程。
☐ 2. 汇总数据和信息以支持患者医疗服务、医院管理、专业实践审查及总体的质量和患者安全计划。（见 SQE.11，衡量要素 2；MOI.5，衡量要素 1 和 4）
☐ 3. 当法律或法规要求时，提供汇总数据给院外机构。
☐ 4. 为绩效比较的目的，医院制定一个提供数据给外部数据库和从数据库中了解自身情况的流程。（见 PCI.6，PCI.6.1）
☐ 5. 当提供数据给外部数据库或使用外部数据库时，数据的安全性和保密性要得到维护。（参见 MOI.2）

QPS. 4. 1 标准

具备适当经验、知识和技能的人员系统地汇总和分析医院的数据。

QPS. 4. 1 含义

为了得出结论和制定决策，必须汇总和分析数据，并把数据转变为有用的信息。数据分析要让了解信息管理、精通数据汇总方法、知晓各种统计工具的人员参与其中。数据分析结果要报告给正在负责监测流程或结果的人员，及对结果采取行动的人员。这些人员可能来自临床部门、管理部门或二者兼有。因此，数据分析为质量管理信息提供持续反馈，可帮助决策人员持续改进临床和管理流程。

掌握统计技术有助于数据分析，特别是在解释数据变异和决定需要改进的领域时。运行图、控制图、直方图和帕累托图，都是医院了解趋势和变异时有用的统计工具。

质量项目人员参与数据汇总和分析频率的决定。汇总和分析数据的频率取决于监测活动或领域以及监测的频率。**例如**，可能需要每周分析临床实验室质量控制数据以符合地方规范；如果跌倒不经常发生，每月一次分析患者跌倒数据即可。因此，在各时间点上汇总数据，有助于医院判断某一流程的稳定性或与预期结果相关的某一结果的可预测性。

对医院来说，数据分析的目的在于进行以下四种方式的比较：

1) 与医院各时期的自身情况进行比较，例如按月比较或按年比较；
2) 与其他类似医疗机构进行比较，例如通过参考数据库来比较；
3) 与标准进行比较，例如由评审和专业机构设定的标准或法律法规设定的标准；
4) 与某文献中被确定为最佳或较好实践或实践指南的公认理想实践进行比较。

这些比较有助于医院了解不良变化的来源和性质，重点改进工作。（见 GLD. 5）

QPS. 4. 1 衡量要素

- [ ] 1. 汇总、分析数据，并把数据转变为有用的信息以确定改进机会。（见 PCI. 6，衡量要素2）
- [ ] 2. 具有适当临床或管理经验、知识和技能的人员参与数据汇总和分析过程。
- [ ] 3. 适当情况下，应在数据分析过程中使用统计工具和技术。
- [ ] 4. 数据分析的频率应适用于正在被研究的过程或结果。（见 QPS. 8）
- [ ] 5. 分析结果应报告给负责采取行动的人员。（见 GLD. 1. 2，衡量要素2）
- [ ] 6. 数据分析应支持内部各时期的比较，包括与类似医疗机构的数据库的比较，与最佳实践的比较，以及与客观的科学专业来源的比较。（见 PCI. 6. 1，衡量要素2）

QPS. 5 标准

数据分析流程包括至少每年一次确定对全院性优先改进成本和效率的影响。

QPS. 5 含义

质量和患者安全计划包括被医院领导支持的优先改进领域的影响分析（见 GLD. 5，衡量要素4）。**例如**，有证据支持，使用临床实践指南来规范化医疗服务对医疗服务的有效性、缩短住院时间有重要影响，最终降低成本。质量和患者安全计划的相关人员开发多种工具，以评估现有流程的资源使用情况，然后重新评估改进后流程的资源使用情况。资源可以为人力资源（**例如**每个流程

步骤上投入的时间），也可能包括技术或其他资源的使用。分析将提供有关哪些改进措施会影响效率和成本的有用信息。[6-8]

QPS. 5 衡量要素

□ 1. 在改进前后，资源使用的数量和类型的相关数据应每年至少在医院的一个优先改进项目中进行收集。

□ 2. 质量和患者安全计划的相关人员应与其他部门（如人力资源部、信息技术部和财务部）人员共同确定要收集的数据。

□ 3. 分析的结果应用于改进流程，并通过质量协调机制报告给领导。

QPS. 6 标准

医院使用一个内部流程来验证数据。Ⓟ

QPS. 6 含义

当所收集的数据有效时，质量改进项目才有效。如果数据存在偏差，在质量改进方面的努力也将徒而无功。因此，监测指标的可靠性和有效性是所有改进活动的核心。为确保收集到令人满意的、有用的数据，必须实施内部或外部的数据验证流程。数据验证在以下情况下至关重要：

a）执行新的监测项目（特别是有助于医院评价和改进一个重要的临床服务流程或结果的临床监测）；

b）在医院的网站上或通过其他方式将监测数据公布于众；

c）现有的监测发生改变，如数据收集工具的改变或数据提取流程的改变，或数据提取者的变化；

d）从现有的监测得到的监测结果发生改变而无法解释；

e）数据源发生改变，如部分患者纸质病历转变为电子病历，因此数据来源包括电子和纸质两种形式；

f）数据收集的对象发生改变，如患者的平均年龄、合并症、研究方案变更、执行新的实践指南或引进新技术和治疗方法。

数据验证是了解数据质量、确立数据可信度（为决策制定者所用）的重要手段。数据验证已成为设定监测指标的优先级别、选择要监测的指标、提取或收集数据、分析数据以及使用分析结果进行改进等过程中的步骤之一。[9-11]

当医院发布有关临床结果、患者安全或其他方面的数据时，或通过其他途径（如在医院的网站上）公布数据时，医院在伦理上有义务向公众提供准确的信息。医院领导有责任确保数据的有效性。监测的可靠性和有效性以及数据的质量，可通过医院的内部数据验证流程来确定，或者也可以由独立的第三方进行评判，如与医院签约的外部公司。（见 GLD. 6）

QPS. 6 衡量要素

□ 1. 数据验证作为由领导选择的改进流程的组成部分，应使用于质量项目中。

□ 2. 当符合含义中 a）至 f）项注明的任意情况时，应对数据进行验证。

□ 3. 应使用专为数据验证而确定的方法。

□ 4. 医院领导应负责确保所公布的质量和结果数据有效。（见 GLD. 3. 1，衡量要素 3）

QPS. 7 标准

医院运用一个明确规定的流程来识别和管理警讯事件。Ⓟ

QPS. 7 含义

警讯事件是指涉及死亡或严重身体伤害或心理伤害的意外事件。严重身体伤害具体包括丧失肢体或功能。这些事件之所以被称为警讯事件，是因为其表明需要立即调查和采取应对措施。每家医院应确定警讯事件的可操作性定义，其中至少应包含：

    a）意外死亡，包括但不限于：

- 与患者病情的自然发展过程或基本状况不相关的意外死亡（如死于术后感染或医院获得性肺栓塞）；
- 足月产婴儿死亡；
- 自杀。

    b）与患者病情的自然发展或基本状况无关的主要功能永久丧失；

    c）部位错误、操作错误和患者错误的手术；

    d）因输注血液或血液制品，亦或移植受污染的器官或组织而造成感染慢性病或绝症；

    e）诱拐婴儿和或把婴儿交给错误的父母。

    f）强奸、职场暴力，例如在医院现场攻击（导致死亡或功能永久丧失）；或谋杀（蓄意杀害）患者、工作人员、医务人员、医学生、实习生、探视者或医院供应商。（见 SQE. 8. 2）

医院对警讯事件的定义应包含上述 a）至 f）项的内容，也可以包含法律法规要求的其他事件，或被医院视为可以添加到其警讯事件列表中的其他事件。符合警讯事件定义的所有事件必须通过执行可靠的根因分析来进行评估。准确的事件细节对于可靠的根因分析至关重要，因此需要在事件发生后尽快进行根因分析。分析和行动计划应在事件发生后或察觉事件后的 45 天内完成。进行根因分析的目的在于让医院更好地了解事件的起因。当根因分析显示系统改进或其他措施可预防或降低此类警讯事件再次发生的风险时，医院应重新设计流程并采取其他适合此举的所有措施。[12-14]（见 IPSG. 3）

需要重点强调的是，警讯事件和医疗差错不是同义词。并非所有差错都会引发警讯事件，警讯事件也不是都是由差错而引起的。将某事件确定为警讯事件并不表示需要承担法律责任。（见 QPS. 11；GLD. 4. 1，衡量要素 2）

QPS. 7 衡量要素

☐ 1. 医院领导应确定警讯事件的定义，其中至少应包括含义中 a）至 f）项的内容。

☐ 2. 医院应在医院领导指定的时间期限内完成所有警讯事件的根因分析，即从事件发生或察觉事件之日起 45 天以内。

☐ 3. 根因分析确定事件的起源，得出改进措施和/或采取行动，以预防或降低此类警讯事件再次发生的风险。

☐ 4. 医院领导应对根因分析的结果采取相应措施。

QPS. 8 标准

数据显示有不良的趋势和变异时，应对其进行分析。Ⓟ

QPS.8 含义

医院定期收集多个不同医疗服务区域的数据。为此，必须有可靠的报告结果的机制，以确保高质量的服务。识别和监控那些有患者安全风险的服务。应收集足够的数据来监测趋势和变异类型，数据收集的量依据服务的频率和/或对患者的风险而变化。（见 MMU.7.1；QPS.4.1，衡量要素 4；QPS.11）

至少以下几方面要进行数据收集和分析：

a）所有已被证实的输血反应，如适用于医院；（见 COP.3.3）

b）所有严重的药物不良反应，如适用且由医院规定；（见 MMU.7，衡量要素 3）

c）所有严重的给药错误，如适用且由医院规定；（见 MMU.7.1，衡量要素 2）

d）所有手术前后诊断明显不符，如术前诊断为肠梗阻，而术后诊断为腹主动脉瘤破裂（AAA）；

e）在任何场所的操作时镇静期间发生的不良事件或不良反应；（见 ASC.3.2 和 ASC.5）

f）在任何场所的麻醉期间发生的不良事件或反应；

g）其他不良事件，如医源性感染、感染性疾病的暴发。（见 PCI.7.1，衡量要素 6）

QPS.8 衡量要素

❏ 1. 制定并实施已确定的数据收集流程，确保准确的数据收集、分析和报告。

❏ 2. 当有不良水平、型态和趋势出现时，要对收集的数据进行深入分析。

❏ 3. 含义中 a）至 g）的几个方面都要进行数据收集和分析。

❏ 4. 数据分析的结果用于实施改进行动，以提高服务、治疗及运营职能的质量和安全。（见 PCI.10，衡量要素 3）

❏ 5. 数据分析结果作为质量和患者安全管理计划的组成部分报告给上级治理机构。（见 GLD.4.1，衡量要素 1）

QPS.9 标准

医院使用一个已确定的流程来识别和分析踪近错误事件（near-miss event）。

QPS.9 含义

为了积极地了解哪些系统容易发生真实不良事件，医院收集那些被认为是踪近错误事件的数据和信息，并加以评估，以阻止其真正发生。首先医院明确定义"踪近错误事件"并明确哪些类型的事件需要上报。与"潜在医疗差错"相比，"踪近错误"应用更广。踪近错误也包含其他类型的不良事件。其次，制定报告机制。最终，确立一个流程来汇总和分析收集的数据，以了解哪些前瞻性的流程改进能减少或消除相关的不良事件或踪近错误。（见 MMU.7.1 和 QPS.11）

QPS.9 衡量要素

❏ 1. 医院对踪近错误有一个明确的定义。（见 MMU.7.1，衡量要素 1）

❏ 2. 医院规定需要报告的事件类型。

❏ 3. 医院建立踪近错误报告流程。（见 MMU.7.1，衡量要素 2）

❏ 4. 分析数据，并根据分析结果采取改进措施以降低踪近错误事件的发生。（见 MMU.7.1，衡量要素 4）

获得和保持改进成效

QPS. 10 标准

实现并保持质量和安全方面的改进。

QPS. 10 含义

医院使用从数据分析中得到的信息，确定潜在的改进机会或降低/预防不良事件的发生。常规监控数据和从深入评估中得到的数据，有助于理解改进计划从何处开始，改进的重点是什么。尤其要对由医院领导所确定的优先数据收集领域或项目制定改进计划。

改进计划制定后，通过测试期间收集的数据来查看设想的改变是否得到了实际改进。为了确保改进能够持续，应收集测量数据并用于持续分析。有效的变革将被纳入标准操作程序，同时也会进行任何必要的员工培训。医院记录这些已实现和可保持的改进，并将其作为质量管理和改进项目的一部分。（见 GLD. 11，衡量要素 4）

QPS. 10 衡量要素

☐ 1. 医院计划、测试和实施质量和患者安全方面的改进。

☐ 2. 应获得相关数据证明改进有成效且能够保持。（见 GLD. 11，衡量要素 3）

☐ 3. 进行必要的制度修改，以制定和执行改进计划，并保持已达到的改进成效。

☐ 4. 记录成功的改进成果。

QPS. 11 标准

使用持续的风险管理计划，以识别并前瞻性降低涉及患者和员工的非预期不良事件和其他安全风险。Ⓟ

QPS. 11 含义

有几类风险可对医院造成影响，包括：

- 战略上的（与医院目标相关的战略）；
- 运营上的（为实现组织目标而制定的计划）；
- 财务上的（保护资产）；
- 合规上的（遵守法律和法规）；
- 声誉上的（公众形象）。

医院需对风险管理采用前瞻性的方法，包括以降低或消除潜在已知危害的影响或可能的风险为目标，制定风险降低策略。[15-17]一旦这种方法成为风险管理计划使用的正式方法之一时，必须包含以下重要内容：

    a）风险识别；

    b）风险优先排序；

    c）风险报告；

d）风险管理，包括风险分析；（见 MMU.7.1，QPS.7，QPS.8，QPS.9）

e）相关索赔管理。

风险管理的重要基础是风险分析，比如，通过流程来评价踪近错误和其他一旦失效会导致警讯事件的高风险流程。对于关键的、高风险流程中可能发生的事件的不良后果，有多种工具可进行前瞻性分析。**例如，**失效模式和效应分析（FMEA，failure mode and effects analysis）和灾害脆弱性分析（HVA，hazard vulnerability analysis）是两种常用的工具。

为了有效使用这些或类似的工具，医院领导需要了解与每个类别相关的潜在风险，并优先考虑可能对患者和员工的安全以及医疗服务的质量和安全性产生最大影响的风险。这些信息将被用于优化资源配置，用以分析高风险领域并采取行动重新设计流程，或类似的行动来降低流程中的风险。每年至少执行一次这种风险降低程序，并做好记录存档。

QPS.11 衡量要素

☐ 1. 医院的风险管理框架应包括含义中 a）至 e）项的内容。

☐ 2. 医院领导至少确定与医院战略、财务、运营职能相关的潜在风险，并进行优先级排序。

☐ 3. 每年至少应对某一优先风险流程执行一次前瞻性的风险降低测试分析。

☐ 4. 根据测试结果的分析，重新设计高风险流程。

参考文献

1. Leonard M，et al.，editors. *The Essential Guide for Patient Safety Officers*，2nd ed. Oak Brook，IL：Joint Commission Resources，2013.

2. Pilz S，et al. ［Quality Manager 2.0 in hospitals：A practical guidance for executive managers，medical directors，senior consultants，nurse managers and practicing quality managers.］ *Z Evid Fortbild Qual Gesundhwes.* 2013；107（2）：170 – 178. German.

3. Shabot MM，et al. Memorial Hermann：High reliability from board to bedside. *Jt Comm J Qual Patient Saf.* 2013 Jun；39（6）：253 – 257.

4. Tsai TC，et al. Hospital board and management practices are strongly related to hospital performance on clinical quality metrics. *Health Aff（Millwood）.* 2015 Aug；34（8）：1304 – 1311.

5. Secanell M，et al. Deepening our understanding of quality improvement in Europe（DUQuE）：Overview of a study of hospital quality management in seven countries. *Int J Qual Health Care.* 2014 Apr；26 Suppl 1：5 – 15.

6. Cleven A，et al. Healthcare quality innovation and performance through process orientation：Evidence from general hospitals in Switzerland. *Technol Forecast Soc Change.* 2016 Jul：1 – 10.

7. Slight SP，et al. The return on investment of implementing a continuous monitoring system in general medical-surgical units. *Crit Care Med.* 2014 Aug；42（8）1862 – 1868.

8. Swensen SJ，et al. The business case for health-care quality improvement. *J Patient Saf.* 2013 Mar；9（1）：44 – 52.

9. Bronnert J，et al. Data quality management model（updated）. *J AHIMA.* 2012 Jul；83（7）：62 – 71.

10. Kahn MG，et al. A pragmatic framework for single-site and multisite data quality assessment in electronic health record-based clinical research. *Med Care.* 2012 Jul；50 Suppl：S21 – 29.

11. Oh JY，et al. Statewide validation of hospital-reported central line – associated bloodstream infections：Oregon，2009. *Infect Control Hosp Epidemiol.* 2012 May；33（5）：439 – 445.

12. Charles R，et al. How to perform a root cause analysis for workup and future prevention of medical errors：A review. *Patient Saf Surg.* 2016 Sep 21；10：20.

13. National Patient Safety Foundation.（NPSF）. *RCA2：Improving Root Cause Analyses and Actions to Prevent*

Harm. Boston：*NPSF*，2016.

14. van Galen LS，et al. Delayed recognition of deterioration of patients in general wards is mostly caused by human related monitoring failures：A root cause analysis of unplanned ICU admissions. *PLoS One.* 2016 Aug 18；11（8）：e0161393.

15. iSixSigma. FEMA：Preventing a Failure Before Any Harm Is Done. Smith DL. Accessed November 16，2016. https：// www. isixsigma. com/tools-templates/fmea/fmea-preventing-failure-any-harm-done/.

16. Streimelweger B，Wac K，Seiringer W. Human-factor-based risk management in the healthcare to improve patient safety. *Int J E-Health and Med Commun*（*IJEHMC*）. 2016. Accessed Nov 16，2016. http：//www. igi-global. com/article/ human-factor-based-risk-management-in-the-healthcare-to-improve-patient-safety/161696.

17. Carroll RL，et al. *Enterprise Risk Management*：*A framwork fos success.* Chicago，IL：American Society for Healthcare Risk Management，2014. Accessed November 25，2016. http：//www. ashrm. org/resources/patient-safety-portal/pdfs/ ERM-White-Paper-8－29－14-FINAL. pdf.

▶ 感染的预防和控制（PCI）

概述

医院感染预防和控制计划的目的是识别和降低或消除患者、工作人员、医务人员、合同工、志愿者、学生、探视者和社区之间获得和传播感染的风险。此外，制定与不断发展的医疗实践和/或问题有关的全院性举措（如抗菌药物监管计划和应对全球性传染性疾病的计划）是感染预防和控制计划的重要组成部分。

在不同医院，感染风险和计划活动各不相同，取决于医院的医疗活动和服务、所服务的患者群体、地理位置、患者容纳量和员工人数。医院感染预防和控制计划的重点应反映医院内已确定的风险、全球和社区的发展以及所提供医疗服务的复杂性。

有效的医院感染预防和控制计划具有以下共同的特点：明确的领导者、训练有素的工作人员、识别和积极处理存在感染风险的人员和环境的方法、可行的制度和程序、员工教育及全院协调。

注意：有些标准要求医院有一个书面制度、操作程序、计划或具体流程的其他书面文件，这些标准在标准文本后以Ⓟ标注。

标准

以下是所有本章节的标准一览表。为了便于使用者阅读，未附有含义或衡量要素。关于这些标准的详细信息，请看本章下节："标准、含义和衡量要素"。

职责

PCI. 1 由一位或多位人员监控所有的感染预防和控制活动。通过教育和培训且具有相关工作经验或持有相应证书，才具有监控感染预防和控制活动的资质。

PCI. 2 所有感染预防和控制活动都有指定的协调机制，该机制基于医院规模和复杂性，并涉及医生、护士和其他人员。

资源

PCI. 3 感染预防和控制计划应基于当前的科学知识、公认的实践指南、适用的法律法规及卫生和清洁标准。

PCI. 4 医院领导应提供足够的资源以支持感染预防和控制计划。

感染控制计划的目标

PCI. 5 医院应设计并实施一项全面的感染控制计划，规定有感染风险的操作和流程，并实施降低感染风险的策略。Ⓟ

PCI. 6 医院使用基于风险的方法来确定医源性感染的预防和风险降低项目的重点。Ⓟ

PCI. 6.1　医院跟踪医源性感染的相关风险、感染率和趋势，以降低感染风险。

医疗设备、器械和物品

PCI. 7　医院通过确保充分的清洁、消毒、灭菌和恰当的储存来降低与医疗/手术的设备、器械和物品有关的感染风险，并实施管理失效物品的流程。

PCI. 7.1　在符合当地法律法规的前提下，医院制定并实施相应流程，以管理一次性器械的重复使用。Ⓟ

感染性废弃物

PCI. 7.2　医院通过废弃物的妥善处置来降低感染风险。

PCI. 7.3　医院应执行相关实践，安全地处理和处置利器与针头。Ⓟ

膳食服务

PCI. 7.4　医院降低与膳食服务操作相关的感染风险。

建筑风险

PCI. 7.5　医院应降低与机械和工程控制相关的设施中的感染风险，并降低拆除、建设和翻新期间的感染风险。

感染的传播

PCI. 8　医院提供屏障预防措施和隔离措施，以保护患者、探视者和医务人员不受传染病的侵害，并保护免疫功能受到抑制的患者不受其易得的特殊感染的侵害。Ⓟ

PCI. 8.1　医院制定并实施相应流程，以管理受气源性感染的患者大量涌入的现象以及应对负压病房供应不足的情况。Ⓟ

PCI. 8.2　医院制定、实施并测试应急预案，以应对全球性传染病的出现。Ⓟ

PCI. 9　在需要时，可获得并正确使用手套、口罩、护目用具、其他防护设备、洗手液和消毒剂。Ⓟ

质量改进和院感项目教育

PCI. 10　感染预防和控制流程与医院的总体质量改进和患者安全计划相结合，采用在流行病方面对医院具有重要意义的监测指标。

PCI. 11　医院为员工、医生、患者、家属或其他明确涉及医疗服务的照护人提供感染预防和控制的培训。Ⓟ

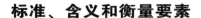

标准、含义和衡量要素

职责

PCI. 1 标准

由一位或多位人员监控所有的感染预防和控制活动。通过教育和培训且具有相关工作经验或持有相应证书，才具有监控感染预防和控制活动的资质。

PCI. 1 含义

医院感染预防和控制计划的目的是识别和降低或消除患者、工作人员、医务人员、合同工、志愿者、学生和探视者获得和传播感染的风险。

不同的医院，其感染风险和计划活动各不相同，取决于医院的医疗活动和服务、所服务的患者群体、地理位置、患者容量和员工人数。因此，感染预防和控制计划的监督要适合医院的规模、医疗活动的复杂性、风险程度和计划的范围。一名或多名专职或兼职人员根据其职责/岗位要求，开展监督工作。其专业资质要求则视其将要执行的监督而定，并可通过以下方式来达到资质要求：

- 教育；
- 培训；
- 相应工作经验；
- 相应的证书或执照。

PCI. 1 衡量要素

☐ 1. 一位或多位人员监督感染预防和控制计划。（见 GLD. 9，衡量要素 1）
☐ 2. 监督人员的资质适合于医院的规模、医疗活动的复杂性、风险程度和感染预防和控制计划的范围。
☐ 3. 监督人员按照指派的工作或岗位要求履行其监督职责。（见 SQE. 3，衡量要素 2）

PCI. 2 标准

所有感染预防和控制活动都有指定的协调机制，该机制基于医院规模和复杂性，并涉及医生、护士和其他人员。

PCI. 2 含义

感染预防和控制活动涉及医院的方方面面，包括多个部门和服务科室的员工［例如临床各部门、设施维护、膳食服务（食堂）、保洁、实验室、药房和消毒服务］。此外，医院感染的风险，可以通过患者、家属、员工、志愿者、探视者、医院供应商、独立实体和其他人员带入医院。因此，发现有这些人的医院所有区域都必须包含在感染监测、预防和控制计划中。

有一个指定的机制协调整个计划。该机制可以是一个小型工作小组，一个协调委员会，一个专职小组或其他机制。其职责包括，**例如**：制定医源性感染的标准，建立数据收集（监测）方法，设计预防和控制感染风险的策略以及确立院感报告流程。协调，即通过与医院所有部门间的交流，以确保感染控制计划实施的连续性和主动性。

无论医院选择何种方式来协调感染预防和控制计划，医生、护士均应成为代表，与感染预防和控制专业人员一起参与其中。其他部门（如流行病专家、数据收集专家、统计员、中心消毒供应室主管、微生物学家、药剂师、清洁服务、环境或设施服务和手术室主管）是否参与，可根据医院的规模和服务复杂性而定。

PCI. 2 衡量要素

☐ 1. 医院有指定机制来协调感染预防和控制计划，该机制中包含感染预防和控制专业人员。（见 MMU. 1. 1）

☐ 2. 基于医院的规模和复杂性，感染预防和控制活动的协调涉及医生、护士和其他人员。（见 MMU. 1. 1）

☐ 3. 医院所有的区域都纳入感染预防和控制计划。（见 PCI. 5，衡量要素 1 和 2）

☐ 4. 医院所有员工区域都纳入感染预防和控制计划。（见 PCI. 5，衡量要素 1 和 2；SQE. 8. 2. 1，衡量要素 3）

资源

PCI. 3 标准

感染预防和控制计划应基于当前的科学知识、公认的实践指南、适用的法律法规及卫生和清洁标准。

PCI. 3 含义

信息对于感染预防和控制计划至关重要。需要了解当前的科学信息并实施有效的监测和控制活动。这些信息可来自许多国家或国际组织。**例如**，美国 CDC、WHO、美国医疗改进研究所（IHI）、区域性公共卫生保护机构和其他类似组织，都可以成为循证实践和指南的重要来源。[1,2]此外，感染预防和控制计划应规定来自公认的感染控制卫生机构有关于在医院的环境和环境表面、被服和床单位清洁和消毒的标准。[3-6]

实践指南和医疗服务集束干预（由 IHI 制定），提供了关于临床和支持性服务相关感染及预防措施的信息。适用的法律法规规定了计划的基本要素、感染性疾病暴发的应对和任何上报的要求。

PCI. 3 衡量要素

☐ 1. 感染预防和控制计划应基于当前的科学知识、公认的实践指南、地方的法律法规。（见 QPS. 3；GLD. 2，衡量要素 5）

☐ 2. 感染预防和控制计划应规定来自公认的感染控制项目的标准，来进行环境清洁和消毒。

☐ 3. 感染预防和控制计划应规定来自公认的感染控制项目的标准，来处理用于医疗服务的被服和床单。

☐ 4. 感染预防和控制计划的结果应根据要求上报给公共卫生机构。（见 ACC. 4. 5，衡量要素 6；

AOP. 5. 3. 1，衡量要素 2；GLD. 2，衡量要素 6）

❑ 5. 医院应对相关公共卫生机构的报告采取相应措施。（见 GLD. 2，衡量要素 6）

PCI. 4 标准

医院领导应提供足够资源以支持感染预防和控制计划。

PCI. 4 含义

感染预防和控制计划需要有足够的人员来达到该计划的目标和医院要求。具体人员数量根据医院的规模、医疗活动的复杂性、风险程度和计划的范围而定。由医院领导批准人员的配置水平。此外，感染预防和控制计划需要资源来支持医院对所有员工的培训和购买物品，如用于手卫生的速干手消剂。医院领导确保该计划有充足的资源以有效地执行。

信息管理系统是非常重要的资源，可为追踪医源性感染风险、感染发生率和感染趋势提供支持。信息管理功能有助于数据的分析、解释和结果展示。此外，感染预防和控制计划的数据和信息应与医院的质量管理和改进计划进行整合管理。

PCI. 4 衡量要素

❑ 1. 感染预防和控制计划根据医院的规模、医疗活动的复杂性、风险程度和计划的范围来配置人员。（见 SQE. 6，衡量要素 1 和 2）

❑ 2. 医院领导分配和批准感染预防和控制计划所必需的人员配备和资源。（见 GLD. 1. 1，衡量要素 3）

❑ 3. 信息管理系统支持感染预防和控制计划。（见 MOI. 1）

感染控制计划的目标

PCI. 5 标准

医院应设计并实施一项全面的感染控制计划，规定与感染风险有关的操作和流程，并实施降低感染风险的策略。℗

PCI. 5 含义

医院使用许多简单和复杂的流程来评估患者和为其提供医疗服务。对患者和员工而言，每个流程都存在不同程度的感染风险。医院监测和回顾所有的流程并实施必需的制度、程序、教育和设计循证活动，以降低感染的风险。（见 ACC. 6）

感染预防和控制计划必须是全面性的，囊括患者医疗服务和员工健康。该计划规定并解决在流行病方面对医院极为重要的感染问题。此外，根据医院的规模、地理位置、提供的服务和患者人群，该计划需涵盖医院所有层面的各种策略。该计划包括手卫生、识别感染和调查传染病暴发的系统、员工和患者疫苗接种计划的实施和对抗菌药物安全使用改进情况的监测。定期的风险评估和设定降低风险的目标指导该计划的制定。（见 AOP. 5. 3）

PCI. 5 衡量要素

☐ 1. 医院有一个全面的涵盖医院所有层面的计划，以降低患者医源性感染的风险。（见 PCI. 2，衡量要素 3 和 4）

☐ 2. 医院有一个全面的涵盖医院所有层面的计划，以降低医院员工医源性感染的风险。（见 AOP. 5.3.1，衡量要素 1 和 3；PCI. 2，衡量要素 3 和 4；SQE. 8.2；SQE. 8.2.1）

☐ 3. 医院规定哪些流程与感染风险有关。（见 AOP. 5.3，衡量要素 2；AOP. 5.3.1，衡量要素 1 和 3；MMU. 5，衡量要素 1 和 3）

☐ 4. 医院实施相关的策略、教育和循证活动，以降低这些流程中的感染风险。（见 AOP. 5.3，衡量要素 2；AOP. 5.3.1，衡量要素 1 和 3；MMU. 5，衡量要素 1 和 3；PCI. 7，衡量要素 1）

☐ 5. 医院规定哪些院感风险需要制定制度和/或程序、员工教育、更改操作和其他相关活动，以支持降低风险。

PCI. 6 标准

医院使用基于风险的方法来确定医源性感染的预防和风险降低项目的重点。℗

PCI. 6.1 标准

医院跟踪医源性感染的相关风险、感染率和趋势，以降低感染风险。

PCI. 6 和 PCI. 6.1 含义

每家医院必须确定那些具有重要流行病学意义的感染、感染部位，以及相关的医疗器械、程序及操作，并给予重点关注以预防和减少医源性感染的风险和事件。使用基于风险的方法有助于医院明确在项目中应重点关注的操作和感染。基于风险的方法，将监控作为重要的组成部分，来收集和分析数据，指导风险评估。

医院根据以下相关的感染和部位收集数据并评估：

a）呼吸道——如插管、机械通气支持、气管切开等相关的操作和医疗设备；

b）泌尿道——如与导尿、泌尿系引流系统及其维护等相关的有创性操作和医疗设备。

c）有创性血管内置物——如中心静脉、外周静脉留置管的置入与维护等；

d）手术部位——如切口护理、敷料类型及相关的无菌操作；

e）有重要流行病学意义的疾病和微生物——多重耐药性的微生物和高致病性感染；（见 PCI. 10，衡量要素 2 和 SQE. 8.2.1，衡量要素 1）

f）社区新出现或再次出现的感染。（见 SQE. 8.2.1，衡量要素 1）

此外，通过应用临床实践指南（见 GLD. 11.2）、抗菌药管理项目（见 MMU. 1.1）、降低社区获得性感染和医院获得性感染的项目，以及减少不必要的有创医疗器械使用等策略，再结合有关感染控制的科学知识，便可显著降低感染率。

设计感染预防和控制的流程旨在降低患者、员工和其他人员遭受感染的风险。为实现这一目标，医院必须积极确定并跟踪医源性感染的相关风险、感染率和趋势。医院可使用监测信息来改进感染预防和控制活动，同时将医源性感染率尽可能降到最低。医院可通过了解其他类似医院的感染率和趋势，并向与感染有关的数据库提供数据，以充分地利用监测数据和信息。（见 QPS. 4，衡量要素 4 和 GLD. 5）

PCI. 6 衡量要素

☐ 1. 通过收集含义中 a) 至 f) 相关的数据，医院制定感染预防和控制计划的重点。

☐ 2. 分析收集到的含义中 a) 至 f) 的数据，确定降低感染率的优先项目。（见 QPS. 4.1，衡量要素 1）

☐ 3. 实施感染控制策略，降低已确定为优先项目的感染率。

PCI. 6.1 衡量要素

☐ 1. 跟踪医源性感染的相关风险、感染率和趋势。

☐ 2. 根据感染的相关风险、感染率和趋势的数据和信息，重新设计流程。（见 QPS. 4.1，衡量要素 6）

☐ 3. 医院应至少每年对感染控制风险进行评估，并采取相应措施来确定或重新确定感染预防和控制计划的重点。

医疗设备、器械和物品

PCI. 7 标准

医院通过确保充分的清洁、消毒、灭菌和恰当的储存来降低与医疗/手术的设备、器械和物品有关的感染风险，并实施管理失效物品的流程。

PCI. 7 含义

医疗操作中涉及的接触性医疗/手术的设备、器械和物品，可成为引入病原体导致感染的主要来源。未正确清洗、消毒或灭菌，未正确使用或存放设备、器械和物品，不仅给患者带来风险，而且还有造成人际传播感染的风险。医务人员遵守标准化操作来清洗、消毒或灭菌是至关重要的。正确的清洁、消毒和灭菌，可以使感染风险最小化。[7,8]

美国疾病预防控制中心（CDC）将"清洁"定义为"……清除物体上的异物（如泥土、有机物）……"；CDC 声明：［清洁］"通常是使用含洗涤剂或酶产品的水来完成；在高效消毒和灭菌前需要彻底清洗，因为留在器械表面的无机和有机物会影响消毒和灭菌过程的有效性"。

医疗设备和器械的消毒包括低效和高效两种技术。使用低效消毒的物品有听诊器、血糖仪和其他无创设备。低效消毒也适用于计算机键盘、电话和电视遥控器等物品。（见 PCI. 9，衡量要素 3）不能灭菌的物品使用高效消毒，如软式内镜和喉镜。

医疗/手术的物品和其他有创器械和设备的灭菌包括几种不同方法，每种方法各有利弊。采用的灭菌类型视具体情况和要灭菌的物品、器械和设备而定，如在饱和蒸汽压力下的湿热灭菌法是最广泛和最可靠的，但是，蒸汽灭菌法只能用于耐热、耐湿的物品。低温灭菌法最常用于对灭菌温度和湿度敏感的医疗器械和物品。快速灭菌（也称为直接使用蒸汽灭菌）用于没有足够的时间对器械和物品用打包的方法进行高压饱和蒸汽灭菌。医院遵守灭菌技术的专业实践指南，采用最适合的灭菌方式，对器械和物品进行灭菌。（见 PCI. 8，衡量要素 5）

清洁、消毒和灭菌可以在一个中心灭菌区域进行，或在医院有适当监测的其他区域开展，如胃肠疾病诊疗中心或内镜检查室。[6,9-11]无论在医院何处进行，清洁、消毒和灭菌方法都要保持同一个标准。（见 ACC.6）员工遵守标准实践使感染风险最小化是至关重要的。员工经过相关的岗前培训、在职培训，具有清洁、消毒和灭菌操作技能并接受适当监管，才能处理医疗/手术的设备、器械和物品。

为防止污染，清洁和灭菌物品应妥善存放在指定的储存区，该区域清洁、干燥，免受灰尘、潮湿和极端温度影响。理想情况下，无菌物品与清洁物品分开存放，限制无菌物品存放区的进入。一些消毒过的物品需要进行特定的干燥和存储，以确保全面、彻底的消毒。如内镜消毒后，必须能自由悬挂，不接触地面以防液体积聚在镜子的底部。

许多医疗耗材（静脉输液、导管、缝合线和其他医疗耗材）印有失效日期。当这些耗材过了失效日期，厂家不保证其无菌、安全性或稳定性。有些耗材则申明，只要外包装完整，内容物就是无菌的。医院制度应规定正确处理失效物品的流程。

注意： 为预防疾病传播对患者采取隔离措施时，给隔离患者使用过的医疗/手术的设备、器械和物品需要额外的清洁和消毒。

PCI. 7 衡量要素

☐ 1. 医院遵守灭菌技术的专业实践指南，选择最适用于需灭菌的情形、器械和设备的灭菌技术，进行灭菌。（见 PCI.5，衡量要素 3 和 4）

☐ 2. 医院遵守低效和高效消毒的专业实践指南，选择最适合被消毒器械和设备的消毒方法。（见 GLD.7，衡量要素 3）

☐ 3. 员工经过相关的岗前培训、在职培训，具有清洁、消毒和灭菌操作技能并接受适当监管，才能处理医疗/手术的设备、器械和物品。（见 GLD.4，衡量要素 1）

☐ 4. 协调全院范围内的清洁、消毒和灭菌方法，并同质化应用。

☐ 5. 清洁和灭菌物品妥善存放在指定的储藏区，该区域保持清洁、干燥、防尘、防湿和温度适宜。（见 ACC.6）

☐ 6. 根据国家的法律法规和专业标准，医院制定、并实施管理过期失效物品的流程。（见 ACC.6；GLD.2，衡量要素 5 和 GLD.7，衡量要素 3）

PCI. 7. 1 标准

在符合当地法律法规的前提下，医院制定并实施相应流程，以管理一次性器械的重复使用。Ⓟ

PCI. 7. 1 含义

某些一次性器械在特定情况下可能会被重复使用。[7,12,13] 重复使用一次性器械存在两种风险：增加潜在感染的风险和经过处理后的一次性器械性能不足或不可接受的风险。医院应有相应的制度来指导重复使用一次性器械。（见 ACC.6）该制度必须遵循国家的法律法规和专业标准，并规定：

a）可重复使用的一次性器械和耗材的品种；

b）相应的流程用于识别何时一次性器械和耗材不再安全或不再适合复用；

c）每一器械使用后立即实施的清洁程序，并遵循清晰操作规程；

d）对使用过可复用医疗器械的患者进行身份标识；

e）前瞻性评价一次性器械重复使用的安全性。

医院收集和分析与重复使用一次性器械和耗材有关的不良事件的数据，以识别风险并采取相应降低风险和改进流程的措施。

PCI. 7. 1 衡量要素

☐ 1. 医院明确可重复使用的一次性器械和耗材的品种。

☐ 2. 医院有相应的流程用于识别何时一次性器械和耗材不再安全或不再适合复用。

☐ 3. 医院有一个清晰的操作规程，用来清洁、消毒和灭菌每一个可重复使用的一次性器械（如适用）。

☐ 4. 每一件一次性器械的清洁过程遵循相关的每个操作规程。

☐ 5. 医院对使用过可复用的一次性医疗器械的患者进行身份标识。

☐ 6. 当重复使用一次性器械导致不良事件发生时，追踪使用过这些器械的患者并进行分析，并将分析结果用于确定改进和实施改进措施。（见 QPS. 8）

感染性废弃物

PCI. 7. 2 标准

医院通过废弃物的妥善处置来降低感染风险。

PCI. 7. 2 含义

医院每天产生大量的医疗废弃物，这些废弃物可能具有传染性。因此，妥善处置医疗废弃物有助于减少院内感染风险。[14]（见 ACC. 6）需要处置的废弃物包括：体液和被体液污染的物料；血液和血液成分；太平间和尸检区域的废弃物（当存在时）。（见 AOP. 5. 3. 1）

PCI. 7. 2 衡量要素

☐ 1. 管理感染性废弃物和体液的处置，使传播感染的风险最小化。（见 FMS. 5. 1，衡量要素 4）

☐ 2. 管理血液和血液成分的处理和处置，使传播感染的风险最小化。

☐ 3. 管理太平间和尸检区的运行，使传播感染的风险最小化。

PCI. 7. 3 标准

医院应执行相关实践，安全地处理和处置锐器与针头。Ⓟ

PCI. 7. 3 含义

针刺伤的其中一个危害便是可能传播血源性疾病。错误处理和不当处置锐器和针头给医务人员的安全带来重大挑战。工作方式会对受伤和疾病暴露风险产生影响。确定并实施可降低利器伤害风险的循证实践，能确保将遭受此类伤害的可能性降到最低。医院应为医务人员提供与安全处理并管理锐器与针头相关的培训。

妥善处置针头和利器还可以降低受伤和疾病暴露的可能性。妥善处置包括使用四周和底部密闭且防穿刺和防渗漏的容器。容器应能供医务人员便捷使用，且不应装得过满。

如果对废弃的针头、手术刀和其他利器处置不当，则可能会给公众和从事废弃物管理的人员带来健康风险。**例如**，在海洋中处置锐器容器，如果容器破裂，则可能会给公众带来风险。医院必须安全地处置锐器和针头，或者与相关组织签订合同，以确保装有医疗废物的容器能够以符合法律法规的方式得到妥善处置。

医院应实施相应的制度，充分解释说明流程的各个步骤，包括确定锐器容器的正确类型和正确使用方法、容器的处置方式，以及对处置流程的监管。(见 ACC.6)

PCI. 7. 3 衡量要素

☐ 1. 医院应确定并实施相关规范，以降低因处理和管理锐器和针头而带来的伤害和感染风险。

☐ 2. 收集锐器和针头应使用不可重复使用、防穿刺、防渗漏且密闭的专用容器。

☐ 3. 医院应安全地处置锐器和针头，或者与相关组织签订合同，以确保装有锐器的容器能够在专门的有害废弃物处理场所，根据国家法律法规的要求得到妥善处置。

膳食服务

PCI. 7. 4 标准

医院应降低与膳食服务操作相关的感染风险。

PCI. 7. 4 含义

食物的存放和准备不当可能会引发疾病，例如食物中毒或食物感染。由食物所引发的疾病可能会非常危险，对因疾病或受伤已经缺乏抵抗力的住院患者，甚至会造成生命威胁。

安全的食物存放遵循有关原则，如先入先出（FIFO），有助于确保食物在过保质期前使用。有效的食物周转系统对于储存食物并防止食源性疾病至关重要。医院必须确保在可预防细菌滋生的温度下储放和准备食物，从而提供安全、准确的食物和营养品。

交叉污染（尤其是在生食和熟食之间）是食物感染的另一大来源。交叉污染可能是由受污染的双手、工作台面、砧板或用于擦拭工作台面或餐具的抹布而造成。此外，准备食物的台面，用于准备食物的餐具、器具、坛坛罐罐，以及用于盛装食物的托盘、碟子、餐具，如果清洗和消毒不当，也可能会引发感染风险。

PCI. 7. 4 衡量要素

☐ 1. 医院在环境卫生、温度、光照、湿度、通风适宜并安全的条件下存放食物和营养品，以降低感染的风险。

☐ 2. 医院应在适当的环境卫生和温度条件下准备食物和营养品。

☐ 3. 应实施相应的厨房环境卫生措施以防止交叉污染的风险。

建筑风险

PCI. 7. 5 标准

医院应降低与机械工程控制相关的设施中的感染风险，并降低建筑物拆除、建设和翻新期间的感染风险。

PCI. 7. 5 含义

工程控制设施，例如正压通风系统、实验室中的生物排风罩，以及用于对餐具和厨房设备进行消毒的热水器与制冷设备上的恒温控制器，均是环境标准和控制对实现医院内良好卫生环境和降低感染风险具有重要作用的典型例子。

医院内任何区域进行的拆除、建设或翻新，都可能带来重大的感染控制风险。置身于建筑尘埃和残渣、噪声、震动和其他危害中，可能会对肺功能及医务人员和探视者的安全造成潜在危害。

医院应采用风险评估标准对翻新或新建工程的影响进行评估，包括：空气质量、感染预防和控制、公用设施、噪声、震动和应急程序。（见 FMS.4，衡量要素 3 和 FMS.4.2.1）

PCI. 7.5 衡量要素

☐ 1. 采用工程控制装置，使医院中的感染风险最小化。

☐ 2. 医院采用风险评估标准对翻新或新建工程造成的影响进行评估，以制定相应的计划；当拆除、新建或翻新工程实施时，实施该计划。

☐ 3. 对拆除、翻新或新建工程在空气质量、感染预防和控制活动方面造成的风险和影响进行评估和管理。（见 FMS.4.2.1）

感染的传播

PCI. 8 标准

医院提供屏障预防措施和隔离措施，以保护患者、探视者和医务人员不受传染病的侵害，并保护免疫功能受到抑制的患者不受其易得的特殊感染的侵害。℗

PCI. 8.1 标准

医院制定并实施相应流程，以管理受气源性感染的患者大量涌入的现象以及应对负压病房供应不足的情况。℗

PCI. 8 和 PCI. 8.1 含义

医院制定相应制度和程序来建立医院的隔离及屏障操作。这些制度和程序基于疾病的传播方式，并针对可能具有传染性的个人和物理环境。[15]（见 COP.3）

空气传播隔离间（AIIR）防护措施对于阻止可在空气中长时间悬浮的传染病原的传播非常必要。气源性感染患者的首选安置场所就是负压病房。如果建筑物的结构不便于立即修建负压病房，当气源性感染需要隔离且医院没有可用或足够的空气传播隔离间时，医院可修建一个临时的负压隔离区（TNPI）。当气源性感染暴发造成大批传染病患者时，也可能需要临时的负压隔离区，建立最有效的两种 TNPI 系统，包括高效空气（HEPA）过滤系统，无论向外排放空气，还是向空气循环系统排放空气。TNPI 的使用遵循公认的指南和必须遵守所有的建筑物和消防规范。

医院应制定相应计划，解决在负压病房不足或有大批传染性疾病患者时，如何对气源性感染患者进行短期管理的问题。

患者住院期间对病房的适当清洁以及患者出院后对病房的终末清洁，都应根据感染控制指南来执行。[16]

PCI. 8 衡量要素

☐ 1. 已知患有传染性疾病或疑似患有传染性疾病的患者，应根据推荐指南进行隔离。（见 ACC. 6）

☐ 2. 传染病的患者应该与因免疫抑制或其他原因而导致面临更大传染风险的患者和医务人员隔离。（见 ACC. 1. 1）

☐ 3. 负压病房应进行常规监控，并可随时供需要隔离经气源性感染患者使用。

☐ 4. 如果无法立即提供负压病房，遵循公认的指南及遵守建筑物和消防规范，建立临时负压病房。（见 PCI. 8. 2）

☐ 5. 患者住院期间以及出院后，传染病房的清洁应遵循感染控制指南。（见 PCI. 3，衡量要素 2 和 PCI. 7）

PCI. 8. 1 衡量要素

☐ 1. 医院制定并实施相应流程，以解决负压病房不可用时气源性感染患者的短期管理问题。（见 PCI. 8. 2）

☐ 2. 医院制定并实施相应流程，以管理大批传染病患者。（见 PCI. 8. 2）

☐ 3. 应就大批传染病患者或负压病房不可用时传染病患者的管理问题，对医务人员进行培训教育。

PCI. 8. 2 标准

医院制定、实施并测试应急预案，以应对全球性传染病的出现。Ⓟ

PCI. 8. 2 含义

全球化增加了传染病从一个国家迅速传播到另一个国家的可能性。以前在某一特定地区流行的传染病现在遍布全世界。WHO 已经确定了早期发现传染病疫情的暴发，阻止死亡、疾病传播和潜在影响的重要性。检测和限制传播的一个重要因素，包括与当地和地方政府机构或卓越的大学中心进行参与全球监测活动的交流，以识别和跟踪全球出现的感染。**例如**，参与监测活动的组织包括英国公共卫生实验室服务、法国巴斯德研究所、流行病学与公共卫生干预网络的培训（TEPHINET）和美国疾病控制和预防中心（US CDC）。此外，如情况允许，组织需要与当地公共卫生机构的流行病学部门联系。[17]

尤其重要的是，培训员工早期识别传染病，包括一线接触患者的非临床人员，如挂号登记员。仅仅知道某种传染病正在流行是不够的，如果员工没有被培训如何识别传染病的体征和症状及如何早期采取措施，那么疾病暴露程度和感染的风险会显著增加。对于患者进入医院的第一个点，早期识别尤为重要，如急诊室或门诊诊室。（见 PCI. 8. 2. 1）

为有效应对全球性传染病的出现，医院要制定管理这些潜在紧急情况的预案，该预案为以下几方面提供流程：

a）与参与全球性监测活动的组织进行沟通；[18]

b）制定并实施分离及隔离策略；（见 PCI. 8，衡量要素 4 和 PCI. 8. 1，衡量要素 1）

c）培训，包括演示如何使用适用于传染病的个人防护设备；

d）沟通策略的制定和实施；

e）员工角色和职责的规定和分配。（见 AOP. 5. 3. 1）

每年测试应急预案，以确保当真正的传染病疫情出现时能正确应对。如果医院经历一次真正的传染病疫情，启动预案，并在结束后进行汇报总结，这可以代表相当于一年一次的测试。年度或实际传染病疫情事件后的汇报，可确定需要被重新评估的脆弱流程。

PCI. 8. 2 衡量要素
□ 1. 医院领导与负责感染预防和控制计划的人员一起制定并实施应急预案，以应对全球性传染病，预案至少包括含义中 a) 至 e) 的内容。（见 FMS. 6，衡量要素 3）
□ 2. 医院规定患者接触/进入医院系统的第一点，并且把早期识别和迅速采取措施作为目标教育。（见 ACC. 1. 1，衡量要素 1）。
□ 3. 每年度测试整个应急预案。
□ 4. 总结时，对测试的情况汇总。（见 FMS. 6，衡量要素 5）
□ 5. 根据测试和总结制定并落实改进措施。（见 FMS. 6，衡量要素 6）

PCI. 9 标准
在需要时，可获得并正确使用手套、口罩、护目用具、其他防护设备、洗手液和消毒剂。Ⓟ

PCI. 9 含义
手卫生（如使用洗手液）、隔离技术（如使用个人防护设备）和消毒剂是正确进行感染预防和控制的基本工具，因此需要为可能会用到这些工具的任何医疗服务场所做好配备。医院应确定需要使用个人防护设备（如面罩、护目用具、隔离衣或手套）的情况，并提供相关培训说明如何正确使用。**例如，** 在为患者吸引时戴手套和面罩，或接触传染病隔离患者时戴上手套、隔离衣、面罩和合适的面具。洗手液、消毒剂、毛巾或其他干燥设施应放在需要洗手和手消毒操作的地方。在装灌前应根据指南彻底、正确地清洁液体肥皂容器。培训医务人员如何正确进行洗手、手部消毒和表面消毒程序以及正确使用个人防护设备。（见 IPSG. 5 和 ACC. 6）

PCI. 9 衡量要素
□ 1. 医院规定需要使用个人防护设备的情况，并确保在可能需要用到这些设备的任何医疗服务场所具有配备。（见 FMS. 5. 1，衡量要素 2）
□ 2. 员工接受培训，并在所有规定的情形中正确使用个人防护设备。（见 FMS. 5. 1，衡量要素 2）
□ 3. 对医院确定的具有感染传播风险的场所和情形，实施表面消毒程序。（见 PCI. 7）
□ 4. 洗手液、消毒剂、毛巾或其他干燥设施应放在需要洗手和手消毒的地方。（见 IPSG. 5，衡量要素 3）

质量改进和院感项目教育

PCI. 10 标准
感染预防和控制流程与医院的总体质量改进和患者安全计划相结合，采用在流行病方面对医院具有重要意义的监测指标。

PCI. 10 含义

医院可使用监测信息来改进感染预防和控制活动，同时将医源性感染率尽可能降到最低。医院可以了解其他类似医院的感染率和趋势并为与感染相关的数据库提供数据，从而充分利用监测数据和信息。所有科室/服务部门均需参与医院层面优先项目的监测，同时为感染预防和控制计划选择科室/服务部门层面优先项目的监测指标。

PCI. 10 衡量要素

☐ 1. 感染预防和控制活动应纳入医院的质量改进和患者安全计划中。（见 GLD. 4 和 GLD. 11，衡量要素 1）

☐ 2. 收集和分析感染预防和控制活动的监测数据，包含具有重要流行病学意义的感染监测指标。（见 PCI. 6）

☐ 3. 利用监测数据评价感染预防和控制项目的改进，并给予相应的支持。（见 QPS. 8，衡量要素 4）

☐ 4. 记录监测数据，每季度向医院领导提供数据分析报告和相关建议。（见 GLD. 4.1，衡量要素 1）

PCI. 11 标准

医院为员工、医生、患者、家属或其他明确涉及医疗服务的照护人提供感染预防和控制的培训。℗

PCI. 11 含义

为了使感染预防和控制计划得到有效的实施，医院必须对员工进行岗前培训。此外，员工还必须接受有关感染预防和控制新趋势的继续教育和培训。该教育项目包括专业人员、临床和非临床的辅助人员，甚至包括患者和家属、医院供应商及其他探视者。医院鼓励患者和家属参与及采用医院的感染预防和控制实践。

医院将感染预防和控制的教育培训作为所有新员工岗前培训的一部分，并定期复训，或至少在用于指导感染预防和控制计划的医院制度、程序和实践发生变化时重新培训。

PCI. 11 衡量要素

☐ 1. 医院向所有医务人员和其他专业人员（当他们开始在医院工作时）提供有关感染预防和控制的培训。（见 SQE. 7）

☐ 2. 员工必须接受有关感染预防和控制新趋势的继续教育和培训。（见 SQE. 8，衡量要素 3）

☐ 3. 医院向患者和家属提供有关感染预防和控制的教育。

☐ 4. 质量改进活动的监测结果和趋势应向所有员工进行传达，且作为员工教育的一部分。

参考文献

1. US Centers for Disease Control and Prevention. Infection Control in Health Care Facilities. （Updated：Aug 4，2016.）Accessed Nov 13，2016. http：//www. cdc. gov/flu/professionals/infectioncontrol/.

2. World Health Organization. Infection Prevention and Control in Health Care. Accessed Nov 13，2016. http：//www. who. int/csr/bioriskreduction/infection_control/en/index. html.

3. Carling PC，Huang SS. Improving healthcare environmental cleaning and disinfection：Current and evolving issues. *Infect Control Hosp Epidemiol.* 2013 May；34（5）：507 – 513.

4. Fijan S，Turk SS. Hospital textiles，are they a possible vehicle for healthcare-associated infections？ *Int J Environ Res Public Health.* 2012 Sep 14；9（9）：3330 – 3343.

5. Ramphal L, et al. Improving hospital staff compliance with environmental cleaning behavior. *Proc（Bayl Univ Med Cent）*. 2014 Apr; 27（2）: 88 – 91.

6. Weber DJ, Rutala WA. Understanding and preventing transmission of healthcare-associated pathogens due to the contaminated hospital environment. *Infect Control Hosp Epidemiol.* 2013 May; 34（5）: 449 – 452.

7. Rutala WA, Weber DJ. Disinfection, sterilization and antisepsis. An overview. *Am J Infect Control.* 2016 May 2; 44（5 Suppl）: e1 – e6.

8. Schneider PM. New technologies and trends in sterilization and disinfection. *Am J Infect Control.* 2013 May; 41（5 Suppl）:S81 – 86.

9. Rutala WA, Weber DJ. Gastrointestinal endoscopes: A need to shift from disinfection to sterilization? *JAMA. 2014 Oct; 312（14）: 1405 – 1406.*

10. Sabnis RB, Bhattu A, Vijaykumar M. Sterilization of endoscopic instruments. *Curr Opin Urol.* 2014 Mar; 24（2）: 195 – 202.

11. Wei R, et al. Evaluation of detergents and contact time on biofilm removal from flexible endoscopes. *Am J Infect Control.* 2013 Sep; 41（9）e89 – 92.

12. Humphries RM, McDonnell G. Superbugs on duodenoscopes: The challenge of cleaning and disinfection of reusable devices. *J Clin Microbiol.* 2015 Oct; 53（10）: 3118 – 3125.

13. SGNA Practice Committee 2011 – 12. Reuse of single-use critical medical devices. *Gastroenterol Nurs.* 2015 Mar-Apr; 38（2）: 135 – 136.

14. World Health Organization（WHO）. Health-Care Waste. Fact Sheet 253. Nov 2015. Accessed Oct 12, 2016. http: //www. who. int/mediacentre/factsheets/fs253/en/.

15. El-Sharkawy MF, Noweir MEH. Indoor air quality levels in a university hospital in the Eastern Province of Saudi Arabia. *J Family Community Med.* 2014 Jan; 21（1）: 39 – 47.

16. Asia Pacific Society of Infection Control. APSIC Guidelines for Environmental Cleaning and Decontamination. Accessed Nov 11, 2016. http: //apsic. info/documents/Environmental-Cleaning-APSIC-Guideline-14-Jan-2013. pdf.

17. Nicholson A, Snair MR, Hermann J. *Global Health Risk Framework: Resilient and Sustainable Health Systems to Respond to Global Infectious Disease Outbreaks: Workshop Summary. Washington, DC: National Academies Press, 2016.*

18. World Health Organization（WHO）. *Global Infectious Disease Surveillance. Fact Sheet 200.* Accessed Nov 13, 2016. http: //www. who. int/mediacentre/factsheets/fs200/en/.

治理、领导和管理（GLD）

概述

　　为患者提供卓越的医疗服务需要有效的领导。有效的领导始于组织中的个人对不同职责和权力的理解，以及这些人如何协同工作。治理、管理和领导医院的人士既有权力又有职责，无论在集体层面还是在个人层面，他们负责遵循法律、法规，并落实对患者应尽的责任。

　　随着时间的推移，有效的领导有助于克服医院内各科室和服务部门之间的障碍和沟通问题，医院变得更加有效和高效，服务变得越来越整合。特别是，整合全院内的质量管理和改进活动将会提高患者的治疗结果。

　　注意：在所有 GLD 标准中，领导者（leaders）一词用于指一个或多个负责达到标准所述期望的个人。领导层（leadership）则用于指共同负责达到标准所述期望的一组领导者。

　　本章中的标准使用以下领导层级来进行分类（并在下列图表中举例说明）：

第一层：治理层

　　治理层是指医院的治理机构，并以多种形式存在。**例如，**治理机构可以是由个人组成的团体（比如社区委员会），也可以是一个或多个产权所有人。以公立医院为例，其治理机构为卫计委。符合 GLD. 1.1 条款要求的个人或团体被视为医院的治理机构。关于医院治理机构要求和期望内容的标准条款请参见 GLD. 1 和 GLD. 1.2。

第二层：首席执行层

　　医院最高管理层级，通常称为首席执行层，由医院的治理机构选出的一人或多人担任该职务，首席执行层负责医院的日常运营管理。这一职务通常由一名医师或者一名行政官担任，或者医师和行政官联合担任。在学术医学中心，医学院的院长可以属于这类医院的高级管理层。GLD. 2 描述了对首席执行层的职责要求和期望。

第三层：医院领导层

　　标准对医院领导层提出了一系列的职责要求，以促其加强协作，带领医院达成使命。通常情况下，医院领导层由一名首席医疗官（代表全院的医疗人员）、一名首席护理官（代表全院各级护理人员）、高级行政官和其他医院选派人员（比如：首席质量官或人力资源副院长构成）。在大型医院中，有着不同的组织架构（如各个分支部门），那么医院管理层可包括这些部门的领导。每家医院应明确本院领导层。标准 GLD. 3 至标准 GLD7.1 描述了领导层的职责。注意，GLD. 8 描述了临床服务部门领导的职责，不论他们是否得到正式或非正式的任命。在学术医疗中心，医务教学领导和临床研究负责人也可以是医院管理层的一员。

第四层：科室/服务部门领导者

为了保证提供的临床服务和组织机构管理有效且高效，医院通常分为几个团结协作的子团体，如职能部门、服务部门或临床科室，都由科室/服务部门的领导指导负责。标准 GLD.8 至 GLD.11.2 描述了对科室/服务部门领导的期望要求。通常来说，子团体由几个临床科室构成：内科、外科、妇产科、儿科或其他科室；一个或多个护理子团体；诊断服务科室，如放射科和检验科；在全院同时以集中和分散形式存在的药剂服务团体；以及交通运输、社工、财务、采购、设施管理和人力资源管理等辅助服务部门。大多数大型医院的子团体都会有相关管理者。**例如**，护理团队派 2 人分别负责管理手术中心和门诊服务；内科科室可能会为每个临床病房派负责人管理；医院业务办公室也会派人专门负责不同的业务职能，例如病床控制、账单管理和采购等。

最后，本章的要求涉及上述所有层级。GLD.12 至 GLD.19 描述的这些要求包括安全文化、伦理、卫生专业教育、临床研究。

注意：有些标准要求医院有一个书面制度、操作程序、计划，或其他具体流程的书面文件，这些标准在标准文本后以Ⓟ标注。

标准

以下是本章节的所有标准一览表，为了便于使用者阅读，未附有含义或衡量要素。关于这些标准的详细信息，请看本章节下一部分的标准、含义和衡量要素。

医院的治理者

GLD.1　有章程、制度、程序或类似文件描述治理机构的结构和职权。Ⓟ

GLD.1.1　在书面文件中描述治理机构职责和责任。Ⓟ

GLD.1.2　治理机构批准医院的质量和患者安全计划，定期获取质量和患者安全计划的报告并采取相应措施。Ⓟ

首席执行层的责任

GLD.2　首席执行层负责医院的运营和遵守适用的法律、法规。Ⓟ

医院领导层的责任

GLD.3　确定医院领导并共同负责确定医院使命，并制定实现医院使命所需的计划和制度。

GLD.3.1　医院领导确定满足患者需求的临床服务类型，并做出相应规划。Ⓟ

GLD.3.2　医院领导确保在医院内部实现有效的沟通。Ⓟ

GLD.3.3　医院领导确保采用统一的程序进行招聘、留用、人才培养，以及所有员工的继续教育。

医院领导负责质量和患者安全

GLD.4　医院领导计划、制定并实施质量改进和患者安全计划。

GLD.4.1　医院领导定期向治理机构和医院员工传达质量改进和患者安全信息。

GLD.5　医院领导优先考虑整个医院范围内要测量的流程、要实施的改进和患者安全活动以及如何衡量这些工作是否成功。

医院领导负责合同管理

GLD.6　医院领导负责审查、选择和监控临床或非临床合同。Ⓟ

GLD.6.1　医院领导确保合同和其他协议包含在医院质量改进和患者安全计划中。

GLD.6.2　医院领导确保未在医院任职的独立从业者拥有为医院患者提供服务的相应资质证明和权限。Ⓟ

医院领导负责资源决策

GLD.7　医院领导充分了解相关决策对质量和安全的影响，以此制定有关采购和使用人力及技术资源的决策。

GLD.7.1　医院领导寻求并使用有关供应链安全性方面的数据与信息，以保护患者和员工免受不稳定、受污染、有缺陷和伪劣的供应物的危害。

临床人员的组织结构及职责

GLD.8　医疗、护理及其他科室及临床服务部门的领导者共同计划和实施专业人员组织结构，以支持其履行责任和职权。Ⓟ

医院科室和服务部门的管理

GLD.9　医院各科室或服务部门由一个或多个具有资质的个人进行管理。Ⓟ

GLD.10　各科室/服务部门的领导者应以书面形式确定由各部门提供的服务，并将这些服务与其他部门的服务进行整合或协调。Ⓟ

GLD. 11 科室/服务部门领导者通过参与医院内的优先级改进活动，以及监控和改进科室/服务部门特定的医疗服务来改进质量和患者安全。

GLD. 11. 1 临床科室或服务部门的领导者选择测量指标，适合用于评价医生、护士和其他参与临床医疗服务流程专业人员的绩效，并用于绩效评价。

GLD. 11. 2 科室/服务部门领导者选择和执行临床实践指南、相关临床路径和/或规程，以便指导临床医疗。Ⓟ

医院伦理和临床伦理

GLD. 12 医院领导确立可促进伦理实践文化发展和决策制定的伦理管理框架，以确保在符合业务、财务、道德和法律规范的情况下提供医疗服务，同时保护患者及其权利。Ⓟ

GLD. 12. 1 医院的伦理管理框架主要处理运营和业务问题（包括营销、入院、转院、出院和所有权的披露），以及可能有损患者最佳利益的任何业务冲突和职业冲突。Ⓟ

GLD. 12. 2 医院的伦理管理框架主要处理临床治疗中的伦理问题和决策制定问题。Ⓟ

GLD. 13 医院领导在医院内构建并支持安全文化项目。Ⓟ

GLD. 13. 1 医院领导在医院内实施、监控并采取措施改进安全文化项目。

卫生专业教育

GLD. 14 在医院内提供卫生专业教育时，遵循学术项目主办方和医院领导定义的教育参数的指导。

人体受试者研究

GLD. 15 在医院内进行人体受试者研究时，遵循法律法规和医院领导的指导。Ⓟ

GLD. 16 告知患者及家属如何参加涉及人体受试者的临床研究、临床调查或临床试验。Ⓟ

GLD. 17 告知患者及家属选择参与临床研究、临床调查或临床试验的患者可获得何种保护。

GLD. 18 在患者参与临床研究、临床调查或临床实验之前，获得其知情同意。Ⓟ

GLD. 19 医院设立委员会或采取其他方式来监督医院中涉及人体受试者的所有研究。Ⓟ

标准、含义和衡量要素

医院的治理层

GLD.1 标准

有章程、制度、程序或类似文件描述治理机构的结构和职权。Ⓟ

GLD.1 含义

一个治理机构，**例如**，一群人（如董事会或社区委员会），一位或多位医院所有者，或对于许多公立医院来说是卫计委——负责监管医院的运营和承担医院提供医疗服务的责任。该治理机构负责 GLD.1.1 的要求。在章程、制度、程序或类似文件中描述该治理机构的结构和职权，规定他们如何行使职能。

对治理机构实施年度评价，该年度评价可以简单化，例如三个或四个与治理机构是否履行职责有关的问题，正如 GLD.1.1 所述——批准医院的使命、战略和运营计划、预算等。可以开发一个在线调查或通过电子邮件或邮局邮件把问题发给治理机构的成员。

当有众多医院向同一个治理机构汇报，如卫计委作为医院的治理机构，医院想要获得年度评价结果可能较为困难。在这些情况下，医院要做出可靠的努力，以获取治理机构必要的评价信息和措施。可通过不同方式（电话、电子邮件和/或信），反复尝试以获得评价记录和沟通结果。（见 GLD.1.2）

组织结构图或其他文件可以体现或展示出医院的治理机构，以显示其职权和问责制。

GLD.1 衡量要素

☐ 1. 在书面文件中描述医院治理机构的结构及规定的管理责任。

☐ 2. 在章程、制度、程序或类似文件中描述治理机构的职权。

☐ 3. 该文件阐述治理层和首席执行层的权利何时、以何种方式获得。

☐ 4. 对治理机构每年进行一次评价，并记录评价结果。

GLD.1.1 标准

在书面文件中描述治理机构职责和责任。Ⓟ

GLD.1.1 含义

治理机构的职责和责任在确定其履行方式的文件中有相关描述。为了明确医院领导层，实现高效运营，以及提供高质量的医疗服务，治理机构必须对医院履行重要职责。这些职责主要是批准层面上的，包括：

☐ 1. 批准并定期审查医院的使命，确保公众了解医院的使命；

☐ 2. 批准医院日常运营中所需的各种战略、运营计划以及制度和程序；

☐ 3. 批准医院参与医学专业教育和研究，以及此类项目的质量监督；（见 GLD.14 和 GLD.15）

□ 4. 批准或提供经营医院、实现医院使命和战略计划所需的资金、经营预算和其他资源；

□ 5. 任命或批准医院的首席执行层，对其进行年度个人绩效评价并记录。

GLD. 1. 1 衡量要素

□ 1. 治理机构批准、定期审查并公布医院的使命声明。

□ 2. 治理机构批准医院的战略计划、运营计划、制度和程序。

□ 3. 治理机构批准医院的资金和经营预算，并配置实现医院使命所需的其他资源。（见 COP. 8，衡量要素 2；PCI. 4，衡量要素 2；FMS. 4. 2，衡量要素 2）

□ 4. 治理机构批准医院参与医学专业教育和研究以及此类项目的质量监督。

□ 5. 治理机构任命医院的首席执行层，并对其进行年度评价，并记录评价结果。

GLD. 1. 2 标准

治理机构批准医院的质量和患者安全计划，定期获取质量和患者安全计划的报告并采取相应措施。℗

GLD. 1. 2 含义

治理机构批准或提供医院所有的计划和制度，并分配资源，从而实现医院的使命。其中一项重要责任便是以支持质量和患者安全持续改进的方式履行所有职责。对质量的这一重大投入需要进行合理规划、提供充足的资源，并对其进程进行监控。因此，治理机构批准年度质量计划，并定期接收质量报告。报告可具有全局性，也可专注于特定临床服务、患者群体或某些运营方面。因此，在一段时期内，质量计划的所有方面包括不良事件和警讯事件都应呈报给治理机构，以供其参考和商议。在执行商议结果例如分配额外资源时，相关措施应记录在会议记录中，并在日后举行会议时再次审查。

获得治理机构对医院呈报的质量和患者安全计划的审查结果和采取措施，对一些医院来说富有挑战，尤其是当众多医院向同一治理机构汇报时，如卫计委（MOH）。如果治理机构持续没有反应，医院要做出可靠的努力来联系他们，包括用不同方式多次联系治理机构，并记录每一次的尝试/沟通结果。（见 GLD. 1）

GLD. 1. 2 衡量要素

□ 1. 治理机构每年批准医院的质量和患者安全计划。

□ 2. 治理机构至少每季度获取有关质量和患者安全计划的报告，并采取相应措施，包括不良事件与警讯事件的报告。（见 QPS. 4. 1，衡量要素 5；FMS. 3；FMS. 10，衡量要素 3）

□ 3. 会议记录反映所采取的措施和这些措施的任何后续情况。

首席执行层的责任

GLD. 2 标准

首席执行层负责医院的运营和遵守适用的法律、法规。℗

GLD. 2 含义

有效的领导是医院实现高效运营及其使命的根本。领导行为可由多个人共同或单独提供给医院，并可以通过任何数量的个人来执行。

首席执行层负责医院的总体日常运营。其中包括基本医疗用品的采购和库存管理、硬件设施的维护、财务管理、质量管理和其他职责。个人的教育背景和经验应符合其职位描述中的要求。首席执行层与医院领导层合作，共同确定医院的使命，制定与该使命相关的制度、程序和临床服务。

一旦经由治理机构批准，首席执行层则负责实施所有制度，并确保医院全体工作人员遵守这些制度。（见 QPS 章节）

首席执行层有责任让医院：

- 遵守适用的法律法规；
- 对检查和监管机构的任何报告做出回应；
- 开展管理工作，控制人力、财务和其他资源。

GLD. 2 衡量要素

☐ 1. 首席执行层的教育背景和经验应符合其职位描述中的要求。

☐ 2. 首席执行层管理医院的日常运营，包括职位描述中所述的职责。

☐ 3. 首席执行层向治理机构推荐相关制度、战略计划和预算。

☐ 4. 首席执行层确保遵守获经批准的制度。

☐ 5. 首席执行层确保遵守适用的法律法规。（见 ACC. 4. 5，衡量要素 6；ACC. 4. 5. 1，衡量要素 4；AOP. 5，衡量要素 1；AOP. 6，衡量要素 1；COP. 9，衡量要素 1；COP. 9. 2，衡量要素 2；ASC. 1，衡量要素 4；MMU. 1，衡量要素 5；MMU. 1. 1，衡量要素 2；MMU. 5. 2，衡量要素 1；PCI. 3，衡量要素 1；PCI. 7，衡量要素 6；FMS. 1，衡量要素 1；FMS. 4. 2，衡量要素 1；FMS. 5，衡量要素 5；SQE. 9，衡量要素 2；SQE. 9. 1，衡量要素 1；SQE. 14，衡量要素 2；SQE. 16，衡量要素 2；MOI. 2，衡量要素 2）

☐ 6. 首席执行层对检查和监管机构的任何报告做出回应。（见 PCI. 3，衡量要素 3 和 4；FMS. 1，衡量要素 3）

医院领导层的责任

GLD. 3 标准

确定医院领导层并共同负责确定医院使命，并制定实现医院使命所需的计划和制度。

GLD. 3 含义

医院领导层的遴选可有多种途径。治理机构任命首席执行层，首席执行层可以任命其他医院领导。医院领导可能拥有正式职衔，如医疗总监（医务部主任）或护理总监（护理部主任）。医院领导可能是临床或非临床科室或服务部门的领导者，也可能因其资历深厚、品德高尚或对医院的杰出贡献而受到非正式的认可。医院领导能够获得认可并参与医院使命的制订流程十分重要。医院领导

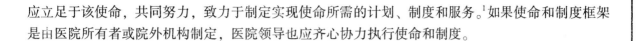

应立足于该使命，共同努力，致力于制定实现使命所需的计划、制度和服务。[1]如果使命和制度框架是由医院所有者或院外机构制定，医院领导也应齐心协力执行使命和制度。

GLD. 3 衡量要素

☐ 1. 首席执行层和医院领导通过职衔和姓名予以确认，并在书面文档中写出其集体职责。

☐ 2. 医院领导负责确定医院的使命。

☐ 3. 医院领导负责建立实现使命所必需的制度和程序。

☐ 4. 医院领导应确保制度和程序得以遵守。

GLD. 3. 1 标准

医院领导确定满足患者需求所需的临床服务类型，并做出相应规划。Ⓟ

GLD. 3. 1 含义

患者医疗服务的规划和设计旨在响应患者群体的需求。提供的治疗和服务要进行相应记录，且符合医院使命。医院领导与医院内不同临床科室和服务部门的各位领导者共同确定对患者群体至关重要的诊断服务、治疗服务、康复服务和其他服务。医院领导同时还与科室/服务部门领导者一同制定医院直接或间接提供的各种服务的范围和强度。基于该使命，医院领导可与社区、当地医院或其他方共同规划和协作，以符合社区医疗需求。所规划的服务反映医院的战略方向和在医院接受治疗的患者意愿。

规划患者的医疗服务还需要医院领导确定其社区和患者群体，以及社区的服务需求，同时与关键社区利益相关者团体进行持续沟通。（见 PFR. 1）可以直接与个人进行沟通，也可借助公共媒体和社区内其他机构或第三方进行沟通。沟通信息的类型包括：

- 有关服务、工作时间和获得医疗服务的流程等信息；
- 有关服务质量的信息，该信息将提供给公众和相关转诊机构。

GLD. 3. 1 衡量要素

☐ 1. 医院领导与科室/服务部门领导者共同确定并制定符合医院使命和院内患者需求的医疗和服务类型。（见 ACC. 1，衡量要素 1 和 ACC. 2. 2. 1，衡量要素 1）

☐ 2. 医院领导与社区内的关键利益相关者进行沟通，有助于获取医疗服务并获得患者医疗服务的相关信息。（见 MOI. 1，衡量要素 3）

☐ 3. 医院领导向利益相关者提供有关其服务质量的数据和信息。（见 QPS. 6，衡量要素 4）

☐ 4. 医院领导说明并详细记录所提供的医疗和服务。

GLD. 3. 2 标准

医院领导确保在医院内部实现有效的沟通。Ⓟ

GLD. 3. 2 含义

实现医院内部有效沟通是医院领导的责任。因此，医院领导了解诸如各专业团体间、各结构单位（如科室）间、专业和非专业团体间、医疗专业人员和管理人员间、医疗专业人员和患者家属间，以及医疗专业人员和外部组织间的沟通动态。**例如**，医院领导不仅要确定有效沟通的参数，而且还要作为行为榜样促进医院使命、战略、计划和其他相关信息的有效沟通。医院领导应重视医院内所沟通和共享的信息的准确性和及时性。

为协调和整合医疗服务，医院领导应营造注重合作和沟通的文化氛围。采用多种正式（如常务委员会和合作团队）和非正式沟通（如时事通讯和海报）方式来促进各服务部门和员工间的沟通。实现临床服务的协调需要理解各科室的使命和服务，以及共同制定公共制度和程序。

GLD.3.2 衡量要素

☐ 1. 医院领导确保在医院内及时部署相关流程，从而实现相关信息的沟通。（见 MOI.1，衡量要素2）

☐ 2. 医院领导确保在临床和非临床科室、服务部门和员工之间实现有效沟通。（见 MOI.1，衡量要素1）

☐ 3. 医院领导向员工传达医院的愿景、使命、目标、制度和计划。

GLD.3.3 标准

医院领导确保采用统一的程序进行招聘、留用、人才培养以及所有员工的继续教育。

GLD.3.3 含义

医院为患者提供医疗服务的能力与其吸引和留用资深优秀人才的能力有着直接关系。医院领导要认识到员工留用（而非招聘），为医院带来更长远的效益。当医院领导通过继续教育方式支持员工发展时，员工留用率会相应增加。因此，医院领导应制定并实施与招聘、留用和人才培养以及所有员工的继续教育相关的统一程序和流程。（见 SQE.2，衡量要素4）医院的招聘计划应借鉴世界卫生组织、国际护士理事会和世界医学学会等发行的指南。

GLD.3.3 衡量要素

☐ 1. 医院应制定和实施员工招聘流程。（见 SQE.2，衡量要素1）

☐ 2. 医院应制定和实施员工留用流程。

☐ 3. 医院应制定和实施相关流程，用于员工的个人发展和继续教育。（见 SQE.8，衡量要素2）

☐ 4. 制定计划时应相互协作，且由医院内的所有科室和服务部门共同参与。

医院领导负责质量和患者安全

GLD.4 标准

医院领导应计划、制定并实施质量改进和患者安全计划。

GLD.4.1 标准

医院领导定期向治理机构和医院员工传达质量改进和患者安全信息。

GLD. 4 和 GLD. 4. 1 的含义

如果医院的目标是成功启动并维护改进计划，降低对患者和员工的风险，那么领导和规划便至关重要。领导和规划工作应由医院的治理以及负责管理和领导医院日常临床和管理活动的人员执行。这些人员共同代表医院各科室和服务部门的领导者。医院领导负责确立组织的质量承诺，并持续提供相关支持。医院领导制定质量和患者安全计划以供治理机构批准，并通过医院的愿景和支持来构建质量文化。[2-3]（见 QPS. 1）

医院领导选择医院采用何种方法来测量、评价和改进质量和患者安全。另外，医院领导也应确定计划的日常指导和管理方式（如质量部门），并确保此计划拥有充足的资源实现有效运作。

医院领导还应实施相应的体系和流程用于医院内计划的总体监控和协调。这些举措可确保实现所有科室和服务部门之间衡量和改进工作的协调。通过质量管理理事会/委员会或其他机构也可实现协调。协调鼓励采用全系统方法来实施质量监控和改进活动，同时减少重复劳动（如：两个科室分别测量类似流程或结果）。（见 QPS. 2 和 PCI. 10，衡量要素1）

医院领导还应负责确保至少每季度备妥质量报告供治理机构审查和商讨，同时保证与质量计划报告相关的管理措施得以实施。此外，至少每季度向治理机构提供一次质量报告，包括：

- 警讯事件的数量、类型以及相关根本原因；
- 患者和家属是否知晓该事件；
- 对此类事件所采取的安全改进措施；
- 应改进是否能够继续维持。

定期向员工传达有关质量改进和患者安全计划的信息十分必要。针对质量的沟通流程可通过多个有效渠道实现，如时事通讯、故事板、员工会议和人力资源流程。此类信息可能涉及新的改进项目或新近完成的改进项目、实现国际患者安全目标的进展、警讯事件和其他不良事件的分析结果，或是最近研究或基准项目等。

GLD. 4 衡量要素

☐ 1. 医院领导参与医院内的质量改进和患者安全计划的制定和实施。

☐ 2. 医院领导在整个医院内选择和实施适当流程，以测量和评估数据，更改计划，维持质量和患者安全的改进成果，并确定有关质量改进流程的员工培训。

☐ 3. 医院领导确定计划的日常指导和管理方式，并确保此计划拥有充足的技术和其他资源实现有效运作。

☐ 4. 医院领导实施相应的体系和流程用于质量改进和患者安全计划的总体监控和协调。

GLD. 4. 1 衡量要素

☐ 1. 医院领导至少每季度应向治理机构报告质量和患者安全计划。（见 QPS. 8，衡量要素 5 和 PCI. 10，衡量要素 4）

☐ 2. 医院领导至少季度应向治理机构进行一次报告，内容包括：警讯事件的数量、类型及根本原因，患者和家属是否知晓该事件，对此类事件采取的安全改进措施，以及改进是否能够保持。（见 QPS. 7）

☐ 3. 有关质量改进和患者安全项目的信息应定期向员工传达，包括实现国际患者安全目标的进展。（见 QPS. 5，衡量要素 5）

GLD. 5 标准

医院领导应优先考虑整个医院范围内要测量的流程、要实施的改进和患者安全活动以及如何衡量这些工作是否成功。

GLD. 5 含义

由于员工和资源的限制，并非医院内的每个流程都可以同时测量和改进。因此，医院领导的主要职责是确定医院内应优先测量和改进的活动。这些也正是影响或反映各科室和服务部门活动的测量和改进工作。医院领导关注医院的质量测量和改进活动，包括有关医院是否完全遵守国际患者安全目标的测量和相关活动。应优先关注战略目标的实现。**例如**，成为专为癌症患者开设的区域性领先转诊中心。同样，首席执行层和医院领导可能会优先考虑具有以下特征的项目：可提升效率、可降低住院重返率、可消除急诊科的患者流动问题，或者能够对承包商提供的服务质量建立监控流程。医院领导从全局出发，优先考虑在整个医院内广泛传播改进成果的影响；**例如**，改进医院的药物管理系统。系统和流程运行中会产生过程和结果的变异，在设置优先级时，要考虑过程和结果中大量变异的可用数据。医院领导确保将临床研究和医学教育项目（如有）列为优先考虑对象之中。

医院领导评估改进成果的影响。**例如**，测量复杂临床流程的效率改进和/或确定流程改进后成本和资源利用的降低情况。测量改进成果的影响有助于了解投资于质量的相关成本、人力、财务和其他投资回报。医院领导支持创建简单的方法来量化旧流程的资源使用情况并评估新流程。无论从整个医院还是科室/服务部门的角度出发，充分了解改进成果对患者治疗结果、相关成本以及所产生流程效率的影响，都有助于改进未来的优先级设置。当在全院范围内整合此信息时，医院领导可以更清楚地了解如何分配可用的质量和患者安全资源。（见 QPS. 2，QPS. 4. 1，PCI. 6，PCI. 6. 1，GLD. 11）

GLD. 5 衡量要素

☐ 1. 医院领导使用可用数据设定医院内测量和改进活动的总体优先级别，同时应注重潜在的系统改进。（见 FMS. 3）
☐ 2. 医院领导确保将临床研究和医学专业教育（如有）列为优先考虑对象。
☐ 3. 医院领导优先考虑完全符合国际患者安全目标。
☐ 4. 医院领导评估整个医院和科室/服务部门的改进对效率和资源使用情况的影响。（见 QPS. 5）

医院领导负责合同管理

GLD. 6 标准

医院领导负责审查、选择和监控临床或非临床合同。℗

GLD. 6 含义

医院通常选择直接提供临床和管理服务，或通过转诊、会诊、合同安排及其他协议来安排这些服务。这些服务可能涉及放射和诊断影像服务、财务核算服务，以及保洁、食物或被服的服务。医院领导以书面方式说明通过合约协议提供服务的性质和范围。

当合同涉及医疗专业人员配置（如有关重症医疗服务的护士合同）时，合同规定所提供的专业人员应符合医院对类似人员的要求。（见 SQE.7，衡量要素 2 和 SQE.14，衡量要素 5）**例如，**重症医疗服务的护士应符合 SQE.13，衡量要素 6 的要求。任何情况下，医院领导都应对此类合同或其他安排负责，从而确保所涉及的服务能够满足患者需求，同时纳入医院的质量管理和改进活动。（见 QPS.6 和 GLD.7.1）科室/服务部门领导者共同参与审查及选择所有临床和非临床合同，并负责监控这些合同。（见 ASC.1 和 MOI.13）

GLD.6 衡量要素

☐ 1. 医院领导应负责合同管理，以满足患者和管理需求。（见 ACC.6，衡量要素 4）

☐ 2. 医院应以书面形式说明通过合约协议提供服务的性质和范围。

☐ 3. 医疗专业人员的合同要求进行类似于医院审查流程的资质审查。

☐ 4. 科室/服务部门领导者共同负责审查、选择和监控临床与非临床合同。（见 AOP.5.1，衡量要素 5；AOP.5.10.2，衡量要素 2；AOP.6.1，衡量要素 5；AOP.6.8，衡量要素 2 和 3）

☐ 5. 当重新协商合同或终止合同时，医院应继续维持患者服务。

GLD.6.1 标准

医院领导确保合同和其他协议包含在医院的质量改进和患者安全计划中。

GLD.6.1 含义

为保证医疗服务的质量和安全、需要评估医院提供的或通过合同提供的所有服务。因此，医院需要获取和分析来自院外通过合同提供服务的质量信息，并采取相应措施。与院外服务提供机构签订的合同包括对质量和患者安全的期望，以及需提供给医院的数据、提供数据的频率和格式。科室/服务部门领导者需从签订合同的机构处获取涉及其科室/服务部门提供服务范围的质量报告并采取相应措施，同时确保该报告已纳入医院的质量监测流程。（见 ASC.1 和 MOI.13）

GLD.6.1 衡量要素

☐ 1. 所有合同约定需要报告给医院的质量数据、报告频率和机制，以及在未达成质量要求或预期时医院的应对措施。（见 AOP.5.10，衡量要素 1；AOP.6.8，衡量要素 1）

☐ 2. 合同中报告的质量数据纳入医院的质量监测计划。（见 AOP.5.10，衡量要素 4；AOP.6.8，衡量要素 4）

☐ 3. 相关临床和管理领导者利用质量改进计划参与分析院外合同中的质量和安全信息。（见 AOP.5.1，衡量要素 5）

GLD.6.2 标准

医院领导确保未在医院任职的独立从业者拥有为医院患者提供服务的相应资质证明和权限。Ⓟ

GLD.6.2 含义

临床领导者可建议与医生、牙医和院外的其他独立从业者签订合同，或安排其能够提供的相关服务（**例如**：诊断性服务如病理或心电图的解释），或者安排他们进入医院提供服务（**例如**：签约一位介入心脏学专家每周一次进入医院提供诊断性血管造影术）。在某些情况下，这些人员可能会在医院所在地区或国家以外。所提供的服务可能包含远程医学和远程放射医学。如果其提供的服务决定了患者的医疗选择或疗程，从业者必须通过医院的资质审查和专业权限许可流程。（见 SQE.9至 SQE.10）

GLD.6.2 衡量要素

☐ 1. 医院领导确定哪些服务可由院外的独立从业者提供。（见 SQE.10）

☐ 2. 院外的独立从业者提供的所有诊断、会诊和治疗服务（如远程医学、远程放射医学），以及其他诊断的解释［如心电图（ECG）、脑电图（EEG）、病理］等，均需获得资质认定和医院准许提供此类服务的权限。

☐ 3. 提供患者医疗服务的独立从业者在医院场地内提供医疗服务但并非是医院的员工或临床人员，SQE.9 至 SQE.12 中要求需通过资质审查和获得专业权限授权，并接受绩效评价。

☐ 4. 任何支持人员陪同独立从业者在医院内提供医疗和服务，要符合资质证明原始来源验证的要求。（见 SQE.13，衡量要素6；SQE.15，衡量要素5）

☐ 5. 医院以外的独立从业者提供服务的质量是医院质量改进项目的一部分，要进行监控。（见 AOP.5.10.1，衡量要素1）

医院领导负责资源决策

GLD.7 标准

医院领导充分了解相关决策对质量和安全的影响，以此制定有关采购和使用人力及技术资源的决策。

GLD.7 含义

当医院领导拥有可作为决策依据的数据时，便会改进决策制定过程。**例如**，当医院需要更换或添加输液泵时，维护需求、员工培训或再培训需求的相关信息、过往故障率和患者安全事故的相关信息以及员工偏好、预警问题等方面的信息均会使决策制定更多基于质量和患者安全，而不仅仅是成本。同样，在制定裁减或重新分配护理人员的相关决策时，应先考虑对医疗服务质量和患者安全的影响后才能做出决策。（参见 SQE.6）医院领导制定相应流程，用于收集关键采购或资源决策的数据和信息，从而确保安全和质量是决策过程尽职调查的组成部分。[4-6]（见 GLD.7.1）

收集与资源决策相关数据的目的之一在于了解提供某项服务所需的必要或推荐的医疗设备、医疗用品或药物。医疗设备、医疗用品和药物的相关推荐可以来自于政府机构、国家或国际专业组织或者其他权威机构。（见 QPS.3）

医院的一个重要资源是医疗信息技术（IT）。医疗 IT 涵盖了各种各样的技术，包括病历的记录和共享方法，如电子医疗记录。此外，医疗 IT 还包括数据存储和分析、医务人员之间交流的信息，以能更好地协调医疗服务，接收相关信息来帮助诊断疾病和提供安全的医疗服务。医疗 IT 资源的成功实施需要医院领导的指导、支持和监管。（见 MOI.13）

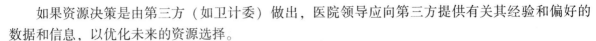

如果资源决策是由第三方（如卫计委）做出，医院领导应向第三方提供有关其经验和偏好的数据和信息，以优化未来的资源选择。

医院在医疗程序中使用被定义为"试验性"的医疗设备和/或药物制剂时（即无论在国内还是国际上均定义为"试验性"的医疗设备或制剂）时，应具有相应流程用于审查和批准此类设备和药物制剂的使用。（见 GLD. 19）必须在用于医疗服务前获得批准。应明确是否需要专用的患者知情同意书。（见 PFR. 5. 2，COP. 8 和 SQE. 11）

GLD. 7 衡量要素
- ☐ 1. 医院领导使用医疗设备选择对质量和安全的影响的相关数据和信息。
- ☐ 2. 医院领导使用人员配置选择对质量和安全的影响的相关数据和信息。
- ☐ 3. 医院领导使用专业组织和其他权威机构的推荐进行资源决策。（见 ASC. 6，衡量要素 2；PCI. 3，衡量要素 2；PCI. 7，衡量要素 2 和 6）
- ☐ 4. 医院领导提供 IT 资源的指导、支持和监管。
- ☐ 5. 医院领导应监控其决策结果，并利用相关数据评估和改善其所购资源的质量和分配决策。

GLD. 7. 1 标准
医院领导寻求并使用有关供应链安全性方面的数据与信息，以保护患者和员工免受不稳定、受污染、有缺陷和伪劣的供应物的危害。

GLD. 7. 1 含义
供应链管理是确保医院的供应物安全和质量的关键。供应链包括供应物从制造商运至分销商，再运送至医院的各个环节。医院使用各种各样的供应物，且数量巨大。因此，医院可能会管理很多供应链。由于员工和资源的限制，不可能在同一时间追踪和评价每个供应链。所以医院要确定哪些药品、医疗用品和医疗器械最有可能失去稳定性、被污染、有缺陷，或被伪劣或仿制品替换。[7-12]

对这些最具风险的供应物，医院要确定供应链的环节。尽管该信息可能并不完整或难以收集，但医院至少能决定哪里存在最重大的风险，如使用流程图有助于画出供应物供应链的每个环节或点。流程图的每个点可能包括制造商、仓库设施、经销商、货运公司等。医院在流程图上标注确定为有重大风险的点。**例如**，如医院确定胰岛素是最具有风险的一种药品，绘制流程图应显示胰岛素供应链的每个环节，医院确定每个点如胰岛素制造商、经销商、库房和运送，判定重要要素，如制造商法规依从性、温度控制和库房管理监控，以及考虑供应链中各点的极限运送距离。无论如何，在审查供应链的潜在风险时，医院了解到经销商最近与一家服务较差的货运公司签约，他们送货到医院延迟，在运送期间的温度监控记录不一致。医院对供应链的风险情况进行评估后，可以确定供应链中的一个重要风险点。根据对供应链各风险点的了解，医院领导做出调整供应链的决定，并确定采购优先级。（见 GLD. 6 和 GLD. 7）

供应链管理不仅仅是对供应物进行前瞻性的风险评估，也包括对供应物进入医院后的追溯跟踪。[13]医院制定相应的流程，用于识别不稳定、被污染、有缺陷或伪劣的药品、医疗用品和医疗器械，并确定用于追溯全院供应链的流程，以判定问题的来源的原因（如可能）。（见 ASC. 7. 4）如果通过追溯跟踪确定供应物为不稳定、被污染、有缺陷或伪劣时，医院要告知制造商和/或分销商。

如果医院供应物由政府机构进行采购、存储和分发时，医院应积极参与到项目中，以检测和报告疑似不稳定、被污染、有缺陷或伪劣的供应物，并采取相应措施防止对患者造成潜在危害。虽然此类公立医院可能不知道供应链中各供应商的完整信息，但是可以了解政府或非政府机构对供应物的采购和管理方式。

GLD.7.1 衡量要素

❑ 1. 医院领导描绘供应链的各个步骤，用于确定重大风险点。

❑ 2. 医院领导确定供应链环节中任何重大风险点。

❑ 3. 医院领导基于其对供应链中各风险点的了解来做出资源决策。

❑ 4. 医院有一个相应流程，对不稳定、被污染、有缺陷或伪劣的供应物执行追溯跟踪。

❑ 5. 已确定为不稳定、被污染、有缺陷或伪劣的供应物时，医院要告知制造商和/或分销商。

临床人员的组织结构及职责

GLD.8 标准

医疗、护理及其他科室及临床服务部门的领导者共同计划和实施专业人员组织结构，以支持其履行责任和职权。Ⓟ

GLD.8 含义

医疗、护理及其他科室和临床服务部门的领导者对患者和医院承担有专门的责任。这些科室/服务部门的领导者应：

- 支持专业人员之间进行良好的沟通；
- 协力规划和制定制度、临床指南和相关规程、路径以及指导临床医疗服务的其他文件；（见 GLD.11.2）
- 制定专业人员道德实践规范；（见 GLD.12.1）
- 监督医疗服务的质量。

医疗、护理人员的科室和临床服务部门的领导者共同创建适当的专业人员组织机构，以履行上述职责。履行上述职责的组织结构和相关流程或委员会可以是由医生、护士和其他医务人员组成的一个专业人员体系，或单独的医疗和护理人员组织结构。**例如**，所选的组织结构可能具有委员会、章程、规则和条例的高度组织化的特征或非正式组织化的特征。

总之，所选体系应：

- 包括所有相关的临床人员；
- 与医院的所有权、使命和组织结构保持一致；
- 适合医院的复杂性和专业人员的规模；
- 可有效履行上述职责。

GLD.8 衡量要素

❑ 1. 具有可供医疗、护理及其他科室及临床服务部门的领导者使用的专业人员组织结构，以供其履行职责和职权。（见 ASC.2，衡量要素 4；SQE.1，衡量要素 1）

❑ 2. 该组织结构适合医院的规模和复杂性。（见 SQE.1，衡量要素 1）

☐ 3. 该组织结构和流程可为安全文化和专业沟通提供支持。

☐ 4. 该组织结构和流程可为临床计划和制度制定提供支持。（见 GLD.11.2）

☐ 5. 该组织结构和流程可为监督职业道德问题提供支持。

☐ 6. 该组织结构和流程可为监督临床服务的质量提供支持。

医院科室和服务部门的管理

GLD.9 标准

医院各科室或服务部门由一个或多个具有资质的个人进行管理。℗

GLD.9 含义

只有各科室或服务部门的临床和管理活动出色，临床治疗、患者治疗结果和医院的总体管理才会表现卓越。科室或服务部门的卓越表现需要由具有资质的个人给予明确领导。在规模较大的科室或服务部门，可能会有多位领导者。这种情况下，需要对每个角色的职责进行书面规定。

各个科室/服务部门的领导者可向医院领导沟通其人力资源需求或其他资源需求，有助于确保拥有足够的员工、空间、医疗设备、技术和其他资源，始终满足患者的需求。尽管科室/服务部门领导者可就人力和其他资源需求提出建议，但这些需求有时会发生改变或者不能完全满足。因此，科室/服务部门领导者应拥有一个应对资源短缺的流程，以确保为所有患者提供安全有效的医疗服务。

科室/服务部门领导者应考虑科室/服务部门所提供和计划的服务，以及部门内专业人员为提供此类服务所需的教育、技能、知识和经验。制定的标准反映上述考量，然后进行人员选拔。科室/服务部门领导者也可以与人力资源部门或其他部门共同合作，根据其建议执行选拔流程。

科室/服务部门领导者确保各科室或服务部门的所有员工都了解自身职责，并为新员工提供岗前培训和其他相关培训。岗前培训的内容包括医院的使命、各科室或服务部门的使命、提供服务的范围，以及与提供服务相关的制度和程序。**例如**，所有员工应了解医院内及各科室或服务部门内感染预防和控制程序。当实施新的或经修订的制度或程序时，均要对员工进行培训。（见 ACC.3，衡量要素 1；AOP.6.1；MMU.1；QPS.1；PCI.1）

GLD.9 衡量要素

☐ 1. 医院内的各科室或服务部门应由具备与所提供服务相匹配的资历、教育背景和经验的个人进行管理。（见 AOP.5.1，衡量要素 1；AOP.5.1.1，衡量要素 1；AOP.5.11，衡量要素 1；AOP.6.1，衡量要素 1；COP.8.1，衡量要素 2；ASC.2，衡量要素 2；MMU.1，衡量要素 3；PCI.1，衡量要素 1；FMS.3，衡量要素 1）

☐ 2. 科室/服务部门领导者对其部门内或服务所需的空间、医疗设备、人员配置、技术和其他资源提出建议，并建立相应流程应对资源短缺。（见 AOP.6.2，衡量要素 5；COP.3.2；COP.8；FMS.3；SQE.6，衡量要素 2；SQE.6.1，衡量要素 2 和 3）

☐ 3. 科室/服务部门领导者为科室或服务部门内专业人员的选拔标准提出建议，并选择或推荐符合该标准的人选。（见 COP.8.2，衡量要素 3；SQE.6，衡量要素 2）

☐ 4. 科室/服务部门领导者应为所有员工提供岗前培训和相关培训，使了解其在科室或服务部门中承担的义务与职责。（见 AOP.5.3，衡量要素4；AOP.6.3，衡量要素4；SQE.7，衡量要素1）

GLD.10 标准

各科室/服务部门的领导者应以书面形式确定由各部门提供的服务，并将这些服务与其他部门的服务进行整合或协调。Ⓟ

GLD.10 含义

科室/服务部门的领导者共同合作，为部门特定的计划文件确定统一格式和内容。一般而言，各临床科室准备的此类文件规定了目标，同时确定了现有的和计划的服务。科室的制度和程序反映了其目标和服务，以及评估和满足患者医疗服务所需的知识、技能和可用人员。（见 ACC.3，衡量要素1）

各科室或服务部门对提供给患者的临床服务进行协调和整合。**例如**，医疗和护理服务的整合。另外，各科室或服务部门还与其他科室或服务部门协调和整合服务。避免或消除不必要的资源重复以节约资源。

GLD.10 衡量要素

☐ 1. 科室/服务部门的领导者为计划文件选择和使用统一的格式和内容。
☐ 2. 科室或服务部门的文件描述各科室或服务部门提供的现有服务和计划的服务。（见 ACC.2.3，衡量要素1；ACC.2.3.1，衡量要素1；ACC.3，衡量要素1）
☐ 3. 科室或服务部门的文件指导提供已确定的服务。
☐ 4. 科室或服务部门的文件说明员工评估和满足患者要求所需的知识和技能。
☐ 5. 在各科室和服务部门内部及之间应实现服务的协调和/或整合。（见 ACC.3）

GLD.11 标准

科室/服务部门领导者通过参与医院内的优先级改进活动，以及监控和改进科室/服务部门特定的医疗服务来改进质量和患者安全。

GLD.11 含义

科室/服务部门领导者鼓励员工参与全院优先的改进活动（见 GLD.5），并从事科室或服务部门特定的临床或非临床改进活动。**例如**，临床科室或服务部门应参与全医院优化交接沟通的改进活动，并监控和减少内部流程的变异，如对具有相同状况的患者开具诊断检查医嘱的流程。同样，管理部门会参与自动化项目以改进交接沟通，还可以监控和提升患者账单的准确性。

科室/服务部门领导者可以考虑 JCI 的指标库和/或其他定义明确、循证的且适用于科室或服务部门提供服务的测量指标。（见 APR.7）

因此，科室或服务部门的领导者选择和监控针对本科室或服务部门的指标，包括：

- 医院领导设定的全院性测量指标和优先改进活动中与本科室/服务部门相关的特定测量指标和优先活动；

- 与减少变异、改进高风险操作/治疗的安全性、提高患者满意度或提升效率有关的测量指标。

选择指标应基于科室或服务部门内需执行改进工作的活动或流程。对于不同的指标应设定不同的目标。预计初始测量不会实现目标；但在实施改进策略后，科室/服务部门领导者可以看到改进成果不断向目标迈进。当某目标已经实现并持续至少四个测量周期后，便可选择新的指标。

临床科室或服务部门的领导者有责任确保测量活动能为员工评估和医疗服务流程的改进提供机会。因此，测量活动应始终涵盖所有提供的服务。产生的数据和信息不仅对科室或服务部门的改进工作非常重要，对医院的质量改进和患者安全计划也至关重要。（见 QPS.1，衡量要素3；QPS.2）

注意：某些科室如感染控制科、设施管理科、放射科和检验科都拥有持续质量监控或控制计划，且包含在测量优先级活动中，并在与这些服务相关的标准中有描述。（见 AOP.5.9 和 AOP.6.7）

GLD. 11 衡量要素

- ☐ 1. 科室/服务部门领导者实施与其部门提供的服务相关的全院性质量测量指标，包括科室/服务部门领导者应负责的所有合同服务。（见 PCI.10，衡量要素1；FMS.10，衡量要素1）
- ☐ 2. 科室/服务部门领导者采用质量测量指标以求减少科室或服务部门内的变异并改进流程，其中包括实施 JCI 指标库中的指标或其他定义明确、有循证的测量指标。
- ☐ 3. 科室/服务部门领导者根据改进需求选择指标；在改善效果得以保持后，选择新的指标。（见 QPS.1，衡量要素3；QPS.10，衡量要素2）
- ☐ 4. 科室和服务部门的质量测量和改进活动要整合到医院质量管理和协调架构中，并得到医院质量管理和协调架构的支持。（见 QPS.10）

GLD. 11. 1 标准

临床科室或服务部门的领导者选择测量指标，适合用于评价医生、护士和其他参与临床医疗服务流程专业人员的绩效，并用于绩效评价。

GLD. 11. 1 含义

临床科室或服务部门的领导者有责任确保其科室/服务部门内提供高质量的医疗服务。测量活动能提供评价这些服务质量的机会。科室/服务部门领导者将参与本科室或部门内对医师的任用、专业权限、持续监控和评价以及再任用等活动。质量测量活动十分重要，以确保科室/服务部门领导者有客观信息来支持这些活动。质量测量始终涵盖科室或服务部门提供的所有服务以及所有医师的临床专业权限。SQE.11 含义中"临床结果"部分提供了更多有关持续医师评价流程的信息。某些情况下，指标与科室或部门内执行的临床实践指南有着密切的联系（见 GLD.11.2）。如适用，可从 JCI 的指标库中选取指标，以允许在科室或服务部门内使用标准化指标。与之类似，也需要数据来对护士和科室内其他专业医疗人员进行评价。虽然这些人有岗位描述而没有临床专业权限，但是科室/服务部门领导者仍然有责任评价其工作表现。标准 SQE.3 描述了对这些人的评价流程，而且该标准中描述的测量活动可以支持客观的评价流程。在大多数情况下，科室或服务部门执行的临床实践指南拥有相关路径与规程，可为收集护理人员和其他医务人员的相关数据提供支持。（见 QPS.2 和 SQE.10）

GLD.11.1 衡量要素

☐ 1. 如适用，科室/服务部门领导者使用对本科室或部门医生持续专业实践评估的测量结果。（见 SQE.11，衡量要素4）

☐ 2. 如适用，科室/服务部门领导者使用护理人员绩效评价的测量结果。（见 SQE.14.1，衡量要素2）

☐ 3. 如适用，科室/服务部门领导者使用其他医务人员绩效评价的测量结果。（见 SQE.16.1，衡量要素2）

GLD.11.2 标准

科室/服务部门领导者选择和执行临床实践指南、相关临床路径和/或规程，以便指导临床医疗。℗

GLD.11.2 含义

医院的目标包括：

- 实现临床医疗流程的标准化；
- 降低医疗流程中的风险，尤其是与关键决策步骤相关的风险；
- 高效利用可用的资源，以及时有效的方式提供临床医疗；
- 利用循证实践，始终提供高质量的医疗服务。

医院使用多种工具来实现上述目标和其他目标。**例如**，医务人员基于可用的最佳科学依据，致力于制定临床医疗流程和临床医疗决策。临床实践指南是该项工作中非常实用的工具，有助于了解先进科学知识并将其应用于特殊诊断或情况。（见 QPS.3 和 PCI.6.1）医院仅使用经相关权威机构（如国家专业协会或理事会，或将已批准指南编目分类的国际组织）审查并批准的临床实践指南；如果临床实践指南是由医院制定，则应提交给权威机构进行批准。

通常，临床实践指南的有效实施需要采用或制定多种临床治疗路径和临床规程。临床治疗路径和临床规程是该项工作中非常实用的工具，可以确保治疗的有效排序、整合和协调，以及可用资源的有效利用。

临床实践指南、任何相关的临床治疗路径和涉及医院患者群体及使命的临床规程应：

a) 均选自适用于医院服务和患者的指南、路径和协议（若存在强制性的国家指南，则应包含在此流程中）；

b) 在与特定患者群体的相关性方面均经过评估；

c) 在需要时根据技术、药物和医院的其他资源或公认的国家专业标准被修订；

d) 均根据其科学依据进行评估，并通过权威机构批准；

e) 由医院正式批准或采纳；

f) 进行实施和测量以实现持续使用及其有效性；

g) 由经过培训的员工提供支持来应用指南或路径；

h) 根据变化的证据及流程与结果的评估进行定期更新。

如同许多指南一样，相关规程和路径会影响多个临床科室或服务部门，所有领导者都期望完成下列年度目标：

- 科室/服务部门领导者共同确定至少五个医院内优先重点关注领域，**例如**：患者诊断（如中风率）、操作程序（如移植）、患者人群（如老年人）、疾病（如糖尿病）等，在这些领域，

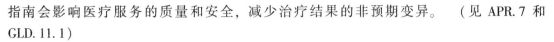

指南会影响医疗服务的质量和安全，减少治疗结果的非预期变异。 （见 APR. 7 和 GLD. 11. 1）

- 关于已确定的优先领域，完成上述指南中 a）至 h）所描述的流程。

该综合选择流程不会阻碍某个科室或服务部门选择其他指南，以及更加适用于科室或服务部门提供服务的任何相关规程或路径。（见 IPSG. 5；COP. 3. 3，衡量要素 3；COP. 8. 6；COP. 9. 3，衡量要素 1；PCI. 6；GLD. 8，衡量要素 4；SQE. 11）

GLD. 11. 2 衡量要素

- ☐ 1. 科室/服务部门领导者每年共同为医院确定至少五个重点使用临床实践指南的优先领域。
- ☐ 2. 科室/服务部门领导者在选择和执行临床实践指南时，应遵守含义中 a）至 h）所描述的流程。
- ☐ 3. 科室/服务部门领导者执行临床指南，以及各个既定优先领域中与本科室/服务部门相关的任何临床路径或临床规程。
- ☐ 4. 科室/服务部门领导者表明如何使用临床实践指南、临床路径和/或临床规程来减少流程和结果中的变异。

医院伦理和临床伦理

GLD. 12 标准

医院领导确立可促进伦理实践文化发展和决策制定的伦理管理框架，以确保在符合业务、财务、道德和法律规范的情况下提供医疗服务，同时保护患者及其权利。Ⓟ

GLD. 12. 1 标准

医院的伦理管理框架主要处理运营和业务问题（包括营销、入院、转院、出院和所有权的披露）以及可能有损患者最佳利益的任何业务冲突和职业冲突。Ⓟ

GLD. 12. 2 标准

医院的伦理管理框架主要处理临床治疗中的伦理问题和决策制定问题。Ⓟ

GLD. 12 至 GLD. 12. 2 含义

医院在提供安全、高质量医疗服务过程中面临着众多挑战。随着医疗技术的进步、财务的限制和期望的不断提高，伦理困境和争议愈发常见。医院领导在职业和法律上有责任创建并营造符合伦理框架的环境和文化。伦理框架必须同时适用于医院的业务和临床活动。医院领导必须是道德行为的表率，并为医院的表现和行为准则制定指导方针。医疗领导的行为和医院道德规范的指导方针必须符合医院的愿景、使命、价值观，符合人事制度、年度报告以及其他文件。

在面对医疗服务中的伦理困境时（如专业间分歧以及患者和医务人员在治疗决策上的分歧），该框架可为医院的医疗专业人员、其他员工、患者及家属提供支持。该支持可随时提供，并包含伦理资源及对医疗专业人员和其他员工的培训。此外，在创建伦理框架和指导文件时，应考虑与人权和职业道德相关的国家和国际标准。

医院应在该框架内进行运营，以便：

- 披露所有权和任何利益冲突；
- 向患者如实地描述其服务；
- 对患者信息保密；
- 提供明确的入院、转院和出院制度；
- 对其服务准确地开具账单，并确保经济激励和付款安排不会妨碍医疗服务；
- 鼓励报告医院和临床绩效指标的透明性；
- 建立可供医疗专业人员和其他员工用以报告错误和提出伦理问题（包括与临床和/或运营问题相关的破坏性员工行为）而不受责罚的机制；
- 构建允许自由讨论伦理问题而无惧惩罚的环境；
- 对出现的伦理冲突，提供及时有效的解决方案；
- 在国家的文化和监管规范下，确保雇佣和提供医疗服务的活动中不存在歧视行为；
- 减小医疗服务获取和临床结果的差异。（见 COP. 1，PFR. 1. 1，GLD. 8）

GLD. 12 衡量要素

- ❑ 1. 医院领导建立医院伦理管理框架，营造促进道德行为和决策制定的文化氛围，以保护患者及其权利。（见 GLD. 8）
- ❑ 2. 伦理框架确保提供的医疗服务符合业务、财务、道德和法律规范。
- ❑ 3. 在国家的文化环境和监管规范下，确保雇佣和提供医疗服务的活动中不存在歧视行为。
- ❑ 4. 制定医院的道德行为规范时，医院领导核查国家和国际的职业道德规范。

GLD. 12. 1 衡量要素

- ❑ 1. 医院披露其所有权和任何利益冲突。（见 AOP. 5，衡量要素 5 和 AOP. 6，衡量要素 5）
- ❑ 2. 医院向患者如实地描述其服务。
- ❑ 3. 医院对其服务准确地开具账单，并确保经济激励和付款安排不会妨碍医疗服务。

GLD. 12. 2 衡量要素

- ❑ 1. 医院的伦理管理框架应建立可供医疗专业人员和其他员工用以提出道德问题而无惧惩罚的机制。
- ❑ 2. 可随时为确定和解决伦理问题提供支持，其中包括伦理资源及对医疗专业人员和其他员工的培训。
- ❑ 3. 对出现的伦理冲突，提供及时有效的解决方案。

GLD. 13 标准

医院领导在医院内构建并支持安全文化项目。℗

GLD. 13. 1 标准

医院领导在医院内实施、监控并采取措施改进安全文化项目。

GLD. 13 至 GLD. 13. 1 含义

安全文化的定义为："一个协作的环境，在这个环境中训练有素的临床人员相互尊重，领导者推动有效的团队合作，促进心理安全，团队从错误和踪近错误中学习，照护者知道在复杂系统中人类表现的内在局限性（压力认知），通过情况汇报的形式形成一个学习和驱动改进的清晰流程。"[14,15]

安全和质量在一个支持团队合作和尊重他人的环境中会不断提高，无论其在医院的地位如何。医院领导的行为要表现出他们致力于安全文化，并对医院的员工设定期望。行为违背医院安全文化或恐吓其他人员以及影响医院风气或员工离职的行为可能不利于患者医疗服务。安全文化项目的关键特征包括：

- 认识到医院医疗服务活动的高风险特征和力求实现始终如一安全运营的决心；
- 员工愿意报告错误或踪近差错而无惧训斥或惩罚的环境；
- 鼓励在不同级别和学科间的相互合作，以寻求患者安全问题的解决方案；
- 医院为解决安全问题承诺投入资源，如员工时间、教育、安全的问题报告方法等。[16-23]

如果医疗服务继续存在个人责难的文化，会妨碍安全文化的发展。某些情况下，个人不该因错误而受到责罚，例如当患者和员工之间沟通不足时、需要迅速制定决策时亦或是治疗过程中存在人为的设计缺陷时。但某些错误确实因不顾后果行为所致，应该进行问责。不顾后果的行为的范例包括未能遵守手卫生指南、未执行术前暂停，以及未标记手术部位。安全文化包括确定和处理导致不安全行为的系统的相关问题。同时，医院必须确立对不顾后果行为的零容忍制度，以此维护问责制。问责制可以明确辨别人为错误（如混淆）、冒险行为（如走捷径）和不顾后果的行为（如忽视所需的安全步骤）。

医院领导需使用诸如正式调查、小组讨论、员工访谈和数据分析等多种方法来定期评估安全文化。医院领导鼓励团队合作，建立可以促进文化积极繁荣发展的组织结构、流程和项目。医院领导必须遏制医院各级工作人员（包括管理层、临床和非临床人员、获得许可的独立从业者及治理机构的成员）的不良行为。

GLD. 13 衡量要素

☐ 1. 医院领导营造和支持可促进问责制和透明度的组织文化。

☐ 2. 医院领导制定和记录行为准则，确定和纠正不可接受的行为。

☐ 3. 医院领导为医院的所有工作人员提供与医院安全文化相关的教育和信息（如文献和咨询）。

☐ 4. 医院领导明确如何确定和管理与医院安全文化相关的问题。

☐ 5. 医院领导提供资源以促进和支持医院的安全文化。

GLD. 13. 1 衡量要素

☐ 1. 医院领导提供简单易用的保密系统来报告与医院安全文化相关的问题。

☐ 2. 医院领导确保及时调查与医院安全文化相关的所有报告。

☐ 3. 医院确定可导致医疗服务人员不安全行为的系统问题。

☐ 4. 医院领导使用测量指标评估和监控医院安全文化，并执行从监测和评估中所确定的改进措施。

☐ 5. 医院领导实施相应流程，防止对报告安全文化问题的个人进行惩罚。

卫生专业教育

注意： 该标准适用于提供医学专业教育，但不符合学术型医疗中心医院评审的资格标准。

GLD.14 标准

在医院内提供卫生专业教育时，遵循学术项目主办方和医院领导定义的教育参数的指导。

GLD.14 含义

通常情况下，医院会在其使命中纳入教学任务，并作为部分医疗、护理、其他医务人员和学生培训的临床基地。**例如**，医学生和实习医生可能会在社区教学医院或医院开设的护理项目上花费数月时间积累临床经验。这些医院发挥着重要的作用，但不应将其看作是符合这些标准的学术型医疗中心医院。

在参与这些类型的培训项目时，医院应：

- 提供项目监督机制；
- 获得和接受学术项目主办方的参数；
- 完整记录医院内的所有学生和实习生；
- 医院有学生和实习生的注册状态、已获得的执照或证书、学术分类的相关记录；
- 了解并提供不同类型和层次的学生和实习生所需的监督水平；
- 学生和实习生参加医院提供的进入医院的岗前培训、质量、患者安全、感染预防和控制以及其他项目。（见 GLD.1.1）

GLD.14 衡量要素

☐ 1. 医院提供培训项目监督机制。

☐ 2. 医院获得和接受学术项目主办方的参数。

☐ 3. 医院完整记录医院内的所有学生和实习生。

☐ 4. 医院有学生和实习生的注册状态、已获得的执照或证书、学术分类的相关记录。

☐ 5. 医院了解并提供不同类型和层次的学生和实习生所需的监督水平。

☐ 6. 学生和实习生参加医院提供的进入医院的岗前培训、质量、患者安全、感染预防和控制以及其他项目。（见 SQE.7，衡量要素4）

人体受试者研究

注意： 该标准适用于开展人体受试者研究，但不符合学术型医疗中心医院评审资格标准。

GLD.15 标准

在医院内进行人体受试者研究时，遵循法律法规和医院领导的指导。Ⓟ

GLD. 15 含义

大规模或小规模人体受试者研究对医院而言都是复杂且重要的工作。医院领导认识到在保护患者的同时，推动科学研究需要的投入程度和个人参与程度，而医院也已承诺诊断治疗这些患者。医院领导对人体受试者研究的投入不能与他们对患者医疗服务的投入分开，这种投入应在所有层面保持一致。因此，伦理考虑、良好的沟通、负责的领导者、法规依从以及财务和非财务资源都是该投入的组成部分。其中一项资源便是赔偿保险，用于补偿因研究方案而遭遇不良事件的患者。医院领导应充分认识到其保护患者的义务，无论该研究的发起方是谁。(见 GLD. 1. 1)

根据医院研究需求要进入特殊病房时，符合既定标准和规程才可进入。来自该研究项目或其他项目的个人参与制定该标准或规程。需要在病历中对其参与该项目进行记录，也包括是在何种标准或规程条件下允许患者参与其中的。

GLD. 15 衡量要素

- ❏ 1. 医院领导确定负责制定和遵守所有人体受试者研究制度和程序的行政人员。
- ❏ 2. 医院领导承担起保护患者的责任，无论该研究的发起方是谁。
- ❏ 3. 医院领导确认和建立遵守所有人体受试者研究相关法规和专业要求的机制。
- ❏ 4. 医院领导确保具有相应的赔偿保险，以便对参与临床研究时遭遇不良事件的患者做出适当补偿。
- ❏ 5. 医院制定相应进入和/或转出标准，对因人体受试者研究和/或其他特殊项目而收住特殊病房进行管理，以满足患者需求。

GLD. 16 标准

告知患者及家属如何参加涉及人体受试者的临床研究、临床调查或临床试验。Ⓟ

GLD. 16 含义

医院开展涉及人体受试者的临床研究、临床调查或临床试验，要向患者和家属提供相关信息以告知其如何参加涉及患者治疗需求的活动。当要求患者参与时，需向其提供可作为其决策依据的信息。这些信息包括：

- 预期益处；
- 潜在的不适和风险；
- 对患者可能有帮助的替代选择；
- 必须遵守的程序。

医院告知患者他们可以拒绝参与或中途退出，且这不会影响患者接受医院的服务。医院应具有相应制度和程序，用于向患者和家属提供此类信息。

GLD. 16 衡量要素

- ❏ 1. 确定适当的患者及家属并告知其如何参加与其治疗需求相关的临床研究、临床调查或临床试验。
- ❏ 2. 医院向受邀参与的患者和家属说明预期益处。
- ❏ 3. 医院向受邀参与的患者和家属说明潜在的不适和风险。

□ 4. 医院向受邀参与的患者和家属说明可能对其有所帮助的替代选择。

□ 5. 医院向受邀参与的患者和家属说明必须遵守的程序。

□ 6. 患者和家属应获得如下保证：拒绝参与或中途退出不会影响其接受医院的服务。

GLD. 17 标准

告知患者及家属选择参与临床研究、临床调查或临床试验的患者可获得何种保护。

GLD. 17 含义

开展涉及人体受试者的临床研究、临床调查或临床试验时，医院需清楚患者的健康状况是其首要责任。为协助制定参与临床研究、临床调查或临床试验的决策，医院应告知患者和家属：

- 研究本身和患者在研究中担任的角色；
- 对患者的潜在风险和可获得的益处；
- 患者有权在参与研究的过程中选择退出；
- 患者有权要求保证其信息的机密性和安全性；
- 需征得患者参与研究的同意。（见 GLD. 18）

GLD. 17 衡量要素

□ 1. 告知患者和家属有关研究情况以及参与该研究的潜在益处和风险。

□ 2. 告知患者和家属其有权退出该研究。

□ 3. 告知患者和家属其有权要求保证信息的机密性和安全性。（见 MOI. 2）

□ 4. 告知患者和家属医院征求患者同意的流程。（见 PFR. 5. 1）

GLD. 18 标准

在患者参与临床研究、临床调查或临床实验之前，应获得知情同意。Ⓟ

GLD. 18 含义

当患者和家属决定参与临床研究、临床调查或临床实验时，要获得其知情同意。决定参与时获取的信息可作为知情同意的基础（见 PFR. 5. 1 和 GLD. 17）。在知情同意书上注明提供知情同意相关信息和获取知情同意的人员，并留存在研究方案的档案中。

GLD. 18 衡量要素

□ 1. 患者决定参与临床研究、临床调查或临床实验时，要获得其知情同意。

□ 2. 知情同意书上注明提供信息和获得知情同意的个人身份，并留存在研究方案档案中。

□ 3. 知情同意应以署名或记录口头同意的方式记录在病历中，并注明日期。

GLD. 19 标准

医院设立委员会或采取其他方式来监督医院中涉及人体受试者的所有研究。Ⓟ

GLD. 19 含义

医院开展涉及人体受试者的临床研究、调查或试验时，要建立委员会或其他机制负责监督医院

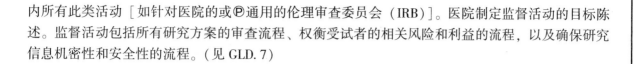

内所有此类活动［如针对医院的或Ⓟ通用的伦理审查委员会（IRB）］。医院制定监督活动的目标陈述。监督活动包括所有研究方案的审查流程、权衡受试者的相关风险和利益的流程，以及确保研究信息机密性和安全性的流程。（见 GLD. 7）

GLD. 19 衡量要素

- ☐ 1. 医院建立委员会或其他机制负责监督医院内所有此类活动，如针对医院的或通用的伦理审查委员会（IRB）。
- ☐ 2. 医院制定明确的监督活动目标说明。
- ☐ 3. 监督活动包含审查流程。
- ☐ 4. 监督活动包含权衡受试者相关风险和利益的流程。
- ☐ 5. 监督活动包含确保研究信息机密性和安全性的流程。

参考文献

1. Hofmann PB，Yates GR. The one trait that consistently high-performing health systems and hospitals share：The importance of humility is significantly underappreciated by health care leaders. *H&HN*. 2015 Sep 21. Accessed Nov 16, 2016. http：//www. hhnmag. com/articles/6553-the-one-trait-that-consistently-high-performing-health-systems-and-hospitals-share.

2. Chassin MR，Loeb JM. High-reliability health care：Getting there from here. *Milbank Q*. 2013 Sep；91（3）：459－490.

3. Hofmann PB. The community's conscience：In addition to their fiduciary duties，trustees are responsible for their hospital's moral compass. *Trustee*. 2014 Sep；40－41.

4. Baba VV，HakemZadeh F. Toward a theory of evidence based decision making. *Management Decision*. 2012；50（5）：832－867.

5. Barends E，Rousseau DM，Briner RB. Evidence-Based Management：The Basic Principles. Amsterdam：CEBMa, 2014. Accessed Nov 16, 2016. https：//www. cebma. org/wp-content/uploads/Evidence-Based-Practice-The-Basic-Principles-vs-Dec-2015. pdf.

6. Kovner AR. Evidence-based management：Implications for nonprofit organizations. *Nonprofit Manag Leadersh*. 2014 Spring；24（3）：417－424.

7. Cold Chain Compliance. FDA & ICH：Regulations and Standards for Temperature-Controlled Supply Chains. *Vaisala*. 2012. Accessed Nov 15, 2016. http：//www. vaisala. com/Vaisala%20Documents/Regulatory%20Compliance%20Information/Cold_Chain_FDA_ICH-Application-Note. pdf.

8. Felea M，Albastroiu I. An introduction to supply chain risk management：Definitions and theories perspective. *Valahian Journal of Economic Studies. 2013；4（3）：57－64.*

9. Gostin LO，Buckley GJ，Kelley PW. Stemming the global trade in falsified and substandard medicines. *JAMA*. 2013 Apr 24；309（16）：1693－1694.

10. International Organization for Standardization. ISO 9001—*What Does It Mean in the Supply Chain?* 2016. Accessed Nov 10, 2016. http：//www. iso. org/iso/publication_item. html？pid = PUB100304.

11. Kanyoma KE，et al. Sourcing strategy and supply chain risk management in the healthcare sector：A case study of Malawi's public healthcare delivery supply chain. *Journal of Management and Strategy*. 2013；4（3）：16－26.

12. MIT Center for Transportation & Logistics. MIT Tool Will Help Companies Assess Weak Links in Supply Chains. Schectman J. Sep 16, 2013. Accessed Nov 15, 2016. http：//ctl. mit. edu/news/mit-tool-will-help-companies-assess-weak-links-supply-chains.

13. GS1. *Global Traceability Standard for Healthcare.* Issue 1. 2. 0. Oct 2013. Accessed Nov 16, 2016. http：//www. gs1. org/sites/default/files/docs/traceability/Global_Traceability_Standard_Healthcare. pdf.

14. Agency for Healthcare Research and Quality Patient Safety Network. Patient Safety Primer：Update on Safety Culture. Frankel A，Leonard M. Jul - Aug 2013. Accessed Dec 4，2016. https：//psnet. ahrq. gov/perspectives/perspective/144/update-on-safety-culture.

15. Leonard M，et al. editors. *The Essential Guide for Patient Safety Officers*，*2nd ed. Oak Brook*，IL：Joint Commission Resources，2013.

16. Agency for Healthcare Research and Quality. Patient Safety Primers：Safety Culture. Jul 2016. Accessed Nov 27，2016. Agency for Healthcare Research and Quality Patient Safety Network. Patient Safety Primer：Safety Culture. （Updated：Jul 2016.）Accessed Dec 4，2016. http：//psnet. ahrq. gov/primer. aspx？primerID = 5.

17. Agency for Healthcare Research and Quality（AHRQ）. *TeamSTEPPS* Ⓡ：*Strategies and Tools to Enhance Performance and Patient Safety.* Rockville，MD：AHRQ，2016. Accessed Nov 15，2016. http：//www. ahrq. gov/professionals/education/curriculum-tools/teamstepps/index. html.

18. Agency for Healthcare Research and Quality. *International Use of the Surveys on Patient Safety Culture.* Sep 2012. （Updated：Jun 2016.）Accessed Nov 27，2016. http：//www. ahrq. gov/professionals/quality-patient-safety/patientsafetyculture/pscintusers. html.

19. ECRI Institute. *Top 10 Health Technology Hazards for 2016.* Nov 2015. Accessed Nov 13，2016. https：//www. ecri. org/Pages/2016-Hazards. aspx.

20. Famolaro T，et al. *Hospital Survey on Patient Safety Culture 2016 User Comparative Database Report.* Rockville，MD：Agency for Healthcare Research and Quality，Mar 2016. Accessed Nov 27，2016. http：//www. ahrq. gov/professionals/quality-patient-safety/patientsafetyculture/hospital/hosp-reports. html.

21. Thomas L，Galla C. Building a culture of safety through team training and engagement. *BMJ Qual Saf.* 2013 May；22（5）：425 - 434.

22. Wagner C，et al. Assessing patient safety culture in hospitals across countries. *Int J Qual Health Care.* 2013 Jul；25（3）：213 - 221.

23. Weaver SJ，et al. Promoting a culture of safety as a patient safety strategy：A systematic review. *Ann Intern Med.* 2013 Mar 5；158（5 Pt 2）：369 - 374.

▼设施管理和安全（FMS）

概述

医院应致力于为患者、家属、员工及探视者提供安全、功能齐备、支持性的设施。为实现这一目标，必须有效地管理医院物理设施、医疗和其他设备以及人员。尤其应管理好以下几方面工作：

- 降低、控制危害和风险；
- 防范事故和伤害；
- 保持安全的环境。

有效的管理包括以下跨部门的计划、教育和监控：

- 医院领导应有计划地安排所需空间、设备和资源，确保其安全、有效地支持临床服务。
- 教育所有员工，关于医院设施、如何降低风险、如何监控并报告存在的风险情况。
- 应用绩效标准来评价医院内重要的系统，明确需要改进的地方。

根据医院相应的设施和活动情况，制定书面计划，包括以下六个方面：

1. 安全与安保

- 安全：医院内建筑物（大楼）、建筑区域、地面和设备对患者、员工和探视者不会造成危害或带来风险的程度。
- 安保：保护财产免受丢失、破坏、篡改，以及未经许可不得进入或使用。

2. 有害物质：严格控制放射性物质和其他有害物质的处理、储存和使用，并安全处置有害废弃物。

3. 紧急事件：确定流行病、各种灾难和其他紧急事件的风险，并制定切实可行的应急预案，包括患者医疗服务环境的结构完整性评价。

4. 消防安全：进行持续的风险评估，以加强保护，使财产和人员免受烟、火危害。

5. 医疗设备：正确地选择、维护和使用设备，降低有关风险。

6. 公用设施：维护水、电和其他公用系统，使运行失效的风险最小化。

如果医院有非医院实体在接受评审的医疗服务设施内（如独立于医院外的机构所拥有的咖啡厅或礼品店等）时，医院有责任确保这些独立的非医院实体遵守以下设施管理和安全计划：

- 安全和安保计划；
- 有害物质计划；
- 紧急事件管理计划；
- 消防安全计划。

法律、法规和地方政府的检查在很大程度上决定了医院设施的设计、使用和维护。所有医院，无论其规模大小和资源多少，必须遵守这些规定，以做到对患者、家属、员工和探视者负责。

医院必须遵守法律法规，包括建筑物和消防规范。医院通过定期的设施检查，深入了解居住物理设施的各方面细节。医院主动收集数据，实施降低风险的策略，来改善患者医疗服务的环境。

注意：有些标准要求医院有一个书面制度、操作程序、计划或具体流程的其他书面文件，这些标准在标准文本后以Ⓟ标注。

标准

　　以下是所有本章节的标准一览表，为了便于使用者阅读，未附有含义或衡量要素。关于这些标准的详细信息，请看本章节下一部分："标准、含义和衡量要素"。

领导和计划

FMS.1　医院遵守相关法律、法规、建筑物和消防规范以及设施检查要求。

FMS.2　医院制定和维护书面计划，该计划描述避免对患者、家属、探视者和员工造成风险的管理程序。℗

FMS.3　一位或多为有资质的人员监督设施管理计划的制定和实施，以降低和控制医疗服务环境中的风险。

安全和安保

FMS.4　医院制定并实施相应计划，通过检查和计划提供一个安全的物理设施，以降低风险。℗

　　　FMS.4.1　医院制定并实施相应计划，为患者、家属、员工和探视者提供一个安全的环境。℗

　　　FMS.4.2　根据设施检查结果和法律法规的要求，医院制定计划并提出预算，以升级或更换关键系统、建筑物或组成部分。

　　　　　FMS.4.2.1　在规划拆迁、建设或装修时，医院要进行施工前风险评估。℗

有害物质

FMS.5　医院制定相应计划，来管理有害物质的清单及有害物质和废弃物的处理、储存和使用。℗

　　　FMS.5.1　医院制定相应计划，用于管理和处置有害物质和废弃物。℗

灾害应急准备

FMS.6　医院制定、维护和测试应急管理预案，应对可能发生在社区的突发事件、自然灾害或其他灾害。℗

消防安全

FMS.7　医院制定并实施消防安全计划，用于预防、早期发现、扑救、控制，以及从医院设施安全撤离等，以应对火灾或非火灾紧急事件。℗

　　　FMS.7.1　医院定期检查其火灾和烟雾安全计划，包括用于早期发现和扑救的设备，并

记录检查结果。℗

FMS. 7. 2　消防安全计划包括禁止吸烟，仅允许员工和患者在指定的非患者医疗服务区吸烟。℗

医疗设备
FMS. 8　医院制定和实施相应计划，用于检查、测试和维护医疗设备，并记录结果。℗

FMS. 8. 1　医院有相应系统，用于监测医疗设备危害警示、召回、可报告事件、问题和故障并采取相应措施。℗

公用设施
FMS. 9　医院制定和实施计划，确保所有公用设施系统有效且高效运转。

FMS. 9. 1　检查、维护和改进公用设施系统。

FMS. 9. 2　医院公用设施系统计划确保饮用水和电力全天候可用，建立备用水、电源，以便在系统中断、污染或故障期间使用。

FMS. 9. 2. 1　医院应测试其紧急供水和供电系统，并记录测试结果。

FMS. 9. 3　指派专人或权威机构定期监测水质。

监控设施管理和安全计划
FMS. 10　医院选择和分析各项设施管理项目的数据，支持医疗技术、设备和系统的更换或升级规划以及降低环境风险。

员工教育
FMS. 11　医院针对员工在提供安全、有效的患者医疗服务设施中所担任的角色，对所有员工进行教育、培训和测验。

FMS. 11. 1　对员工进行培训，让他们了解自己在医院有关消防安全、安保、有害物质和紧急事件计划中所承担的角色。

FMS. 11. 2　培训员工有关医疗设备和公用设施系统的操作和维护。

标准、含义和衡量要素

领导和计划

FMS. 1 标准

医院遵守相关法律、法规、建筑物和消防规范以及设施检查要求。

FMS. 1 含义

法律、法规和地方政府的检查在很大程度上决定了医院设施的设计、使用和维护。所有医院，无论其规模大小和资源多少，必须遵守这些规定，以做到对患者、家属、员工和探视者负责。[1]这些规定可能因设施的使用年限、位置和其他因素而各不相同。**例如**，许多建筑物的建筑规范和消防安全规范（如喷淋系统）只适用于新建工程。医院首先遵守法律、法规。

医院领导对以下事项负责：

- 熟悉医院设施相关的国家及地方法律、法规、建筑物和消防规范以及设施检查要求；
- 执行相关规定或经批准的可替代要求；
- 根据监控数据确定的问题或为符合相应的规定，医院要制定计划和预算，对设施进行必要的升级或替换，提供落实计划而取得改进证据。（见 FMS. 4. 2，衡量要素 1，2 和 3）

当得悉医院设施未能符合有关规定时，医院领导应负责制定计划，在规定的时间范围内达到规定的要求。

FMS. 1 衡量要素

☐ 1. 医院领导和负责设施管理的人员熟悉与医院设施相关的国家及地方法律、法规、建筑物和消防规范以及设施检查要求。（见 GLD. 2，衡量要素 5）

☐ 2. 医院领导和负责设施管理的人员执行国家及地方法律、法规、建筑物和消防规范，以及其他设施检查要求或经批准可替代的要求。

☐ 3. 医院领导确保医院符合国家和地方政府检查的设施报告或引文要求的条件。（见 GLD. 2，衡量要素 6）

FMS. 2 标准

医院制定和维护设施管理书面计划，该计划描述避免对患者、家属、探视者和员工造成风险的管理程序。Ⓟ

FMS. 2 含义

管理患者就医和员工工作的环境风险需要有计划。医院制定一个总体计划或多个单独计划。包括：

a）安全与安保

- 安全：医院内建筑物（大楼）、地面和设备对患者、员工和探视者不会造成危害或带来风险的程度。

- 安保：保护财产免受丢失、破坏、篡改，以及未经许可不得进入或使用。

b）有害物质：严格控制放射性物质和其他有害物质的处理、储存和使用，并安全处置有害废弃物。

c）紧急事件：应对流行病、各种灾难和其他紧急事件，制定切实可行的应急预案。

d）消防安全：保护财产和居住者免受烟、火的危害。

e）医疗设备：正确地选择、维护和使用设备，降低有关风险。

f）公用设施：维护水、电和其他公用系统，使运行失效的风险最小化。

这些设施管理计划要求是书面的并不断更新，能够反映当前或最近的医院环境状况。有回顾与更新计划的程序。如果医院有非医院实体在接受评审的医疗服务设施内（如独立于医院外的机构所拥有的咖啡厅或礼品店等）时，医院有责任确保这些独立的非医院实体遵守设施管理和安全计划。

FMS.2 衡量要素

- ☐ 1. 针对含义 a）至 f）中列出的各项风险领域制定书面计划。
- ☐ 2. 这些计划保持当前有效，并得到全面实施。
- ☐ 3. 医院有相应流程，在医院环境发生变化时对该计划进行回顾和更新，至少每年一次。
- ☐ 4. 接受评审的医疗服务设施内有独立实体时，医院确保这些独立实体遵守含义中 a）至 f）规定的设施管理和安全计划。（见 FMS.11，衡量要素 2）

FMS.3 标准

一位或多位有资质的人员监督设施管理计划的制定和实施，以降低和控制医疗服务环境中的风险。

FMS.3 含义

医院应致力于为患者、家属、员工及探视者提供安全、功能齐备、支持性的设施。为实现这一目标，必须有效地管理医院基本设施、医疗和其他设备以及人员。尤其应管理好以下几方面工作：

- 降低、控制危害和风险；
- 防范事故和伤害；
- 保持安全的环境。

有效的管理包括以下跨部门的计划、教育和监控：

- 医院领导应有计划地安排所需空间、设备和资源，确保其安全、有效地支持临床服务。（见 GLD.9，衡量要素 2）
- 教育所有员工，关于医院设施、如何降低风险、如何监控并报告存在的风险情况。（见 FMS.11，衡量要素 1）
- 应用绩效标准来评价医院内重要的系统，明确需要改进的地方。（见 GLD.5，衡量要素 1）

医院需要制定一个设施/环境风险管理总体计划，通过设施管理计划的制定及空间、医疗设备、技术和资源的提供，解决环境风险管理问题。一位或多位人员监督该总体计划。规模较小的医院可指定一位兼职人员，而规模较大的医院则应由工程师或经专门培训的人员负责。无论何种指定方式，都必须有效、一致、持续地管理该总体计划的各个方面。方案监督包括：

a）制定该总体计划的各个方面内容，如制定其他设施管理计划，并提供空间、医疗设备、技术和资源的建议；（见 FMS.4.2.1，衡量要素3）

b）实施该总体计划；

c）教育员工；

d）测试并监控该总体计划；

e）定期回顾并修订该总体计划；

f）每年向治理机构汇报该总体计划的有效性。（见 GLD.1.2，衡量要素2）

依据医院的规模和复杂性，可成立一个设施/环境风险管理委员会，规定其责任，负责监督该总体计划并保持计划的持续性。

FMS.3 衡量要素

☐ 1. 指定一位或多位具有经验和经培训的有资质人员负责监督和管理该总体计划。（见 GLD.9，衡量要素1）

☐ 2. 有书面记录表明该有资质人员拥有的经验和接受的培训。（见 SQE.5，衡量要素4）

☐ 3. 该人员制定计划并实施总体计划，包括含义中 a）至 f）中的要素。

安全和安保

FMS.4 标准

医院制定并实施相应计划，通过检查和计划提供一个安全的物理设施，以降低风险。Ⓟ

FMS.4.1 标准

医院制定并实施相应计划，为患者、家属、员工和探视者提供一个安全的环境。Ⓟ

FMS.4.2 标准

根据设施检查结果和法律法规的要求，医院制定计划并提出预算，以升级或更换关键系统、建筑物或组成部分。

FMS.4 至 FMS.4.2 含义

术语安全和安保在许多国家和地区经常被当作近义词使用，然而在这里却有不同的定义。安全指的是确保建筑物、财产、医疗和信息技术、设备以及系统不会给患者、家属、员工和探视者带来风险。另一方面，安保指的是保护医院的财产以及患者、家属、探视者和员工远离危害。预防和计划对于创造安全和有益的患者医疗服务设施至关重要。有效计划要求医院关注设施中存在的所有风险。目标是预防事故和伤害，为患者、家属、员工和来访者提供安全可靠的环境，以降低和控制危害与风险。（见 FMS.11.1，衡量要素2）

作为安全计划的一部分，医院制定和实施一次全面、主动的风险评估，确定可能存在伤害的区域。**例如，**可能带来伤害或危害的安全风险，包括尖锐和破损的家具、未正确闭合的被服槽、破损的窗户、天花板渗水以及无消防通道的地方。记录定期的检查，有助于医院设计和实施改进，为长

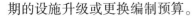

期的设施升级或更换编制预算。

除了安全计划，医院还必须有一个安保计划，以确保医院的每个人免受人身伤害，并防止财产丢失和损坏。员工、医院供应商、其他医院规定的人员（如志愿者、合同工）要佩戴胸牌（临时或长期）或通过其他身份识别方法进行识别。另外一些人员如医院内的家属或探视者，根据医院的制度和法律法规进行身份识别。对限制区域如新生儿护理区和手术室须加强安保与监控。儿童、老年人和其他无法保护自己或发出求救信号的弱势患者必须得到适当保护，远离危害。此外，僻静或隔离区域的设施和地面可能要求使用安防摄像头。（见 PFR. 1. 4 和 PFR. 1. 5）

FMS. 4 衡量要素
☐ 1. 医院制定相应计划，提供安全的物理设施。（见 AOP. 5. 3，衡量要素 1 和 SOP. 6. 3，衡量要素 1）
☐ 2. 医院有物理设施日常准确检查的书面记录。
☐ 3. 根据检查结果，医院制定一个全面的、前瞻性评估方案，确定可能存在损伤风险的区域。（见 FMS. 4. 2. 1，衡量要素 2）

FMS. 4. 1 衡量要素
☐ 1. 医院有相应的计划来提供安保的环境，包括监控和安保已确定存在安保风险的区域。（见 AOP. 5. 3；AOP. 6. 3）
☐ 2. 此计划确保识别所有员工、合同工和供应商。
☐ 3. 确定、记录、监控和保护所有安保风险区域和限制区域。（见 MMU. 3，衡量要素 4；MMU. 3. 1；MMU. 3. 2）

FMS. 4. 2 衡量要素
☐ 1. 医院制定计划和编制预算，以符合相关的法律、法规和其他要求。（见 GLD. 2，衡量要素 5 和 FMS. 1）
☐ 2. 为安全、安保和有效设施的持续运行制定计划和编制预算，用以升级或更换关键系统、建筑物或组成部件。（见 GLD. 1. 1，衡量要素 3；FMS. 1；FMS. 10，衡量要素 2）
☐ 3. 医院领导运用预算资源，按照已批准的计划提供安全和安保的设施。（见 FMS. 1）

FMS. 4. 2. 1 标准
在规划拆迁、建设或装修时，医院要进行施工前风险评估。Ⓟ

FMS. 4. 2. 1 含义
在规划新建筑时，对医院的每个人都会有影响；可是患者遭受的影响是最大的。**例如**，与施工有关的噪声和振动可以影响他们的舒适度，建筑灰尘、气味会改变空气的质量（对患者的呼吸状态构成威胁）。

为评估与新的施工项目有关的风险，医院需要召集所有受施工影响的部门包括施工项目设计、项目管理、设施安保/安全、感染预防、保洁、设施工程、信息服务以及临床科室和服务部门。[2]

施工活动的范围和其对基础设施和公用设施的影响，给患者、家属、员工、探视者、供应商、合同工和非医院实体带来的风险各不相同。此外，从施工处到提供患者医疗服务区域的距离对风险程度也有影响。**例如**，对一个新建筑物进行施工，该建筑物远离当前提供患者医疗服务的建筑物，带给患者和探视者的风险可能会很小。

通过施工前的风险评估来评价风险，也称为 PCRA。风险评估是用来全面评价风险的，以制定计划，将尽量减少对医疗服务质量和安全的施工影响。施工前风险评估要求的领域包括：

a）空气质量；

b）感染控制；

c）公用设施；

d）噪声；

e）振动；

f）有害物质；

g）紧急服务，如应对规范；

h）其他影响照护、治疗和服务的危害。

医院确保监控、执行和记录承包商的合规性。

作为风险评估部分，通过感染控制风险评估（也称为 ICRA）评价患者受施工影响的感染风险。（见 PCI. 7.5）

FMS. 4. 2. 1 衡量要素

☐ 1. 在规划拆迁、建设或装修时，医院要进行施工前风险评估（PCRA），至少包括含义中 a）至 h）的内容。

☐ 2. 根据评估结果采取相应措施，使拆迁、建设或装修期间的风险最小化。（见 FMS. 4，衡量要素 3）

☐ 3. 医院确保承包商的合规性得以监控、执行和记录。（见 FMS. 3）

有害物质

FMS. 5 标准

医院制定相应计划，来管理有害物质的清单及有害物质和废弃物的处理、储存和使用。Ⓟ

FMS. 5. 1 标准

医院制定相应计划，来管理和处置有害物质和废弃物。Ⓟ

FMS. 5 和 FMS. 5. 1 含义

制定有害物质和废弃物计划包括确定和安全管控全院范围的有害物质和废弃物。[3-6]（见 PCI. 7. 2）。

WHO 通过以下分类规定有害物质和废弃物：

● 传染性；

● 病理和解剖；

● 药物；

- 化学;
- 重金属;
- 压力容器;
- 利器;
- 遗传毒性/基因毒性;
- 放射性。

医院在编制有害物质和废弃物清单时，考虑这些由 WHO 规定的分类。有害物质和废弃物清单编制计划始于通过全面搜查医院所有可能存放有害物质和废弃物的区域。这些搜查记录的信息包括有害物质和废弃物存放的位置、类型和数量，当有害物质和废弃物存放的位置、类型和数量有变化时，及时更新清单。

有害物质和废弃物包括的流程：

- 编制有害物质和废弃物清单包括物质名称、存放的数量和位置;
- 各种有害物质的处理、储存和使用;
- 在使用、处理溢出或暴露有害物质和废弃物时，使用正确的防护设备和程序;
- 正确标识有害物质和废弃物;[7]
- 报告有害物质的溢出、暴露和其他事故，并进行调查;
- 有害物质的正确处置;
- 相关文件，包括任何许可证、执照或其他法规要求。

关于有害物质的安全处理或使用步骤的信息必须能够随时获取，并且包含关于物质的物理属性（**例如**：沸点、燃点等）、毒性、使用有害物质可能对健康产生的影响、使用后确认恰当的存放和处置方式、使用过程中所需的防护设备类型以及溢出处理步骤（包括在任何类型的暴露情况下所需急救）的信息。许多制造商以物质安全数据表（MSDS）的形式提供这些信息。[8]（见 AOP.5.3，AOP.5.6，AOP.6.6，MMU.3，MMU.3.1）

FMS.5 衡量要素

☐ 1. 确定有害物质和废弃物存放的类型、位置和数量，并对医院内现存所有有害物质和废弃物编制一份完整清单。（见 AOP.5.6，衡量要素1）

☐ 2. 该计划制定和实施安全处理、储存和使用有害物质和废弃物的方法。（见 AOP.5.6，衡量要素3；AOP.6.6，衡量要素2；MMU.3.1，衡量要素2）

☐ 3. 该计划制定和实施使用有害物质期间所需的恰当防护设备和操作程序。（见 AOP.5.3，衡量要素3；AOP.6.3，衡量要素4）

☐ 4. 该计划制定和实施识别有害物质和废弃物的恰当标识。 （见 AOP.5.6，衡量要素5；AOP.6.6衡量要素4；MMU.3；MMU.3.1，衡量要素2）

☐ 5. 该计划制定和实施相关要求文件，包括所有许可证、执照或其他法规要求。（见 GLD.2，衡量要素5）

FMS.5.1 衡量要素

☐ 1. 该计划制定和实施相关机制，用于报告和调查有害物质溢出、暴露和其他事故。（见 FMS.11.1，衡量要素3）

☐ 2. 该计划制定和实施有害物质溢出和暴露管理程序，包括恰当防护设备的使用。（见 PCI.9，

衡量要素 1 和 2；FMS. 11.1，衡量要素 3）

☐ 3. 关于与有害物质相关的安全处理、溢出处理程序和暴露管理程序的信息应及时更新且能随时获取。（见 QPS. 3）

☐ 4. 医院安全地处置有害物质和废弃物，或与相关机构签订合同，确保有害物质和废弃物在专门的有害废弃物处理场所得到正确处置，或根据国家法律和法规来决定。（见 AOP. 5.7，衡量要素 5；PCI. 7.2，衡量要素 1；PCI. 7.3，衡量要素 3）

灾害应急准备

FMS. 6 标准

医院制定、维护和测试应急管理预案，应对可能发生在社区的突发事件、自然灾害或其他灾害。℗

FMS. 6 含义

社区各种紧急突发事件和灾害与医院休戚相关，如地震、海啸可能造成医疗服务场所的损坏或恐怖袭击导致员工无法上班，制定灾害事件管理预案首先要确定医院所在地区最有可能发生的灾害类型和这些灾害对医院的影响。[9-11] **例如**，飓风或海啸更有可能在沿海地区发生，而不太可能发生在内陆国家。另一方面，任何医院都有可能因战争或恐怖袭击出现设施破坏或重大伤亡。

判定灾害影响的一个重要因素是判断灾害对患者医疗服务环境建筑物的影响。确定地震或爆炸对建筑物造成何种影响，对于制定疏散计划和确定建筑物优先改进方面来说至关重要。

因此，确定灾害影响与确定灾害类型同样重要。[10] 这有助于制定灾害发生时需要采取的战略。**例如**，发生影响水电供应的自然灾害（如地震）的可能性有多大？地震是否会妨碍员工应对灾害（因为交通受阻，或者员工或员工家庭成员也是受灾者）？在这种情况下，员工的个人责任可能与医院的应急需求发生冲突。此外，医院需要确定其在社区中承担的角色。**例如**，在发生灾害时，希望医院向社区提供哪些资源？在社区中使用哪些交流方式？为有效地应对，医院制定管理此类灾害事件的计划。

该计划包括的流程：

a）明确各种危害、威胁和突发事件的类型、发生的可能性与后果；

b）判定现有患者服务环境结构完整性，以及灾害发生时患者服务环境会如何响应？

c）明确医院在此类灾害事件中的作用；

d）确定应对灾害事件的通讯策略；

e）灾害事件期间对各种资源的管理，包括后备资源；

f）灾害事件中对临床医疗活动的管理，包括备用医疗场所；

g）灾害事件中如何确定和分配员工承担的角色与责任；（见 FMS. 11.1，衡量要素 4）

h）当员工个人职责与员工在医院提供医疗服务的职责相冲突时的应急管理。

通过以下几方面，测试灾害应急管理预案：

• 每年进行一次完整的灾害应急管理预案内部测试，或作为社区测试的一部分进行测试；

• 年内测试预案中 c）至 h）的关键要素。

如果医院遭遇了一场真正的灾害，则启动应急管理预案，并在灾害过后进行适当总结，这种情况等同于年度测试。

FMS. 6 衡量要素

☐ 1. 根据医院的地理位置，明确各种主要的内外部灾害，**例如**：社区紧急事件、自然灾害或其他有重大风险的灾害。

☐ 2. 医院确定每一类型灾害将对医疗服务的各个方面产生影响的可能性。（见 MOI. 14，衡量要素 2 和 3）

☐ 3. 医院制定和实施灾害预案，确定其应对灾害的可能性，包括含义中 a）至 h）的要素。（见 PCI. 8. 2，衡量要素 1）每年要对整个预案进行测试，或至少对 c）至 h）的关键要素进行测试。

☐ 4. 每年一次测试完整的预案或至少测试含义中 c）至 h）的关键要素。（见 PCI. 8. 2，衡量要素 4）

☐ 5. 在每次测试后进行总结，并进行测试汇报。

☐ 6. 根据测试和汇报情况，制定并实施改进措施，同时要跟进这些措施。（见 PCI. 8. 2，衡量要素 5）

消防安全

FMS. 7 标准

医院制定并实施消防安全计划，用于预防、早期发现、扑救、控制，以及从医院设施安全撤离等，以应对火灾或非火灾紧急事件。Ⓟ

FMS. 7. 1 标准

医院定期检查其火灾和烟雾安全计划，包括用于早期发现和扑救的设备，并记录检查结果。Ⓟ

FMS. 7 和 FMS. 7. 1 含义

医院必须对消防安全保持警惕，因为医院始终存在火灾风险。对消防安全规范依从情况进行持续评估是一种识别和减少风险的有效方法。[12] 消防风险评估包括以下几方面：

    a）手术间压差关系；

    b）防火分离；

    c）烟雾分离；

    d）危害区域（这些区域天花板上面的空间）如脏被服间、垃圾房和氧气储存室；

    e）安全出口；

    f）厨房油脂烹饪设备；

    g）洗衣房和垃圾房；

    h）紧急电力系统和设备；

    i）医用气体和负压系统部分。

每家医院都需要制定计划，如何保护居住者在火灾或烟雾发生时的安全。此外，非火灾紧急事件，如有毒气体泄漏，也可对居住者造成威胁。医院制定相应计划，尤其在：

- 降低风险预防火灾，例如安全存储和处理潜在易燃品，包括易燃和氧化医用气体，如氧气、一氧化氮；[13]
- 与病房大楼内或附近的施工项目相关的危害；
- 发生火灾时安全通畅的撤离出口；
- 早期预警与早期检测系统，例如烟雾探测器、火警报警器和消防巡逻；
- 灭火装置，如水软管、化学灭火剂或喷淋系统。

这些措施联合使用，能在火灾或烟雾发生时给予患者、家属、员工和探视者足够的时间安全撤离现场。这些措施对任何规模、年代、材料的建筑物都有效；但针对小型的单层砖质结构设施与大型的多层木质结构设施要分别使用不同的方法。[14]

医院消防安全计划规定：

- 按照要求进行检查、测试、保养消防防护和安全系统的频率；
- 发生火灾或烟雾时安全疏散的方案；
- 在固定周期（12 个月为一周期）内对该计划各个部分进行测试的流程；
- 必要的员工教育，以在紧急情况下有效地保护和疏散患者；
- 员工每年至少参加一次消防考试。

可通过多种方式实现该消防计划的测试。**例如**，医院可以给每个消防单元指派一个"消防负责人"，令其随机向所在单元的员工进行提问，询问其在火灾发生时是否知道应该怎么办。人员可能会被问到一些具体问题，**例如**，氧气关闭阀门在哪里？如果你必须关闭氧气阀门，如何照护那些需要氧气的患者？是否知道你所在科室灭火器的位置？如何报告火灾？发生火灾时，如何保护患者？如果你需要疏散患者，应采取什么流程？员工应能够正确回答这些问题。如果不能，记录下这种情况并制定消防安全再培训策略。消防负责人要记录哪些员工参加了培训。医院也可以组织员工进行消防安全方面的笔试，作为消防安全测试计划的一部分。记录所有的检查、测试和维护情况。（见 PFR. 1.5）

FMS. 7 衡量要素

- ❑ 1. 医院制定和实施相应的计划，确保医院设施中所有人员在火灾、烟雾或其他非火灾紧急事件中的安全。
- ❑ 2. 该计划包括评估消防安全规范的依从情况，并至少包括含义中 a）至 i）的内容。
- ❑ 3. 医院实施策略，用于识别缺陷。
- ❑ 4. 该计划包括火灾和烟雾的早期探测。
- ❑ 5. 该计划包括减轻火情和阻止烟雾扩散的措施。
- ❑ 6. 该计划包括发生火灾和非火灾紧急事件时，从医院设施中安全撤离。

FMS. 7. 1 衡量要素

- ❑ 1. 所有人员每年至少参加一次火灾和烟雾安全测试和演习。（见 FMS. 11 至 FMS. 11. 2）
- ❑ 2. 员工能够演示如何将患者带到安全区域。（见 FMS. 11. 1，衡量要素 1）
- ❑ 3. 应根据制造商的建议检查、测试和维护火灾探测及灭火设备和系统。
- ❑ 4. 记录设备和系统的检查、测试和维护情况。

FMS. 7. 2 标准

消防安全计划包括禁止吸烟，仅允许员工和患者在指定的非患者医疗服务区吸烟。Ⓟ

FMS. 7. 2 含义

消防安全计划规定的吸烟限制：

- ●1. 适用于所有患者、家属、员工和探视者；
- ●2. 禁止在医院的设施中吸烟，或者至少限制在指定的与外界通风的非患者医疗服务区吸烟。

消防安全计划明确规定了吸烟限制和允许患者吸烟的例外情况（如因医疗或精神方面原因允许患者吸烟）以及哪些人员获批属于这种例外情况。当确定属于例外情况时，患者应在指定的非治疗区域吸烟，远离其他患者。

FMS. 7. 2 衡量要素

☐ 1. 消防安全计划包括禁止或限制在医院设施中吸烟。

☐ 2. 该计划适用于患者、家属、探视者和员工。

☐ 3. 该计划确定了哪些患者属于允许吸烟的例外情况以及这些例外情况何时适用。

医疗设备

FMS. 8 标准

医院制定和实施相应计划，用于检查、测试和维护医疗设备，并记录结果。Ⓟ

FMS. 8 含义

为确保医疗设备可用且功能完好，医院执行和记录：

- ● 编制医疗设备清单；
- ● 定期检查医疗设备；
- ● 根据使用和厂家要求测试医疗设备；
- ● 做好预防性维护。

有资质人员提供上述服务。新设备在使用前先进行检查、测试，以后根据设备的使用年限、使用情况或厂家建议继续进行定期检查、测试。记录所有检查、测试结果和维护情况。这有助于确保设备维护的连续性，并且有助于制定更换、升级及其他改变所需的资金规划。（见 AOP. 5. 5，AOP. 6. 5，COP. 3. 2）

FMS. 8 衡量要素

☐ 1. 医院制定和实施一个全院性的医疗设备管理计划。（见 AOP. 6. 5，衡量要素 1）

☐ 2. 编制所有医疗设备的清单。（见 AOP. 6. 5，衡量要素 3）

☐ 3. 新设备在使用前进行检查、测试，以后根据设备的使用年限、使用情况或厂家建议进行定期检查、测试。（见 AOP. 6. 5，衡量要素 4 和 5）

☐ 4. 医疗设备管理计划包括预防性维护。

❑ 5. 提供服务的人员应具备与所提供服务相关的资质和培训经历。（见 FMS. 11. 2，衡量要素 1 和 3）

FMS. 8. 1 标准

医院有相应系统，用于监测医疗设备危害警示、召回、可报告事件、问题和故障并采取相应措施。Ⓟ

FMS. 8. 1 含义

医院有相应系统，根据生产商，供应商或管理机构建议监测医疗设备危害警示、召回、可报告事件、问题和故障情况并采取相应措施。有些国家要求报告涉及死亡、严重伤害或疾病的医疗设备。医院必须明确和遵守相关医疗设备事故报告的法律法规。医疗设备管理计划包括已确定存在问题或故障的医疗设备，或已发出危害警示的医疗设备，或正被召回的医疗设备的使用情况。（见 AOP. 5. 5 和 AOP. 6. 5）

FMS. 8. 1 衡量要素

❑ 1. 医院有相应的系统，用于监测医疗设备危险警示、召回、可报告事件、问题和故障并采取相应措施。（见 AOP. 5. 6，衡量要素 6；AOP. 6. 5，衡量要素 6；ASC. 7. 4，衡量要素 3）
❑ 2. 如若法律法规要求，医院报告因使用医疗设备导致的死亡、严重伤害或疾病事件。
❑ 3. 医疗设备管理计划包含处理以下设备的使用情况，已确定存在问题或故障的医疗设备，或已发出危害警示的医疗设备，或正被召回的医疗设备。

公用设施系统

FMS. 9 标准

医院制定和实施计划，确保所有公用设施系统有效及高效运转。

FMS. 9. 1 标准

检查、维护和改进公用设施系统。

FMS. 9 和 FMS. 9. 1 含义

公用设施系统可以定义为支持安全医疗基本服务所需的系统和设备。此类系统包括配电、水、通风和换气、医用气体、管道、供暖、废弃物处理系统以及通讯和数据系统。医院中有效的公用设施系统可以创造舒适的患者医疗环境。医院中公用设施系统及其他关键系统的安全、有效和高效运行对于确保患者、家属、员工和探视者的安全以及满足患者医疗需求至关重要。医院 24hr/7d 全天候提供日常和紧急患者医疗。因此，保证基本公用设施系统连续不断地供应是满足患者医疗需求的关键。

出色的公用设施系统管理计划可以确保公用设施系统的可靠性，最大限度降低潜在风险。**例如**，食品制备区的废弃物污染，临床实验室通风不畅，氧气瓶存放不牢固，[13]氧气管道泄漏和电线

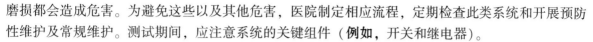

磨损都会造成危害。为避免这些以及其他危害，医院制定相应流程，定期检查此类系统和开展预防性维护及常规维护。测试期间，应注意系统的关键组件（**例如**，开关和继电器）。

医院应当有一份完整的公用设施系统组件库存清单，确定哪些组件对生命支持、传染控制、环境支持和通讯产生的影响最大。公用设施系统管理计划包括公用设施系统维护战略，以确保定期检查、维护以及必要时改进这些关键系统组件，例如电、水、废弃物处理系统、通风和医用气体。

FMS. 9 衡量要素

- ☐ 1. 医院编制其公用设施系统组件并制定其分布地图。
- ☐ 2. 医院以书面形式确定对清单上公用设施系统的所有运行组件执行检查和维护活动。
- ☐ 3. 医院根据相关标准如厂家建议、风险级别和医院经验，以书面形式确定清单上公用设施系统的所有运行组件的检查、测试和维护的时间间隔。
- ☐ 4. 医院给公用设施系统控件贴上标签，便于必要时实行部分或全部系统紧急关闭。

FMS. 9. 1 衡量要素

- ☐ 1. 根据医院制定的标准检查公用设施系统和组件。
- ☐ 2. 根据医院制定的标准测试公用设施系统和组件。
- ☐ 3. 根据医院制定的标准维护公用设施系统和组件。
- ☐ 4. 在必要时改进公用设施系统和组件。

FMS. 9. 2 标准

医院公用设施系统计划确保饮用水和电力全天候可用，建立备用水、电源，以便在系统中断、污染或故障期间使用。

FMS. 9. 2. 1 标准

医院测试其紧急供水和供电系统，并记录测试结果。

FMS. 9. 2 和 FMS. 9. 2. 1 的含义

医院全天候不间断地提供日常和紧急患者医疗。医院对公用设施系统的需求因使命、患者需求和资源而异。然而，不间断的洁净水和电力来源对于满足患者医疗服务需求至关重要。无论系统类型及其资源级别如何，医院都需要在紧急状况下保护患者和员工，例如系统故障、中断或污染。

所有医院都应配备应急供电系统，以便在紧急情况时提供持续的服务。这种系统能够在电力故障期间提供充足的电力，维持医院的正常运转。它还可以降低与此类故障有关的风险。应急和备用电源应在模拟实际负载要求的计划环境下测试。[15] **例如**，季度测试要求是每次运行 30 分钟并达到 30% 负载电量，这 30 分钟的时间框架不包括预热和冷却时间。医院可以选择其他符合工业标准的测试方法。

必要时实施改进，**例如**，在使用新医疗设备或其他设备的区域增强电力服务。

水质可能因为许多原因而突然改变，有些原因来自医院以外，例如医院的供水管道破裂。当医院的正常供水来源出现中断时，应急饮用水必须立即可用。为针对此类紧急状况做好准备，医院：

- 识别给患者和员工带来高风险的设备、系统和位置（**例如**，何时需要照明、冷冻、生命支持以及用洁净水对医疗用品进行清洁和消毒）；

- 评估和最大限度降低这些区域出现公用设施系统故障的风险；
- 为这些区域和需求规划应急电源和洁净水源；
- 测试应急水、电源的可用性和可靠性；
- 记录测试结果；
- 确保至少每季度测试一次备用水、电源，或者根据当地法律法规、厂家建议或水电源的条件更加频繁地测试。可能会增加水、电源测试频率的情况包括：
    - 反复维修供水系统；
    - 水源频繁被污染；
    - 电网不可靠；
    - 反复发生、不可预测的断电情况。

当应急电力系统需要燃料源时，现场存放的燃料数量应考虑以往的断电情况以及燃料短缺、天气与地理条件和位置造成的任何预期交付问题。医院可确定燃料存储量，除非政府机构指定具体数量。

FMS.9.2 衡量要素

- ☐ 1. 饮用水全天候可用。
- ☐ 2. 电力全天候可用。
- ☐ 3. 医院已确定出现电力故障、水污染或停水时风险最高的区域和部门。
- ☐ 4. 医院设法降低此类事件的风险。
- ☐ 5. 医院计划紧急状况时的备用水、电供应。

FMS.9.2.1 衡量要素

- ☐ 1. 医院至少每季度检测一次备用水源，或者根据当地法律法规或水源条件更加频繁地测试。
- ☐ 2. 医院记录测试结果。
- ☐ 3. 医院至少每季度检测一次备用电源，或者根据当地法律法规、厂家建议或电力条件更加频繁地测试。
- ☐ 4. 医院记录测试结果。
- ☐ 5. 当应急电源需要燃料时，医院准备并在现场存放足量的燃料。

FMS.9.3 标准

指派专人或权威机构定期监测水质。

FMS.9.3 含义

如 FMS.9.2 和 FMS.9.2.1 所述，水质容易突然改变，包括不受医院控制的变化。[16,17]水质也是临床医疗服务流程中的关键因素之一，例如肾透析。因此，医院制定水质监测流程，发现水质不安全时，应采取措施。

至少每季度检测一次饮用水质量，至少每六个月检测一次非饮用水的质量。[19]如果当地法律法规要求，水源条件当前和/或以往存在水质问题，就要增多检测次数。用于肾透析的水，每月要检测细菌生长和内毒素情况，每年要检测化学污染情况。[19-22]

监测可由医院指定的专人执行，例如临床实验室的员工，或者医院以外有相关资质的公共健康或水控制权威机构执行。无论由具有相关资质的医院员工执行，还是由医院以外的部门执行，医院都有责任确保完成检测，并记录检测结果。

除了检测水质，为预防和降低水质污染和细菌生长（如大肠杆菌、军团菌和其他许多细菌），医院实施相关措施及常规检查来监测所采取措施的有效性。[19]

FMS. 9. 3 衡量要素

❑ 1. 至少每季度监测一次饮用水的水质，或者根据当地法律法规、水源条件和以往的水质问题经验增加检测次数。医院应对监测情况进行记录。

❑ 2. 至少每六个月监测一次非饮用水的水质，或者根据当地法律法规、水源条件和以往的水质问题经验增加检测次数。医院应对监测情况进行记录。

❑ 3. 用于肾透析的水，至少每月检测一次细菌生长和内毒素情况，每年检测化学污染情况，并记录检测结果。

❑ 4. 实施相关措施，以预防和降低水质污染和细菌生长的风险，监测所采取措施的有效性。

❑ 5. 当发现水质不安全时，应采取相关措施并记录。

监控设施管理和安全计划

FMS. 10 标准

医院选择和分析各项设施管理项目的数据，支持医疗技术、设备和系统的更换或升级规划以及降低环境风险。

FMS. 10 含义

通过数据收集和分析监控各项设施管理计划，提供相关信息，帮助医院预防问题，降低风险，制定系统改进决策，规划医疗设备、技术和公用设施系统的升级或更换；监控每件设施的管理和安全计划。设施管理和安全计划的监控要求与列出的要求保持一致。记录监测数据，每季度向医院领导提供一次报告。

FMS. 10 衡量要素

❑ 1. 收集和分析各项设施管理和安全计划的监控数据。（见 GLD. 11，衡量要素 1）

❑ 2. 监控数据可用于支持规划医疗设备、技术和系统的更换或升级，并降低环境风险。（见 FMS. 4. 2，衡量要素 2）

❑ 3. 每季度向医院领导提供监控数据报告和建议。（见 GLD. 1. 2，衡量要素 2）

员工教育

FMS. 11 标准

医院针对员工在提供安全、有效的患者医疗服务设施中所担任的角色，对所有员工进行教育、培训和测验。

FMS. 11. 1 标准

对员工进行培训，让他们了解自己在医院有关消防安全、安保、有害物质和紧急事件计划中所承担的角色。

FMS. 11. 2 标准

培训员工有关医疗设备和公用设施系统的操作和维护。

FMS. 11 至 FMS. 11. 2 含义

员工是医院与患者、家属和探视者之间主要的联系桥梁。因此，需要对他们进行教育和培训，使其在确定和降低风险、保护他人和自己以及营造安全和安保的设施中发挥应有的作用。（见 FMS.7.1，衡量要素1）

每家医院都必须决定人员培训的类型和水平，然后实施培训与教育项目并记录。此项目可以包括团队指导、印刷教材、新员工岗前培训的一个组成部分，或者满足医院需求的其他机制。此项目包括说明潜在风险报告流程、事故和损伤报告流程以及给自己和他人带来风险的有害物质和其他物质的处理流程。

负责操作或维护医疗设备的员工应接受特殊培训。此培训可以来自医院、设备厂家或其他知识渊博的来源方。

医院制定一个方案，定期检测员工对应急程序的掌握情况，包括消防安全程序、危害响应（**例如**，有害物质泄漏）以及给患者和员工带来风险的医疗设备的使用。知识测验可以通过多种方式完成，例如个人或分组演示，事件模拟演习（**例如**，社区中的流行病），笔试或计算机测验或其他适用于测验知识的方式。医院记录测验对象和测验结果。

FMS. 11 衡量要素

☐ 1. 每年针对医院的设施管理和安全计划的每个组成部分开展培训，确保所有班次的员工都能高效履行其责任。（见 AOP. 5. 3，衡量要素4 和 AOP. 6. 3，衡量要素5 和 FMS. 3）

☐ 2. 教育对象包括供应商、合同工和医院确定的其他人员。（见 FMS. 2，衡量要素4）

☐ 3. 测验员工对其在各项设施管理计划中角色的掌握情况。

☐ 4. 记录每位员工的培训、测验和测验结果。（见 SQE. 5，衡量要素4）

FMS. 11. 1 衡量要素

☐ 1. 医院员工能够描述和/或演示其在消防过程中的角色。（见 FMS. 7. 1，衡量要素2）

☐ 2. 医院员工能够描述和/或演示相关措施，用于消除、最大限度减少风险或报告安全、安保和其他风险的情况。（见 FMS. 4 和 FMS. 4. 1）

☐ 3. 医院员工能够描述和/或演示紧急状况的预防措施、应对程序和参与应对情况，包括医用气体和有害废弃物和物质的存放、处理和清理。（见 FMS. 5. 1，衡量要素1 和2）

☐ 4. 医院员工能够描述和/或演示医院内部和社区紧急状况和灾害发生时的应对流程，并描述和承担相应职责。（见 FMS. 6）

FMS. 11. 2 衡量要素

☐ 1. 根据职位要求对员工操作医疗设备进行培训。（见 FMS. 8，衡量要素 5）

☐ 2. 根据职位要求对员工操作公用设施系统进行培训。

☐ 3. 根据职位要求对员工维护医疗设备进行培训。（见 FMS. 8，衡量要素 5）

☐ 4. 根据职位要求对员工维护公用设施系统进行培训。

参考文献

1. Ferenc J. Codes and enforcement credited with decline in fires. January 2014 Upfront. *Health Facil Manag.* 2014 Jan 1. Accessed Dec 5, 2016. http：//www. hfmmagazine. com/articles/543-codes-and-enforcement-credited-with-decline-in-fires.

2. Saunders LW, et al. International benchmarking for performance improvement in construction safety and health. *Benchmarking：An International Journal.* 2016；23（4）：916 – 936.

3. World Health Organization. *Health-Care Waste. Fact Sheet 253.* Nov 2015. Accessed Oct 12, 2016. http：//www. who. int/mediacentre/factsheets/fs253/en/.

4. World Health Organization（WHO）. Safe Management of Wastes from Health-Care Activities, 2nd ed. 2014. Accessed Dec 5, 2016. http：//www. searo. who. int/srilanka/documents/safe_management_of_wastes_from_healthcare_activities. pdf.

5. Akpieyi A, Tudor TL, Dutra C. The utilisation of risk-based frameworks for managing healthcare waste：A case study of the National Health Service in London. *Saf Sci.* 2015 Feb；72：127 – 132.

6. Caniato M, Tudor T, Vaccari M. International governance structures for health-care waste management：A systematic review of scientific literature. *J Environ Manage.* 2015 Apr 15；153：93 – 107.

7. Joint Commission Resources. Labeling the hazard：OSHA to institute "global harmonization" of hazard communications. *The Joint Commission EC News.* 2013 Jul；16（7）：1 – 111, 3 – 4.

8. Rim KT, Lim CH. Biologically hazardous agents at work and efforts to protect workers'health：A review of recent reports. *Saf Health Work.* 2014 Jun；5（2）：43 – 52.

9. Centers for Disease Control and Prevention. Emergency preparedness and response. （Updated：Jun 10, 2016.）Accessed on Nov 14, 2016 https：//emergency. cdc. gov/planning/.

10. OECD. Disaster Risk Assessment and Risk Financing：A G20/OECD Methodological Framework. 2012. Accessed Dec 5, 2016. https：//www. oecd. org/gov/risk/G20disasterriskmanagement. pdf.

11. Smith K. *Environmental Hazards：Assessing Risk and Reducing Disaster*, 6th ed. New York City：Routledge, 2013.

12. Sarsangi V, et al. Analyzing the risk of fire in a hospital complex by "Fire Risk Assessment Method for Engineering"（FRAME）. *International Archives of Health Sciences.* 2014；1（1）：9 – 13.

13. McLaughlin SB, Dagenais DA. *Medical Gas Cylinder and Bulk Tank Storage.* Chicago：ASHE, Jun 2012.

14. Beebe C, Rosenbaum E, Jaeger T. Health care and fire safety：25 years of changes and improvements. *SPFE Fire Protection Engineering.* 2015 Quarter 1. Accessed Nov 14, 2016. http：//www. sfpe. org/page/FPE_2015_Q1_1/Health-Care-and-Fire-Safety-25-Years-of-Changes-and-Improvements. htm.

15. Lorenzi N. Critical features of emergency power generators. *Health Facil Manag.* 2015 Sep 2. Accessed Nov 14, 2016. http：//www. hfmmagazine. com/articles/1712-critical-features-of-emergency-power-generators.

16. Asghari FB, et al. Surveillance of *Legionella* species in hospital water systems：The significance of detection method for environmental surveillance data. *J Water Health.* 2013 Dec；11（4）：713 – 719.

17. Beauté J, Zucs P, de Jong B；European Legionnaires'Disease Surveillance Network. Legionnaires disease in Europe, 2009 – 2010. *Euro Surveill.* 2013 Mar 7；18（10）：20417.

18. Hasegawa T, et al. Dialysis fluid endotoxin level and mortality in maintenance hemodialysis：A nationwide cohort study. *Am J Kidney Dis.* 2015 Jun；65（6）：899 – 904.

19. World Health Organization. *Guidelines for Drinking-Water Quality*, 4th ed. Geneva: World Health Organization, 2011. Accessed Nov 14, 2016. http://www.who.int/water_sanitation_health/publications/2011/dwq_guidelines/en/.

20. Association for the Advancement of Medical Instrumentation (AAMI). ANSI/AAMI 13959: 2014. Water for hemodialysis and related therapies. Arlington, VA: AAMI, 2014.

21. Centers for Disease Control and Prevention. Guidelines for environmental infection control in health-care facilities: Recommendations of CDC and the Healthcare Infection Control Practices Advisory Committee (HICPAC). *MMWR Recomm Rep. 2003 Jun 6; 52 (RR-10): 1 - 42.*

22. Centers for Disease Control and Prevention. Other Uses and Types of Water: Water Use in Hemodialysis. Oct 2016. Accessed Nov 14, 2016. http://www.cdc.gov/healthywater/other/medical/hemodialysis.html.

▼ 人员资质和教育（SQE）

概述

医院需要各类训练有素、有资质的人员，以履行医院使命和满足患者需求。根据科室和服务部门领导者的建议，由医院领导者共同确定所需员工的数量和类型。

医院通过协调、有效、一致的流程进行员工招聘、评价和聘任。必不可少的是用文件证明申请者的技能、知识、教育及既往工作经验。尤其重要的是，要仔细审查医生和护士的资质证书，因为他们参与到临床医疗流程，并直接为患者提供治疗和护理。

与医院和医疗服务项目相关的岗前培训，以及针对相应岗位具体职责的岗前培训非常重要。医院应该为员工提供学习、个人成长和职业发展机会。因此，需给予员工在职教育和其他学习机会。

为确保员工的身心健康、工作效率、员工满意度和安全的工作环境，医院应提供一个员工健康和安全计划，此计划可以由医院自己提供，也可由与医院签约的服务机构提供。此项目包括了影响员工生理和心理健康的有关事项，如入职健康筛查、控制有害的职业暴露、预防免疫接种和检查、安全处理患者、成为第二受害者*及与工作相关的常见问题。

注意：某些标准要求医院有一个书面制度、操作程序、计划或具体流程的其他书面文件，这些标准在标准文本后以℗标注。

标准

以下为所有本章节的标准一览表，为了便于使用者阅读，本节未附其含义或衡量要素。关于这些标准的详细信息，请看本章节下一部分："标准、含义和衡量要素"。

计划

SQE. 1　医院科室和服务部门领导者规定所有员工需具备的教育水平、技能、知识和其他要求。

　　　SQE. 1.1　在每位员工当前的岗位职责描述中规定其职责。℗

SQE. 2　医院科室和服务部门领导者制定和实施有关招聘、评价和聘任员工的流程，以及其他医院规定的程序。

SQE. 3　医院使用规定的流程，以确保临床人员的知识和技能与患者需求相匹配。

SQE. 4　医院使用规定的流程，以确保非临床人员的知识和技能与医院需求和岗位要求相匹配。

SQE. 5　每位员工有书面的个人信息记录。℗

＊　第二受害者：见词汇表

SQE. 6 医院科室和服务部门领导者制定医院的员工配备战略，明确员工的数量、类型和资质要求。℗

　　　　SQE. 6. 1 医院时常对员工配备战略进行回顾，并在需要时予以更新。

SQE. 7 所有临床和非临床人员被聘任时应接受岗前培训，包括介绍医院、所安排的部门或病房的情况，以及他们将要承担的具体岗位责任。

SQE. 8 每位员工接受持续的在职培训和其他形式的教育和培训，以保持或提高他/她的技能和知识水平。

　　　　SQE. 8. 1 向患者提供医疗服务的员工以及医院指定的其他员工都要接受心肺复苏技术的培训，并掌握正确的心肺复苏技术。

　　　　SQE. 8. 2 医院制定一项员工健康和安全计划，涉及员工生理和心理健康及工作环境。℗

　　　　　　　　SQE. 8. 2. 1 医院规定对职业暴露于并且疫苗可预防传播的传染性疾病的员工，实施一项员工接种疫苗和免疫计划。℗

确定医疗人员的资质

SQE. 9 医院建立统一的流程，用于收集那些获批可在无监督情况下独立提供医疗服务的医疗人员的资质证明。℗

　　　　SQE. 9. 1 医疗人员的教育毕业证书、执照/执业注册证书和其他法律或法规要求的资质证明，须经过查证并保持最新状态。℗

　　　　SQE. 9. 2 有统一、透明的决策流程，用于医疗人员的初次聘任。℗

医疗人员临床权限的分配

SQE. 10 医院建立一套标准化的、客观的、循证的程序，用于授权医疗人员收住和治疗患者和/或提供与其资质相符的其他临床服务。℗

医疗人员的持续监测和评价

SQE. 11 医院使用一个持续的标准化流程来评价每位医疗人员提供的医疗服务质量和安全水平。℗

医疗人员的重新聘任和临床权限的更新

SQE. 12 根据每位医疗人员的绩效持续监测和评价结果，医院至少每三年一次确定医疗人员的重新聘任及其临床权限是否修改。℗

护士

SQE. 13　医院建立统一的流程，来收集、查证和评价护士的资质证明（执照、毕业证书、培训和工作经验）。

SQE. 14　医院建立一套标准的流程，根据护士的各种资格证明和任何法规要求，确定其岗位职责并分配临床工作。

　　SQE. 14. 1　医院建立一套标准化的流程，确保护士参加医院质量改进活动，包括必要时评价个人绩效。

其他医务人员

SQE. 15　医院建立统一的流程，来收集、查证和评价其他医务人员的资格证明（执照、毕业证书、培训和工作经验）。Ⓟ

SQE. 16　医院建立一套标准的流程，根据其他医务人员的各种资格证明和任何法规要求，确定其岗位职责和分配临床工作。

　　SQE. 16. 1　医院建立一套标准化的流程，确保其他医务人员参加医院质量改进活动。

标准、含义和衡量要素

计划

SQE. 1 标准

医院科室和服务部门领导者规定所有员工需具备的教育水平、技能、知识和其他要求。

SQE. 1 含义

医院科室和服务部门领导者明确员工配备要求，以满足患者需求。针对个别岗位或类似岗位类别，医院科室和服务部门领导者规定各工作岗位的要求，包括教育、技能、知识及其他要求，如ICU护士。医院科室和服务部门领导者制定人员需求时，考虑诸如下列因素：

- 医院的使命；
- 医院服务的患者群体及其需求的复杂性和严重性；
- 医院提供的诊断和临床服务；
- 住院患者和门诊患者的数量；
- 患者医疗服务中使用的设备。

医院遵守法律法规所规定的各类员工所需的教育水平、技能或其他要求，或法律法规所规定的医院员工配备数量或群体。

SQE. 1 衡量要素

☐ 1. 制定计划时考虑到医院的使命、患者的数量和群体、医疗服务和医疗设备。（见 GLD. 8）

☐ 2. 规定员工所需要的教育、技能和知识。（见 QPS. 1，衡量要素 2）

☐ 3. 制定计划时采纳适用的法律和法规。

SQE. 1.1 标准

在每位员工当前的岗位职责描述中规定其职责。

SQE. 1.1 含义

对于没有独立执业资格的员工，现有的书面岗位职责描述中应定义他们的职责。岗位职责描述是员工工作分配、入职岗前培训和岗位职责绩效评价的依据。

医务人员在下列情况也需要岗位职责描述：

a) 主要从事管理岗位，如科室负责人，或承担临床和管理双重职责的岗位，则在岗位职责描述中规定其管理职责；（见 SQE. 10）

b) 当员工承担某些临床职责但没有被授权独立履行时，如某位独立执业者在正在学习新的角色或新的技能时；

c) 个人正参加教育项目并处于受监管阶段时，教育项目明确规定在培训的每一阶段或级别，哪些可独立完成，哪些必须在监管下完成，教育项目的规定可以作为这些情况下的岗位职

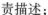

责描述；

d）允许在医院内临时提供服务的人员，如来自临时员工配备机构的护士。

当医院使用国家规定或通用岗位职责描述时（如"护士"的岗位职责），医院有必要根据护士类别，进一步详细确定特殊岗位职责的内容，如 ICU 护士、儿科护士、手术室护士等。对经法律和医院许可可以独立执业的人员，医院有一套流程来确保基于员工教育、培训和经验来规定和授权其执业。（见 SQE.9，衡量要素 2）此标准的各项要求适用于所有需要岗位职责描述的员工（如全职、兼职人员、雇员、志愿者或临时工等）。

SQE. 1. 1 衡量要素

☐ 1. 每位无独立执业资格的员工都有一份岗位职责描述（见 MMU.6，衡量要素 1；SQE.5，衡量要素 3；SQE.14；SQE.16）

☐ 2. 含义 a）至 d）中规定的人员在医院工作时，有适合他们工作活动和职责的岗位职责描述，或注明可替代岗位职责描述的授权文件。（见 AOP.3，衡量要素 1；PCI.1，衡量要素 3；SQE.5，衡量要素 3）

☐ 3. 根据医院制度规定，保持岗位职责描述是最新的。

SQE. 2 标准

医院科室和服务部门领导者制定和实施有关招聘、评价和聘任员工的流程，以及其他医院规定的程序。

SQE. 2 含义

医院提供高效、协调和集中化的流程：

- 招聘空缺岗位的人员；
- 评价候选人的培训、技能和知识情况；
- 聘用为医院员工。

如果该流程不是全院集中化的，则必须有相似的标准、流程和形式，使该流程在全院类似员工的招聘中保持一致；**例如**，护士或理疗师。科室/服务部门领导者通过提出建议而参与其中，提出提供患者临床服务所需的员工数量和资质的建议，以及非临床职能科室、履行任何授课、研究或其他部门职责所需的人员数量和资质的建议。科室/服务部门领导者同样要帮助医院做出人员聘任决策。因此，本章节的标准是对治理、领导和管理标准中科室/服务部门领导者职责描述的补充。

SQE. 2 衡量要素

☐ 1. 医院制定和实施员工招聘流程。（见 GLD.3.3，衡量要素 1）

☐ 2. 医院制定和实施新员工资质评价流程。（见 SQE.10；SQE.14，衡量要素 1；SQE.16，衡量要素 1）

☐ 3. 医院制定和实施员工聘任流程。（见 SQE.9.2，衡量要素 1）

☐ 4. 对于相似类型的员工，医院制定并在全院范围内实施统一的上述流程。（见 GLD.3.3）

SQE. 3 标准

医院使用规定的流程，以确保临床人员的知识和技能与患者需求相匹配。

SQE.3 含义

医院通过对职位要求与候选人的资质进行匹配的流程，来录用合格的员工。此流程同样确保员工的技能始终并且持续性地符合患者的需求。

对于独立执业的医疗人员在SQE9和SQE12中明确了该流程。

对于遵循岗位职责描述的*临床人员*，该流程应包括：

- 初次评价新员工以确保他或她能担负起岗位职责描述中的实际职责。此类评价应在开始履行工作职责之前或之时进行。医院可设定"试用期"或其他期限，处于该阶段的临床人员接受严密的监督和评价，该流程也可以不这么正式。但无论流程如何，医院都要确保那些提供高风险服务或向高风险患者提供医疗服务的员工，在开始提供临床服务之时就要对其进行评价，该评价在试用期之前和岗前培训期间就必须完成。这种对必要的技能、知识和预期工作行为的评价由任用员工的科室或服务部门开展。（见SQE.9.2，衡量要素2）
- 医院规定员工能力持续评价的流程频率。

持续评价可确保当有需要时员工能接受到培训，以承担新增或改变的岗位职责。虽然此类评价最好以不间断的形式进行，但每位员工每年至少有一次基于岗位职责描述的书面评价。（见COP.3.1；GLD.11.1；SQE.11）

SQE.3 衡量要素

- ☐ 1. 医院使用规定的流程，以将临床人员的知识、技能和能力与患者需求进行匹配。（见COP.7，衡量要素1；COP.8；ASC.3.1，衡量要素1和2；MMU.6，衡量要素1；SQE.14，衡量要素1）
- ☐ 2. 新的临床人员在开始履行他们的工作职责之前或之时接受评价。
- ☐ 3. 由任用的科室或服务部门对员工进行评价。
- ☐ 4. 医院规定临床人员接受持续评价的频率。
- ☐ 5. 每位临床人员每年至少有一次基于岗位职责描述的书面评价，或根据医院制度规定接受更加频繁的评价。（见SQE.11，衡量要素1）

SQE.4 标准

医院使用规定的流程，以确保非临床人员的知识和技能与医院需求和岗位要求相匹配。

SQE.4 含义

医院录用可以完全胜任非临床岗位的员工。由部门主管对其进行岗前培训，以确保其能履行岗位描述中的职责。员工接受所需级别的监督，并对其进行定期的评价，确保其能持续胜任岗位工作。（见AOP.5.2和AOP.6.2）

SQE.4 衡量要素

- ☐ 1. 医院使用规定的流程将非临床人员的知识、技能与职位要求进行匹配。（见AOP.5.1.1，衡量要素2；AOP.5.2，衡量要素1和3；AOP.6.衡量要素1，2和6；PCI.7，衡量要素3）
- ☐ 2. 新的非临床人员在开始履行他们的工作职责之前或之时接受评价。
- ☐ 3. 由任用的科室或服务部门对其进行评价。

❏ 4. 医院规定非临床人员接受持续评价的频率。

❏ 5. 每位非临床人员每年至少有一次书面评价，或根据医院制度规定接受更加频繁的评价。（见 SQE.5，衡量要素5）

SQE.5 标准

每位员工有书面的个人信息记录。℗

SQE.5 含义

准确的个人档案包含员工履行岗位职责所必需的知识、技能、能力和培训的书面记录。此外，档案记录显示了员工绩效的证据，以及他们是否达到工作期望。个人档案可能包含敏感信息，因此必须保密。

医院内的每位员工，包括经法律和医院许可的独立执业人员，都必须要有关于以下方面信息的记录：资格证书、必要的健康信息如免疫接种和拥有免疫力的证据、参加岗前培训以及在职培训和继续教育的证据、评价结果（包括：个人岗位职责和胜任性绩效）、工作经历等记录。这些记录采用标准化的格式，并根据医院制度要求保持最新状态。（见 SQE.9.2，衡量要素3）

SQE.5 衡量要素

❏ 1. 每位员工的个人档案都根据医院的制度采用标准化的格式，并保持最新。（见 MOI.2，衡量要素1）

❏ 2. 个人档案包含员工的资格证书和工作经历。（见 SQE.9，衡量要素3；SQE.13，衡量要素4；SQE.15，衡量要素4）

❏ 3. 个人档案包含员工的岗位职责描述（如适用）。（见 SQE.1.1，衡量要素1和2）

❏ 4. 个人档案包含员工参加的针对医院和员工特定角色的岗前培训以及在职培训记录。（见 ASC.3.1，衡量要素3；MMU.5.1，衡量要素4；FMS.3，衡量要素2；FMS.11，衡量要素4；SQE.8，衡量要素3；SQE.8.1，衡量要素3）

❏ 5. 个人档案包含绩效评价结果。（见 SQE.4，衡量要素5）

❏ 6. 个人档案包含必要的健康信息。（见 SQE.8.2，衡量要素2）

SQE.6 标准

医院科室和服务部门领导者制定医院的员工配备战略，明确员工数量、类型和资质要求。℗

SQE.6.1 标准

医院时常对员工配备战略进行回顾，并在需要时予以更新。

SQE.6 和 SQE.6.1 含义

适当和充足的人员配备对患者医疗服务至关重要，而且对所有教学、科研活动也是非常重要的。人员配备计划由科室/服务部门领导者共同执行。制定计划时采用公认的方法来决定人员配备的水平。**例如**，使用患者病情分级系统来决定拥有10张床位的小儿重症监护室所需的具有相关经验的注册护士的数量。

书面的人员配备战略明确各科室和服务部门所需人员的数量和类别以及技能、知识和其他要求。（见 SQE.14）该战略包括：

- 为应对患者需求的变化或人员短缺情况，把员工从一个科室或服务部门重新安排到另一个科室或服务部门；
- 基于文化价值或宗教信仰，考虑员工提出重新安排工作的申请；
- 符合当地的法律和法规。

持续地监测人员配备战略和实际的人员配备情况，必要时更新战略。科室/服务部门领导者按照协调的流程更新人员配备总体战略。（见 GLD.7 和 GLD.9，衡量要素2）

SQE.6 衡量要素

☐ 1. 医院的科室/服务部门领导者根据当地的法律和法规，制定一项书面的医院员工配备战略计划。（见 PCI.4，衡量要素1；GLD.2，衡量要素5）

☐ 2. 采用公认的员工配备方式，在战略中规定员工的数量、类型和所需资质。（见 AOP.5.2，衡量要素2；AOP.6.2，衡量要素5；PCI.4，衡量要素1；GLD.9，衡量要素2和3）

☐ 3. 此战略对员工的聘任和重新聘任做出规定。

SQE.6.1 衡量要素

☐ 1. 持续监控员工配备战略的有效性。

☐ 2. 需要对战略进行修订和更新。（见 GLD.9，衡量要素2）

☐ 3. 通过一个科室/服务部门领导者共同参与的流程，来协调人员配备战略。（见 GLD.9，衡量要素3）

SQE.7 标准

所有临床和非临床人员被聘任时应接受岗前培训，包括介绍医院、所安排的部门或病房的情况，以及他们将要承担的具体岗位责任。

SQE.7 含义

医院需要经历多个流程来决定聘用一名员工。为了更好地完成工作，一名新员工，不管其受聘状态如何，都需要对医院有全面的了解，并明确其具体的临床或非临床职责对于医院完成其使命所发挥的作用。通过一般的岗前培训使他们了解医院的情况以及在医院中的角色，并通过特定的岗前培训使他们了解各自的岗位职责。岗前培训包括：医疗差错报告、感染预防与控制规范、（见 PCI.11，衡量要素1）医院关于电话用药医嘱的制度等。对于合同工、志愿者、学生和实习生也要进行岗前培训，介绍医院的情况以及他们的具体工作分配或职责，例如患者安全以及感染预防和控制。

SQE.7 衡量要素

☐ 1. 对新的临床和非临床员工都要进行岗前培训，介绍医院、被任用的部门或病房的情况以及他们的岗位职责与任何具体的工作分配。（见 GLD.9，衡量要素4）

☐ 2. 对合同工进行岗前培训，介绍医院、被任用的部门或病房的情况以及他们的岗位职责与任何具体的工作分配。（见 GLD.6）

□ 3. 对志愿者进行岗前培训，介绍医院的情况和被分配的职责。

□ 4. 对学生和实习医师进行岗前培训，介绍医院的情况和被分配的职责。（见 GLD. 14，衡量要素 6）

SQE. 8 标准

每位员工接受持续的在职培训和其他形式的教育和培训，以保持或提高他/她的技能和知识水平。

SQE. 8 含义

医院从不同途径收集数据以了解员工的继续教育需求。质量和安全的监控结果可作为了解员工培训需求的信息来源之一。设施管理、新医疗设备的引进、通过工作绩效评价确定的技能和知识需求、新的临床程序以及提供新服务的未来计划等和可以作为了解继续教育需求的数据来源。医院建立一项流程来收集和整合各种来源的数据，从而制定员工教育计划。同时，医院要确定哪些员工（如医疗人员）必须参加继续教育才能保持其资格有效，并规定如何监控和记录员工参加的培训。（见 GLD. 3. 3，衡量要素 3）

为保证可接受的员工绩效、讲授新技能、提供新的医疗设备和新操作程序的培训，医院为持续的在职教育和其他培训提供或安排场所、教员及时间。此类教育不仅与每位员工的自身发展密切相关，而且与医院提高满足患者需求的能力相关。**例如**，医生接受关于感染预防和控制、医疗实践最新进展、安全文化或新医疗设备等方面的培训。每位员工接受教育取得的结果均记录在个人档案中。

医院领导通过为教育和培训项目提供可用的空间、设备和时间，来支持员工对于持续的在职教育的投入。同时，提供最新科学信息，以支持教育和培训。教育和培训可以在集中的地点开展，或分散在医院中若干个小型学习和技能培训地点进行。既可一次性集中进行，也可重复为员工分班开展，以尽量减少对患者医疗活动的影响。

SQE. 8 衡量要素

□ 1. 医院利用各种来源的数据和信息，包括质量和安全监测活动的结果，来确定员工的教育需求。

□ 2. 基于这些数据和信息制定教育项目。（见 GLD. 3. 3，衡量要素 3）

□ 3. 医院为员工提供持续的在职教育和培训。（见 AOP. 5. 3，衡量要素 4；AOP. 6. 3，衡量要素 5；PCI. 11，衡量要素 2；SQE. 5，衡量要素 4）

□ 4. 教育项目与提高每位员工满足患者需求的能力和/或继续教育的要求相关。（见 AOP. 5. 3，衡量要素 4；AOP. 6. 3，衡量要素 5）

□ 5. 医院提供足够的时间和场所给员工参与相关的教育和培训机会。

SQE. 8. 1 标准

向患者提供医疗服务的员工以及医院指定的其他员工都要接受心肺复苏技术的培训，并掌握正确的心肺复苏技术。

SQE.8.1 含义

每家医院都要规定需要接受心肺复苏技术培训的员工，接受与他们在医院中承担的角色相吻合的培训等级（基础或高级）。根据公认的心肺复苏培训项目的要求和/或时间框架，对那些医院已规定的员工进行适当级别的重复培训，如果不采用公认的培训项目，则每两年重复一次。有相应证据来表明参加培训的每位员工是否确实已达到预期的能力水平。（见 COP.3.2）

SQE.8.1 衡量要素

- ☐ 1. 医院规定向患者提供医疗服务的员工和哪些其他员工接受心脏生命支持培训。
- ☐ 2. 以足够的频率来提供相应等级的培训，以满足员工需求。
- ☐ 3. 应有证据表明员工是否通过了培训。（见 SQE.5，衡量要素4）
- ☐ 4. 根据公认的培训项目的要求和/或时间框架，对每位员工提供预期级别的重复培训，如不采用公认的培训项目，则每两年重复一次。

SQE.8.2 标准

医院制定一项员工健康和安全计划，涉及员工生理和心理健康及安全的工作环境。Ⓟ

SQE.8.2.1 标准

医院规定对职业暴露于并且疫苗可预防传播的传染性疾病的员工，实施一项员工接种疫苗和免疫计划。Ⓟ

SQE.8.2 和 SQE.8.2.1 含义

医院的员工健康和安全计划对于维护员工的生理和心理健康、满意度、工作效率和安全的工作环境至关重要。

医院如何进行员工岗前培训和继续教育，如何提供一个安全的工作环境，如何维护医疗和其他设备，如何预防和控制医源性感染，以及其他许多因素都决定着员工的健康状态。[1]（见 PCI.2，衡量要素4）员工健康和安全计划的服务可以由医院自己提供，也可以整合到院外服务项目中。此计划包括下列几方面：

- a）初次聘用健康筛查；
- b）控制有害职业暴露的措施，如暴露于毒性药物、有害的噪声水平；[2-4]
- c）定期的预防接种和检查；[5,6]
- d）关于安全搬运患者的教育、培训和干预措施；[7,8]
- e）管理工作场所暴力的教育、培训和干预措施；[9-11]
- f）对可能成为不良事件或警讯事件中第二受害者的员工的教育、培训和干预措施；[11-13]
- g）与常见职业相关情况的治疗，如腰背损伤或更紧急的伤害。[14]

无论此计划的人员配备和结构如何，员工要了解有关常见职业损伤（如由针刺伤导致的伤害、暴露于传染性疾病、遭遇工作场所暴力、搬运患者、设施中的危害情况及其他健康和安全危害）如何报告、如何被治疗、如何接受会诊和随访。此计划的设计包括人员的投入，医院临床资源及社区资源的利用。

协助移动患者的护士和其他人员增加了腰背损伤的风险，以及由于患者搬运的需要导致其他骨骼肌肉损伤的风险增加。不恰当的患者搬运技术也会对患者的安全和医疗服务质量产生负面影响。

患者移动和搬运任务发生在许多不同的临床场所，因此，没有一个特定的解决方案适用于患者移动和搬运的所有场所。安全搬运干预措施包括使用腰带、横向移动辅助物、人体力学训练、使用转运小组等。[15-17]

工作场所暴力逐渐成为医院中常见的问题。员工短缺、重病患者增多、医院中不存在暴力的错误想法，或认为即使工作场所发生暴力也是工作的一部分，这些只是阻碍承认存在工作场所暴力和制定暴力预防计划的其中一小部分因素。[18-21]（见 QPS.7）

照护环境常常带来情感上的挑战，可以造成精神上和身体上的压力。[22-26]医务人员常常是错误事件和警讯事件的第二受害者。当患者及其家属遭遇临床错误，医务人员的悔恨和焦虑感及他们的道德困扰感，常常被忽略或没有得到处理。医院需要认识到，涉及不良/警讯事件的医疗人员的情感健康和工作表现，可影响患者医疗服务的质量和安全。[27-30]

因为要接触患者和患者的传染物，许多医务人员有暴露于疫苗可预防的传染性疾病的风险。确定在流行病学上重要的传染病，确定这些传染病的高危员工，实施筛查和预防计划（例如免疫强化、接种疫苗和预防性治疗），能够显著降低传播传染病的概率。[31-35]（见 AOP.5.3.1；PCI.2，衡量要素 4；PCI.8.2）无症状感染是常见的，个人在有任何症状之前可能已被感染，包括流感。此外，研究表明医疗人员经常带病工作。

住院患者因感染医源性传染性疾病而存在损伤或死亡的重大风险。住院患者中传染病暴发时要跟踪那些没有免疫接种的医疗人员，尤其是流感暴发时。医院必须考虑采取相应措施来降低未免疫接种的医疗人员受到感染的风险。医务人员有道德和职业义务来保护自己、同事和患者/家属。接受预防接种是每个医务人员的责任。[36,37]

减少患者暴露于传染病的风险策略，包括致力于促进流感疫苗接种，鼓励员工接受流感疫苗接种，要求未接种疫苗的员工在流感季节佩戴口罩。[38]未接种疫苗的员工对易受感染的患者（如免疫抑制患者、老年人、婴幼儿）提供医疗服务时，会使已经有感染高风险的患者其风险更加高。因此，为员工分配工作时需要考虑其免疫状态。

SQE.8.2 衡量要素

☐ 1. 医院提供员工健康和安全计划，通过直接治疗和转诊，对紧急和非紧急的员工需求做出响应。

☐ 2. 员工健康和安全计划至少包括含义中的 a）至 g）。（见 SQE.5，衡量要素 6）

☐ 3. 医院确定有可能发生工作场所暴力的区域，采取措施降低这种风险。

☐ 4. 医院对因工作场所暴力受伤的员工进行评估、咨询和随访治疗。

☐ 5. 医院对因不良事件或警讯事件成为第二受害者的员工进行教育、评估、咨询和随访治疗。

SQE.8.2.1 衡量要素

☐ 1. 医院确定在传染病学上有重大意义的传染病以及容易暴露于和传播传染病的员工，实施员工免疫接种和免疫计划。（见 PCI.6）

☐ 2. 医院评估员工未接种疫苗的相关风险，制定减少患者暴露于未接种疫苗员工带来传染病风险的策略。

☐ 3. 感染预防和控制计划指导员工暴露于传染病的评估、咨询和随访。（见 PCI.2，衡量要素 4）

确定医生的资质

SQE. 9 标准

医院建立统一的流程，用于收集那些获批可在无监督情况下独立提供医疗服务的医疗人员的资质证明。Ⓟ

SQE. 9. 1 标准

医疗人员的教育毕业证书、执照/执业注册证书和其他法律或法规要求的资质证明，须经过查证并保持最新状态。Ⓟ

SQE. 9. 2 标准

有统一、透明的决策流程，用于医疗人员的初次聘任。Ⓟ

SQE. 9 至 SQE. 9. 2 含义

对这些标准中术语和要求的解释如下：

资质证明（Credentials）

资质证明指的是公认实体机构颁发的文件，说明已按要求完成或符合资质要求，例如医学院颁发的毕业证书、专业培训（实习）的完成信或证书、达到医疗专业机构的要求、执业许可证，或者医疗或牙科协会的注册认可。部分文件系法律法规所要求的文件，另一部分文件则是医院制度所要求的文件，所有文件均需经过对文件颁发原始来源的查证方能有效。

资质证书也可以是个人和实体机构颁发的说明申请人的专业经历或能力的文档，例如推荐信、所有以往医疗人员聘任的经历、以往的临床医疗记录、健康史、图片或警方背景调查。**例如**，这些文档可能是医院制度要求作为收集资质证明过程的一部分，但无需向发出文档的来源查证，除非医院制度另有要求。资质证明查证要求因申请者申请的职位而异。**例如**，对于申请科室/临床服务部门领导者的申请者，医院可能希望查证个人以往管理职位和经验的相关信息。此外，对于临床职位，医院可能要求一定年份的工作经验，因此可能会查证经验水平。

医疗人员（Medical staff）

医疗人员指的是具有独立行医资质（无需监管）的所有医师、牙医和其他专业人员，他们能够向患者提供预防、治疗、恢复、外科、康复或其他医疗内科或牙科服务，或能够就病理、影像或检验服务向患者提供解释说明服务。包括所有的聘任类别、所有类型和层级（雇员、名誉员工、合同工、访问员工和私立社区医院员工）。访问员工包括代理执业医师或特邀专家、"大师级"教师或其他经批准临时提供患者医疗服务的人员。医院必须确定那些属于其他执业医师，不再参加培训，但医院允许或不允许其独立行医，**例如**"驻院医师""住院医师"和"初级医师"。因此，术语"医疗人员"包括所有经批准的部分或完全独立地治疗患者的医师和其他专业人员，无论他们与医院的关系如何（**例如**，雇或独立顾问医师）。请注意，在有些文化中，传统医学从业者，例如针灸师、推拿师和其他人员可能经法律和医院批准独立行医。因此，他们也被视为医疗人员，而且这些标准完全适用。（见 GLD. 6. 2，衡量要素 3）

查证（Verification）

*查证*指的是从颁发资质证明的来源检查其有效性和完整性的过程。此过程可以通过查询安全的线上数据库完成，**例如，**在医院所在城市或国家获得执照的个人。此过程也可以通过文档记录与颁发者的电话内容，或者通过发送电子邮件或传统信件询问颁发来源。国外资质证明的查证可能更加复杂，在某些情况下无法完成。然而，应当有证据表明医院对查证资质证明已作出了充分努力。充分努力的特征是通过各种方法（**例如，**电话、电子邮件和信件）进行了多次尝试（60天内至少有两次），并且有尝试和结果记录。

可接受下列三种情况以替代医院执行资质证明原始来源的查证：

1）适用于政府直接监管的医院，政府查证流程，关于原始来源查证的已公布的政府法规；政府颁发的执照或注册证等同证件；以及特定资质（**例如，**顾问医师、专科医师以及其他）的证件。如同所有第三方查证流程，重要的是确认第三方（**例如，**政府机构）根据制度或法规的要求实施查证流程，并且查证流程符合这些标准中描述的预期。

2）可接受已经对医疗人员申请者执行原始来源查证的附属医院，但前提是附属医院通过了最新的JCI评审并且"完全遵从"SQE.9.1，衡量要素1和2中描述的查证流程（适用于所有医院）。完全遵从系指医院的官方调查结果报告显示：所有衡量要素已完全具备，或者任何未符合或部分符合战略改进计划（SIP）措施要求具备的衡量要素已经全部具备并已完全遵从。

3）资质证明已由独立第三方查证，例如指定的官方政府或非政府机构，但前提是符合以下条件（适用于所有医院）：医院决策所依据的信息部分来自指定的官方政府或非政府机构时，医院应信任这些信息的完整性、准确性和时效性。为了达到对这些信息的信任度，医院一开始就应对信息提供机构进行评估，并在之后定期做出评估，确保持续符合JCI的标准。

重要的是了解某些资质证书的颁发流程。**例如，**颁发行医执照的政府机构是否根据以下任何或所有条件制定决策：教育查证、能力测试、医疗专业协会的培训或者会员资质和会费支付。此外，如果专科教育计划的准入资质基于教育查证和最新经验，医院无需再次查证教育。医院应记录政府机构使用的查证流程。如果医院对政府机构查证教育的流程没有直接的认识，或者医院并未有机会查证执行该流程的机构是否按要求进行查证，那么医院需要亲自查证。（见SQE.13，衡量要素2和3和SQE.15，衡量要素2和3）

SQE.9.1，ME1除外，仅用于初次评审检查。在初次JCI评审检查前十二个月内成为医疗人员的新执业者需要接受*原始来源查证*。所有其他执业医师必须在初次评审检查后十二个月内接受原始来源查证。根据此流程需要在初次评审检查后十二个月内完成，优先完成提供高风险服务的在职执业医疗人员的资质证明查证。

注意：这种例外指的仅是资质证明*查证*。必须收集和查证所有医疗人员的资质证书，及其被授予的专业权限。此流程不允许"逐步"完成。

聘任（Appointment）

*聘任*指的是一项过程，旨在审核申请者的资质证明，判断其是否有资格为患者提供所需的医疗服务，且医院凭借其合格员工和技术能够提供相关支持。对于初次申请者，审查的信息主要源自外部。医院制度规定负责信息审查的个人或机制、任何用于制定决策的标准以及决策记录方式。医院制度规定为满足紧急需求或临时聘任独立执业医疗人员的流程。对于这些人员，必须在查证基本执照后才能聘任和确定专业权限。

重新聘任（Reappointment）

*重新聘任*指的是审查医疗人员的资质证明文件的流程，以便查证：

- 其执照可以延续；
- 医疗人员没有受到许可和认证机构的违规处分；
- 该文件包含足够的文档用于医疗人员在医院中申请新的权限或职责，或扩大原有的权限或职责；
- 医疗人员在无需监管的情况下，从生理和精神上都能为患者提供护理和治疗。

审查的信息来自内部和外部。当临床科室/服务部门（**例如**，亚专科服务）没有领导者时，医院有相关的制度来指定谁将负责审查该科室/服务部门中的执业人员。医疗人员的资质证明文件应当是动态的信息来源，需要不断审查。**例如**，如果医疗人员出示与高级学位或高级专业培训相关的证书，应立即从颁发证书的来源查证该新证书。同样，当外部机构调查与某医疗人员相关的警讯事件并实施相关制裁时，应及时使用该信息来重新评估该医疗人员的临床专业权限。为确保医疗人员文件完整准确，至少每三年审查一次文件，并在文件中添加注释，指出已采取的任何行动或无需采取任何行动，以及对医疗人员的聘任可以继续。

如果医院没有支持个人专业实践的特殊医疗设备或者员工，则不能授予医疗人员的员工资质。**例如**，如果医院不提供肾脏透析服务，那么医院不得向希望提供透析服务的肾脏专科医生授予医疗人员的员工资质。

最后，当申请者的执照/注册证已向颁发来源查证，但其他证件——例如教育和培训——尚未查证，此人可以被授予医疗人员员工资质，并且获得专业权限，这个期限不超过90天。然而，在所有资质证明得到查证之前，这些人不能独立行医。此类监管的水平、条件和持续时间应在医院制度中有明确规定，时间不得超过90天。

SQE. 9 衡量要素

☐ 1. 医院有持续、统一的流程来管理医疗人员的资质证明。

☐ 2. 确定经法律法规和医院批准在无监管的情况下提供医疗服务的医疗人员。（见 SQE. 1.1 和 GLD. 2，衡量要素5）

☐ 3. 医院对法律法规要求的教育、执照/注册证和其他资质证明进行存档，并存放在各位医疗人员的个人档案或独立的资质证明档案中。（见 SQE. 5，衡量要素2）

☐ 4. 医院对医院制度要求的所有资质证明进行存档，并存放在各位医疗人员的个人档案或独立的资质证明档案中。

SQE. 9. 1 衡量要素

☐ 1. 法律或法规要求的，或者由公认教育或专业实体机构颁发的，作为临床专业权限基础的教育、执照/注册证和其他资质证明应向原始颁发来源寻求查证。（见 GLD. 2，衡量要素5）

☐ 2. 当医院制度有明确要求时，医院制度要求的其他资质证明应向原始发证机构寻求查证。

☐ 3. 当进行第三方查证时，医院需确认第三方（**例如**，政府机构）是否按制度或法律法规的要求实施查证流程，以及查证流程是否符合本标准含义中描述的预期。

SQE. 9. 2 衡量要素

☐ 1. 根据医院制度进行医疗人员聘任，并且与医院患者群体、使命和满足患者需求的服务保持一致。（见 SQE. 2，衡量要素3）

☐ 2. 至少要向原始颁发来源查证执照/注册证后才能进行聘任，然后医疗人员才能在监管下提供

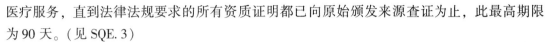

医疗服务，直到法律法规要求的所有资质证明都已向原始颁发来源查证为止，此最高期限为 90 天。（见 SQE. 3）

☐ 3. 监管方法、监管频率和责任监管人都记录在个人资质证明档案中。（见 SQE. 5）

临床权限的分配

SQE. 10 标准

医院建立一套标准化的、客观的、循证的程序，用于授权医疗人员收住和治疗患者和/或提供与其资质相符的其他临床服务。Ⓟ

SQE. 10 含义

判定医疗人员的临床能力并允许其开展何种临床服务的决定常被称为授权，是医院为保护患者安全和提高临床服务质量所作出的最关键的决定。

初次聘任时用于确定临床专业权限的考虑因素包括：

- 关于执业医疗人员的临床能力以及据此向其授予哪些临床专业权限的决定主要根据从医院外部收集的信息和记录做出。来源可能包括专业培训项目、来自先前被聘任的医疗人员和/或熟稔同事的推荐信以及向医院公布的任何质量数据。总之，这些信息的来源不是教育机构（如医学专科教育项目）时提供的信息无需经过来源查证，除非医院制度另有要求。尽管这些外部来源可能不能为现有的临床能力提供明确、客观的证据，但至少可以确定推定能力的范围。（见 SQE. 2，衡量要素 2）持续职业实践审查将查证推定能力的范围。（见 SQE. 11）

- 对于新的医疗人员获得专业权限后能够执行的临床活动，并没有最佳的描述方式。专科培训项目可以确定和列出诊断和治疗领域的一般能力——由医院授予在这些专业能力领域为患者诊治的专业权限。其他机构可以选择详细列出各个患者类型及治疗操作程序。

- 在各个专业领域中，按统一流程确定专业权限；然而，此流程在所有专业领域中不尽相同。因此，例如普外科医师、儿科医师、牙医或放射医师都有不同的专业权限；然而，在各个科室中，专业权限确定流程都将实现标准化。对于家庭执业医师、基础医疗医师和其他提供各类普通内科、产科、儿科和其他服务的医师，专业权限确定可以指定能够提供哪些"专科"服务。

- 关于如何在某个专科领域确定临床专业权限的决定与其他流程密切相关，其中包括：
  - 科室/服务部门领导者选择哪些流程将通过数据收集进行监控（见 GLD. 11. 1）；
  - 使用这些数据对科室/服务部门中的医疗人员进行持续监测和评价（见 SQE. 11）；
  - 使用监测数据进行再聘任和专业权限更新（见 SQE. 12）。

- 除了根据个人的教育和培训授予的专业权限，医院还应确定向医疗人员明确授予或拒绝此类专业权限的高风险领域（例如管理化疗药物其他类别的药物）或高风险操作。高风险操作、药物或其他服务根据各个专科领域确定，并且在专业权限确定流程中明确阐述。最后，有些操作可能因为使用的仪器而存在高风险，例如机器人和其他计算机化或远程操作的外

科手术或治疗技术。此外，植入式医疗设备要求针对植入、校准和监控技能特别授予专业权限。（见 ASC. 7. 4）

- 此外，如果医院没有支持实施某种专业权限的特殊医疗技术或员工，则不得授予此专业权限。**例如**，对于能够提供透析服务的肾脏专科医师，或者能够植入支架的心脏专科医师，如果医院不提供此类服务，则不能针对这些操作授予专业权限。

- 最后，当申请者的执照/注册证已向颁发来源查证，但其他证件——例如教育和培训——尚未查证，可以确定此申请者的专业权限。然而，这些申请者不能独立行医，直到按照上述流程查证所有资质证明为止。此类监管的水平、条件和持续时间应在医院制度中有明确规定。

注意：当医疗人员还同时担任管理责任时，例如临床部门的主任或主管、医院的行政领导者或其他类似职位，在岗位职责描述中规定此职位的责任。（见 SQE. 1. 1）医院制度应规定支持此管理职位所需的资质证明的原始来源查证。

专业权限确定流程

a）是标准化的、客观的、以证据为基础的；

b）书面规定在医院制度中；

c）随着医疗人员资质证明的变化而变化；

d）适用于所有类别的医疗人员员工资质；

e）可以通过具体示例展示如何有效利用。

所有医疗人员的临床专业权限可以通过打印副本、电子副本或其他方式提供给医疗人员，或提供给其将提供服务的医院科室（例如手术室、急诊科）。应向医疗人员提供一份其临床专业权限副本。当医疗人员的临床专业权限发生变化时，更新最新信息。（见 GLD. 6. 2，衡量要素 1）

SQE. 10 衡量要素

- ☐ 1. 医院使用的专业权限确定流程符合本标准含义中列出的 a）至 e）。
- ☐ 2. 所有医疗人员的临床专业权限可以通过打印副本、电子副本或其他方式提供给医疗人员，或提供给其将提供服务的医院科室（例如手术室、急诊科）。（见 MMU. 4. 2，衡量要素 3）
- ☐ 3. 每位医疗人员仅提供由医院专门授权的服务。（见 AOP. 1，衡量要素 3；AOP. 3，衡量要素 1；AOP. 6. 2，衡量要素 3 和 4；ASC. 3. 1，衡量要素 1；MMU. 5. 1，衡量要素 4；MMU. 6，衡量要素 1）

医疗人员的持续监测和评价

SQE. 11 标准

医院使用一个持续的标准化流程来评价每位医疗人员提供的医疗服务质量和安全水平。℗

SQE. 11 含义

对这些标准中术语和要求的解释如下：

持续监测和评价

持续监测和评价是一个不断积累和分析有关医疗人员的行为、专业成长和临床结果的数据和信

息的过程。医疗/服务部门领导负责整合关于医疗人员的数据和信息，并采取适当行动。直接行动可能是为医疗人员提供建议，对医疗人员进行监管，限制专业权限，或者其他旨在降低患者风险和提高医疗质量与患者安全的措施。长期行动包括汇总数据和信息，根据汇总结果为连续的医疗人员员工资质和临床专业权限提供建议。其他行动可能是让其他医疗人员注意某个医疗人员的数据和信息中显而易见的基准行为和临床结果。

持续监测和评价医疗人员可以为医疗人员维护流程和临床专业权限授予流程提供重要信息。（见 SQE.9 至 SQE.9.2）尽管要求每三年更新一次医疗人员的员工资质和临床专业权限，但此流程通常是持续的、动态的。如果医疗人员出现的临床表现问题不及时沟通和解决，就可能发生严重的临床质量和患者安全事故。

持续监测和评价流程旨在

- 改进每位医疗人员的实践，因为它们与优质、安全的患者医疗服务密切相关；
- 通过在同事之间进行比较和制定实践指南与临床方案，为减少科室/服务部门中的差异奠定基础；
- 通过与外部基准实践和已公布的研究和临床结果进行比较，为提高整个科室/服务部门的临床结果奠定基础。

持续监测和评价医疗人员包括三个方面——行为、专业成长和临床结果。

行为

医疗人员可以在创建安全的医院文化中发挥模范和指导作用。安全文化的特点是全体员工共同参与，不担心报复或被边缘化。安全文化还包括专业团体之间的高度尊重，不会发生分裂破坏和其他行为。通过调查和其他机制提供的员工反馈可以塑造理想的行为，支持医疗人员发挥模范作用。

行为评估包括：

- 评估医疗人员是否理解和支持医院的行为准则，并明确可接受和不可接受的行为；
- 无报告显示该医疗人员有被确定的不可接受行为；
- 收集、分析和使用来自员工调查和其他来源的关于医院安全文化的信息和数据。

持续监测和评价流程应当指明，作为审查流程的一部分，医疗人员为全面参与建设安全公正的文化而取得的相关成就和面临的挑战。（见 SQE.10）

专业成长

随着医院接收新的患者群体、引入新技术和新的临床科学。每位医疗人员都将在以下重要的医疗和专业实践方面体现出不同程度的成长和进步：

- 患者医疗，包括为患者提供富有同情心、适当且对改善健康状况、预防疾病、治疗疾病以及临终关怀有效的医疗。（潜在的指标包括提供预防性服务和患者及家属投诉的频率。）（见 PRF.3）
- 医疗/临床知识，包括掌握成熟的和不断演进的生物医学、临床学、流行病学和社交行为学知识，并运用这些知识为患者提供医疗服务和教育他人。（潜在的指标包括临床实践指南的应用，包括采纳和修订指南、参加专业学术会议以及出版物。）（见 GLD.11.2）
- 基于实践的学习和改进，包括基于自我评估和终生学习，运用科学证据和方法研究、评估和不断改进患者医疗。（潜在的指标的示例包括自我激励的临床询问/研究，通过学习和掌握新技能获得新的临床专业权限，并全面参与以满足执照对专业技能的要求和对继续教育的要求。）
- 人际沟通技能，包括建立和维护与患者、家属和其他医疗团队成员之间的有效信息交流与合作。（潜在的指标的示例包括参加教学活动、团队咨询、团队领导力以及患者和家属反馈。）

- 职业精神，不断追求专业进步、坚持职业操守、不断增强对患者多样性的理解和敏感度，并根据患者本身、职业和社会属性做出相应的反应。（潜在的指标示例包括成为医疗人员中临床和专业问题的意见领袖、在伦理委员会任职或参与伦理问题讨论、遵照聘任的程序以及社区参与。）

- 基于系统的实践，包括对更大的医疗环境和系统的认知和责任感以及高效调用系统中的其他资源以提供最佳医疗服务的能力。（潜在的指标示例包括理解频繁使用的医院系统的意义，例如用药系统，以及对系统过度使用、使用不足和错误使用的影响的认知。）

- 资源管理，包括理解资源管理的需求和提供节省成本的医疗服务的必要性，包括避免过度使用和错误使用对患者医疗无益但会增加医疗成本的诊断性化验和疗法。（潜在的指标示例包括参与制定其实践领域内的关键采购决策，参与理解适当的资源使用，以及关注他们提供的服务给患者和支付方带来的成本。）（见 GLD.7）

作为审查流程的一部分，持续监测和评价流程应当认可医疗人员在这些专业成长领域取得成就和潜在改进的相关方面。

临床结果

医疗人员持续监测和评价流程应审查适用于所有医疗人员的信息，以及与医疗人员的专业权限和他们提供的服务有关的特定信息。

医院范围的数据来源。医院收集各种各样的数据用于管理，例如向卫生主管部门提供报告，以支持资源分配或支付服务费用。为帮助持续评估每位医疗人员，此类医院范围的数据：

- 需要以能够方便地确定每位执业医师的方式收集；
- 必须与每位医疗人员的临床实践相关；
- 可以在内部和/或外部进行基准评测，了解各位执业医师的模式。

这些潜在的数据来源的示例包括停留时长、诊断检查频率、血液使用、某些药物使用等。

部门层面数据来源。数据也可以在各个科室/服务部门层面收集。科室/服务部门领导者应设定部门内的测量优先级，用于监控和改进。测量标准仅适用于部门内各医疗人员提供的服务及其临床专业权限。与医院范围的数据一样，为了帮助对各位科室/服务部门员工进行持续评估，该数据：

- 需要以能够方便地确定每位执业医师的方式收集；
- 必须与每位医疗人员的临床实践相关；
- 可以在科室/服务部门内部和/或外部进行基准评测，了解各位执业医师的模式。

这类潜在科室/服务部门数据的示例包括临床操作执行频率、并发症、疗效以及资源使用，例如会诊医生等。

此外需要注意的是，并不要求任何科室/服务部门有能力或需要监测各位执业医师的所有已列出专业权限。更加可行的做法是在科室/服务部门层面收集关于所有或大部分科室/服务部门医疗人员有专业权限提供的关键服务，或关键服务的某个方面的数据。

因此，没有哪一套数据足以监测和评价所有医疗人员。数据选择、监测和分析频率以及医疗人员档案中数据和文档的实际使用都是具体科室/服务部门、相关专业和执业医师的专业权限所特有的。监测和评价医疗人员由各种数据来源提供支持，包括电子和纸质记录、观察结果和同事互动。

最后一个非常重要的步骤是提出问题："此执业医师与其所在部门的其他同事相比表现如何，与其他医院、地区或国家的同行相比表现如何？"内部比较主要是为了减少部门内部的实践和医疗结果差异，并学习部门内的最佳实践，外部比较是为了确保医院在相应的专业获得最佳实践。每个部门都应了解这些专业数据库、临床实践指南以及描述理想的基准实践的科学文献资料。**例如**，肿瘤登记系统可能会很有帮助，或者来自执业医师使用的相同科学信息数据（临床实践指南）。同样，国家或国际外科手术协会则可能收集疗效或并发症数据。

总之，医疗人员持续监测和评价流程：

- 按医疗人员类型和/或部门或临床服务病房实现标准化；
- 使用监测数据和信息进行内部比较，减少行为、专业成长和临床结果差异；
- 使用监测数据和信息，与可用的、客观的、基于证据的*最佳实践*或临床结果数据与信息的基准来源进行外部比较；
- 由部门或服务负责人、资深医疗管理者或医疗人员审查机构开展；
- 包括按适当职业监测和评价高级医疗人员和部门领导；
- 提供将记录在医疗人员档案中的信息，包括审查结果、采取的行动以及这些行动对专业权限的影响。

最后，尽管医疗人员监测和评价是一个持续流程，而且数据和信息可以持续累积，但医院制度要求至少在12个月内审查一次。审查应由医疗人员所在部门或服务的负责人、资深医疗管理者或医疗人员审查机构开展。调查结果、结论和采取或推荐的任何行动应记录在医疗人员档案中。当调查结果影响医疗人员的聘任或专业权限时，应按相应的流程对调查结果采取行动。这种直接的"有据"行动应记录在执业医师的档案中，并在临床专业权限列表中体现。应向执业医师提供服务的场所发送通知。（见 SQE.3）

SQE.11 衡量要素

☐ 1. 所有医疗人员都按照医院制度的要求接受持续的职业实践监测和评价，并在科室/服务部门层面实现标准化。（见 SQE，衡量要素5）

☐ 2. 监测和评价流程包括医疗人员的行为、专业成长和临床结果相关的成就和潜在改进方面（与其他科室/服务部门医疗人员相比）。（见 QPS.4，衡量要素2）

☐ 3. 使用客观的、循证的信息（如果可用）对关于医疗人员临床结果的数据和信息进行审查，用于外部基准比较。

☐ 4. 通过监测获得的数据和信息至少每12个月由医疗人员所在部门或服务的负责人、资深医疗管理者或医疗人员审查机构审查。审查结果、结论和采取的任何行动应记录在医疗人员的资质证明档案和其他相关档案中。（见 GLD.11.1，衡量要素1）

☐ 5. 当调查结果影响医疗人员的聘任或专业权限时，应按照相应的流程对调查结果采取行动，这些"有据"行动应记录在执业医师的档案中，并在临床专业权限列表中体现。应向执业医师提供服务的场所发送通知。

医疗人员的重新聘任和临床权限的更新

SQE.12 标准

根据每位医疗人员的绩效持续监测和评价结果，医院至少每三年一次确定医疗人员的重新聘任

及其临床权限是否修改。Ⓟ

SQE. 12 含义

对这些标准中术语和要求的解释如下：

重新聘任

*重新聘任*是指这样一个过程：即至少每隔三年复审医疗人员的资质证明文件，以确认：

- 其执照可以延续；
- 医疗人员没有受到许可和认证机构的违规处分；
- 该文件包含足够的文档用于医疗人员在医院中申请新的权限或职责，或扩大原有的权限或职责；
- 医疗人员在无需监管的情况下，从生理和精神上都能为患者提供护理和治疗。

该审查所需的一部分信息来自医院内部对医疗人员的持续监测和评价，另一部分则来自监管或专业组织或机构等外部来源。医院的制度确定个人职位（如专科服务部门的领导者）、工作机制（如当不存在科室/服务部门领导者或没有科室/服务部门领导者负责该审查时而设的医疗人员办公室）、用于制定决策的任何标准和记录决策的方式。医疗人员的资质证明文件应该是动态的信息来源，并且需接受持续审查。**例如**，如果医疗人员出示与高级学位或高级专业培训相关的证书，应立即从发证来源处查证该新证书。同样，当外部机构调查与某医疗人员相关的警讯事件并实施相关制裁时，应及时使用该信息来重新评估该医疗人员的临床专业权限。为确保医疗人员的文件完整准确，应至少每三年审查一次文件，并在文件中添加注释，指出已采取的任何行动或无需采取任何行动，以及对医疗人员的聘任可以继续。

重新聘任时对于确定临床专业权限的考虑因素包括：

- 医疗人员可获得基于高等教育和培训的其他专业权限。需从提供教育或培训或颁发证书的源头查证该教育或培训是否真实有效。在查证过程完成之前，或者在获得无限制的新资质之前，医疗人员需要在他人监督下实践一段时间（**例如**，需要在他人监督下达到机器人手术病例所需的数量），此时，他们充分行使额外专业权限的时间将会延迟。
- 医疗人员专业权限的延续、限制、减少或终止基于：
  ○ 持续进行专业实践审查过程的结果（见 SQE. 11）；
  ○ 外部专业机构、政府机构或监管机构对专业权限施加的限制；
  ○ 医院对警讯事件或其他事件评估的结果；
  ○ 医疗人员的健康状况；
  ○ 医疗人员的请求。（见 SQE. 3 和 SQE. 10）

SQE. 12 衡量要素

☐ 1. 医院根据对医疗人员的持续监测和评价，至少每三年判定一次医疗人员的员工资质和临床专业权限是否可以延续，无论这两项资质更改与否。（见 MMU. 4. 2，衡量要素 2）

☐ 2. 各医疗人员的档案文件要保证所有需要定期续期、支付注册费或医疗人员采取其他行动的证明保持最新状态。

☐ 3. 初次聘任之后取得的资质证明要明确存放于医疗人员的档案文件中，并且已经在更改或添加临床专业权限之前，从颁证来源处得到查证。

❑ 4. 续期决定应记录在医疗人员的资质证明中，包括审查者的确认信息和审查过程中发现的任何特殊情况。

护士

SQE. 13 标准

医院建立统一的流程，来收集、查证和评价护士的资格证明（执照、毕业证书、培训和工作经验）。

SQE. 13 含义

医院需要确保其护士具备相应资质，切实围绕医院的使命、资源和患者需求开展工作。护士负责为患者提供直接的治疗服务。此外，护士还有助于提高患者的整体治疗效果。医院须确保护士具备提供治疗服务的资质，如果法律或法规中未作规定，则还须阐明护士可以提供的治疗类型。医院通过以下方式确保每位护士都有资质为患者提供安全有效的照护和治疗：

- 了解适用于护士和护理实践的相关法律法规；
- 向各护士收集所有现有的资质证明，其中至少包括：
  ○ 教育/培训证明；
  ○ 现有的执照证明；
  ○ 从护士之前所在的受聘单位获得的可证明其现有能力的信息；
  ○ 医院可能需要的推荐信和/或其他信息，如健康史、照片等；
  ○ 查证基本信息，如现有的注册证或执照（特别是当此类文件需要定期续期时）以及完成专业培训或高级教育的证明。

医院需尽一切努力查证基本信息，即使相关教育是在其他国家/地区进行并且已完成较长时间。查证过程中可以使用安全的网站、来自发证来源的电话确认记录、书面确认、第三方机构（如指定的官方政府机构或非政府机构）。如果存在 SQE. 9 的含义中所述的有关医疗人员的情况，相关机构可以不对护士的资质证明进行原始来源查证。

根据标准的要求，需对以下人员的资质证明进行原始来源查证：

- 新的护士申请者——首次评审检查之前的 12 个月内开始进行查证；
- 现有的受聘护士——首次检查后的 12 个月内进行查证。原始来源查证需要按计划进行，优先查证提供高风险服务（**例如**在手术室、急诊室或重症监护室工作）的护士资质证明。

当原始来源查证无法进行时，**如**相关记录在灾难中丢失，则记录相应情况。

医院要有相应的程序来确保收集、查证和审查每位聘用护士的资质证明，以便在分配任务前确认其现有的临床能力。医院会收集和维护每位护士的资质证明。若法规要求定期续期，则该文件应包含现有的执照。与任何其他能力相关的培训也应予以记载。（见 SQE. 5）

SQE. 13 衡量要素

❑ 1. 医院建立标准化的程序，用以收集存档每位护士的教育、证书、经验的资质证明。

❑ 2. 按照 SQE. 9 的含义中列举的要素，从原始来源处查证的教育、培训和证书应予以记载。

- 3. 根据 SQE.9 的含义中列举的要素，从原始来源处查证执照应予以记载。
- 4. 保存每位护士的资质证明记录。（见 SQE.5，衡量要素 2）
- 5. 医院应有相应的程序，在分配任务之前确保受聘护士的资质证明完整有效。
- 6. 医院应有相应的程序，确保协助私人医生并为医院患者提供服务的非员工类护士拥有有效的资质证明。（见 GLD.6）

SQE.14 标准

医院建立一套标准的流程，根据护士的各种资格证明和任何法规要求，确定其岗位职责并分配临床工作。

SQE.14.1 标准

医院建立一套标准化的流程，确保护士参加医院质量改进活动，包括必要时评价个人绩效。

SQE.14 和 SQE.14.1 含义

护士资质的审查是分配工作职责和安排临床工作的基础。工作分配在岗位职责描述中有详细说明，（见 SQE.1.1）或是以其他方式或在描述如何分配治疗工作（如分配到老年科、儿科或重症科）的文件中有所说明。（见 SQE.6）医院做出的工作分配符合关于治疗职责和临床治疗的任何适用法律法规。

为发挥基本的临床作用，护士需要积极参与医院的临床质量改进计划。在测量、评估和改进临床质量的过程中，如果护士的表现存在问题，则医院应采用相应的程序来评估该人员的表现。审查的结果、采取的行动以及对工作职责的任何影响都会记录在该护士的资质证明或其他档案中。

SQE.14 衡量要素

- 1. 根据护士的执照、教育/培训信息和经验来分配临床工作。（见 MMU.5.1，衡量要素 4；MMU.6，衡量要素 2；SQE.2，衡量要素 2；SQE.3，衡量要素 1）
- 2. 该过程充分考虑相关的法律法规。（见 GLD.2，衡量要素 5）
- 3. 该过程支持护士分配计划。

SQE.14.1 衡量要素

- 1. 护士参与医院的质量改进活动。（见 QPS.1，衡量要素 4）
- 2. 根据质量改进活动的结果，评价护士的个人的绩效。（见 MMU.6，衡量要素 3；GLD.11.1，衡量要素 2）
- 3. 评价过程中收集到的相应信息应记录在护士的资质证明或其他档案中。

其他医务人员

SQE.15 标准

医院建立统一的流程，来收集、查证和评价其他医务人员的资格证明（执照、毕业证书、培训和工作经验)。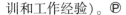

SQE. 15 含义

医院会聘用或可能允许各种其他医务人员为患者提供治疗和服务或参与患者的治疗过程。**例如**，这些专业人员包括高级专科护士、助产护士、手术助手、紧急患者治疗专家、药剂师以及药房技术员。在某些国家/地区或文化中，这一群体还包括传统治疗师或提供替代性医疗服务或辅助传统医疗实践的服务（例如针灸、草药）的人员，这些人通常不在医院执业，而是向医院转诊或在社区为患者提供持续治疗或后续治疗。这些专业人员很多都完成了正规的培训项目，并且取得了执照或证书，或者已经在当地或国家机构注册。其他人可能完成了相对不太正式的实习计划，或者拥有在他人监督下的实践经历。

对于获准在医院工作或实习的其他医务人员，医院有责任收集并查证其资质证明。医院须确保其他医务人员具备提供照护和治疗的资质，如果法律法规中未作规定，则还须阐明此类人员可以提供的照护和治疗类型。医院通过以下方式确保其他医务人员有资质为患者提供安全有效的照护和治疗：

- 了解适用于此类执业人员的相关法律法规；
- 向每位医务人员收集所有现有的资质证明，其中至少包括教育和培训证明，必要时，还应包括目前执照或证书的证明；
- 查证基本信息，如现有的注册证、执照或证书。

医院需尽一切努力查证与该人员的预期职责相关的基本信息，即使其教育是在其他国家/地区进行并且已完成较长时间。查证过程中可以使用安全的网站、来自发证来源的电话确认记录、书面确认、第三方机构（如指定的官方政府机构或非政府机构）。

如果存在 SQE. 9 的含义中所述的有关医务人员的情况，医院可以不对其他医务人员的资质证明进行原始来源查证。

根据标准的要求，需对以下人员的资质证明进行原始来源查证：

- 新的申请者——首次评审检查之前的 4 个月内开始进行查证；
- 现有的受聘医务人员——首次评审检查结束后的 3 年内进行查证。

如果这些医务人员没有经历所需的正规教育过程或注册流程，或是无法出示执照、其他资质证书或能力证明时，应将相应情况记入其个人档案。当原始来源查证无法进行时，如相关记录在灾难中丢失，则应将相应情况记入个人档案。医院会收集和维护每位医务人员的资质证明文件。若法规要求定期续期，则该文件应包含现有的执照。（见 SQE. 5）

SQE. 15 衡量要素

☐ 1. 医院有一套标准化的流程，用以收集存档每位医务人员的教育、证书、经验的资质证明。

☐ 2. 按照 SQE. 9 的含义中列举的要素，从原始来源处查证的教育、培训和证书应予以记载。

☐ 3. 根据 SQE. 9 的含义中列举的要素，从原始来源处查证执照应予以记载。

☐ 4. 医院会保存其他医务人员的记录，其中包含任何所需的执照、证书或注册证的副本。（见 SQE. 5，衡量要素 2）

☐ 5. 医院要有相应的程序，确保协助私人医生并为医院患者提供服务的其他医务人员（非医院员工）拥有有效的资质证明，且该资质证明符合医院的相关要求。（见 GLD. 6. 2）

SQE. 16 标准

医院建立一套标准的流程，根据其他医务人员的各种资格证明和任何法规要求，确定其岗位职责和分配临床工作。Ⓟ

SQE. 16. 1 标准

医院建立一套标准化的流程，确保其他医务人员参加医院质量改进活动。

SQE. 16 和 SQE. 16. 1 含义

医院负责确定其他医务人员的活动类型或其在医院提供的服务范围。医院可通过协议、工作分配、职位描述（见 SQE. 1. 1，衡量要素1）或其他方式实现这一点。此外，医院还需根据现有的法律法规，规定这些专业人员受监管的程度（如适用）。其他医务人员需参与医院的质量管理和改进计划。

SQE. 16 衡量要素

☐ 1. 根据其他医务人员的执照、教育、培训和经验来分配临床工作。（见 MMU. 5，衡量要素3和4；MMU. 6，衡量要素2；SQE. 2，衡量要素2）

☐ 2. 该过程充分考虑相关的法律法规。（见 GLD. 2，衡量要素5）

☐ 3. 该过程支持针对其他医务人员的人员配备程序。

SQE. 16. 1 衡量要素

☐ 1. 其他医务人员参与医院的质量改进活动。（见 QPS. 1，衡量要素4）

☐ 2. 根据质量改进活动的结果，评价其他医务人员的绩效。（见 MMU. 6，衡量要素3；GLD. 11. 1，衡量要素3）

☐ 3. 评价过程中收集到的相应信息应记录在医务人员的档案中。

参考文献

1. Steege AL，Boiano JM，Sweeney MH. NIOSH health and safety practices survey of healthcare workers：Training and awareness of employer safety procedures. *Am J Ind Med.* 2014 Jun；57（6）：640－652.

2. Connor TH，et al. Reproductive health risks associated with occupational exposures to antineoplastic drugs in health care settings：A review of the evidence. *J Occup Environ Med.* 2014 Sep；56（9）：901－910.

3. National Institute for Occupational Safety and Health. Workplace Solutions：Medical Surveillance for Healthcare Workers Exposed to Hazardous Drugs. NIOSH Publication No. 2013－103. Nov 2012. Accessed Dec 5，2016. http：// www. cdc. gov/niosh/docs/wp-solutions/2013－103/pdfs/2013－103. pdf.

4. Rim KT，Lim CH. Biologically hazardous agents at work and efforts to protect workers'health：A review of recent reports. *Saf Health Work.* 2014 Jun；5（2）：43－52.

5. Centers for Disease Control and Prevention. Recommended vaccines for healthcare workers. （Updated：Apr 15，2014.） Accessed Nov 15，2016. http：//www. cdc. gov/vaccines/adults/rec-vac/hcw. html.

6. Shefer A，et al. Immunization of health-care personnel：Recommendations of the Advisory Committee on immunization practices（ACIP）. *MMWR Recomm Rep.* 2011 Nov 25；60（RR-7）：1－45.

7. Hallmark B，Mechan P，Shores L. Ergonomics：Safe patient handling and mobility. *Nurs Clin North Am.* 2015 Mar；50（1）：153－166.

8. Oermann MH. New standards for safe patient handling and mobility. *J Nurs Care Qual.* 2013 Oct - Dec；28（4）：289 - 291.

9. Campbell C，Burg MA，Gammonley D. Measures for incident reporting of patient violence and aggression towards healthcare providers：A systematic review. *Aggression and Violent Behavior.* 2015；25：314 - 322.

10. Kaplan B；Pişkin R，Ayar B. Violence against health care workers. *Medical Journal of Islamic World Academy of Sciences.* 2013；21（1）：4 - 10.

11. Zhao S，et al. Coping with workplace violence in healthcare settings：Social support and strategies. *Int J Environ Res Public Health.* 2015 Nov 13；12（11）：14429 - 14444.

12. Mira JJ，et al. Interventions in health organisations to reduce the impact of adverse events in second and third victims. *BMC Health Serv Res.* 2015 Aug 22；15（341）.

13. Edrees H，et al. Implementing the RISE second victim support programme at the Johns Hopkins Hospital：A case study. *BMJ Open. 2016 Sep 30；6（9）：e011708.*

14. Tarigan LH，et al. Prevention of needle-stick injuries in healthcare facilities：A meta-analysis. *Infect Control Hosp Epidemiol.* 2015 Jul；36（7）：823 - 829.

15. Choi J，Cramer E. Reports from RNs on safe patient handling and mobility programs in acute care hospital units. *J Nurs Adm.* 2016 Nov；46（11）：566 - 573.

16. Elnitsky CA，et al. Implications for patient safety in the use of safe patient handling equipment：A national survey. *Int J Nurs Stud.* 2014 Dec；51（12）：1624 - 1633.

17. Engel L，Love R. Safe patient handling education in Nepal：A Canadian perspective in creating and conducting training in a developing country. *J Palliat Med.* 2013 Mar；16（3）：295 - 300.

18. Alkorashy HA，Al Moalad FB. Workplace violence against nursing staff in a Saudi university hospital. *Int Nurs Rev.* 2016 Jun；63（2）：226 - 232.

19. Chen KP，Ku YC，Yang HF. Violence in the nursing workplace—A descriptive correlational study in a public hospital. *J Clin Nurs.* 2013 Mar；22（5 - 6）：798 - 805.

20. Najafi F，et al. Human dignity and professional reputation under threat：Iranian nurses' experiences of workplace violence. *Nurs Health Sci.* Epub 2016 Jul 11.

21. Wu S，et al. A study on workplace violence and its effect on quality of life among medical professionals in China. *Arch Environ Occup Health.* Epub2013 Feb 28. Accessed Nov 15，2016. http：//www. tandfonline. com/doi/abs/10. 1080/19338244. 2012. 732124#. Ua3qXUDVA1J.

22. Hunsaker S，et al. Factors that influence the development of compassion fatigue，burnout，and compassion satisfaction in emergency department nurses. *J Nurs Scholarsh.* 2015 Mar；47（2）：186 - 194.

23. Itzhaki M，et al. Caring international research collaborative：A five-country partnership to measure perception of nursing staffs' compassion fatigue，burnout，and caring for self. *Interdisciplinary Journal of Partnership Studies.* 2015；2（1）：1 - 22.

24. Jacobowitz W，et al. Post-traumatic stress，trauma-informed care，and compassion fatigue in psychiatric hospital staff：A correlational study. *Issues Ment Health Nurs.* 2015；36（11）：890 - 899.

25. Sorenson C，et al. Understanding compassion fatigue in healthcare providers：A review of current literature. *J Nurs Scholarsh.* 2016 Sep；48（5）：456 - 465.

26. West AL. Associations among attachment style，burnout，and compassion fatigue in health and human service workers：A systematic review. *J Hum Behav Soc Environ.* 2015；25（6）：571 - 590.

27. Mira JJ，et al. The aftermath of adverse events in Spanish primary care and hospital health professionals. *BMC Health Serv Res.* 2015 Apr 9；15（151）：1 - 9.

28. Seys D，et al. Health care professionals as second victims after adverse events：A systematic review. *Eval Health Prof.* 2013 Jun；36（2）：135 - 162.

29. Ullström S, et al. Suffering in silence: A qualitative study of second victims of adverse events. *BMJ Qual Saf.* 2014 Apr; 23 (4): 325 – 331.

30. Wu AW, Steckelberg RC. Medical error, incident investigation and the second victim: Doing better but feeling worse? *BMJ Qual Saf.* 2012 Apr; 21 (4): 267 – 270.

31. Baseline of Health Foundation. Mandatory Flu Vaccines for Health Care Workers. Cohen H. Jan 26, 2013. Accessed Dec 6, 2016. https://jonbarron.org/article/mandatory-flu-vaccines-health-care-workers.

32. Immunization Action Coalition. Influenza vaccination honor roll. (Updated: Oct 26, 2016.) Accessed Nov 15, 2016. http://www.immunize.org/honor-roll/influenza-mandates/.

33. Lin CJ, Nowalk MP, Zimmerman RK. Estimated costs associated with improving influenza vaccination for health care personnel in a multihospital health system. *Jt Comm J Qual Patient Saf.* 2012 Feb; 38 (2): 67 – 72.

34. Perlin JB, et al. Developing a program to increase seasonal influenza vaccination of healthcare workers: Lessons from a system of community hospitals. *J Healthc Qual.* Epub 2013 Mar 7.

35. Vaccines Today. Should Flu Vaccine Be Mandatory for Hospital Staff? Dec 28, 2013. Accessed Nov 15, 2016. http://www.vaccinestoday.eu/vaccines/should-flu-vaccine-be-mandatory-for-hospital-staff/.

36. Babcock HM, et al. Mandatory influenza vaccination of health care workers: Translating policy to practice. *Clin Infect Dis.* 2010 Feb 15; 50 (4): 459 – 464.

37. Centers for Disease Control and Prevention. Influenza Vaccination Information for Health Care Workers. (Updated: Nov 1, 2016.) Accessed Nov 15, 2016. http://www.cdc.gov/flu/healthcareworkers.htm.

38. Influenza Specialists Group. Discussion Paper. Influenza Vaccination Among Healthcare Workers. Accessed Nov 15, 2016. http://www.isg.org.au/assets/assets/influenza-vaccination-among-healthcare-workers-discussion-paper-web.pdf.

▼ 信息管理（MOI）

概述

医疗服务是一项高度依赖于信息交流的复杂工作。患者、家属、医务人员和社区之间要密切交流。信息交流失效是患者安全事件中最常见的根本原因之一。通常导致这些交流失效的原因包括难以辨认的书写、在医院内不规范、不标准地使用缩写、符号及代码。为了给患者提供协调整合的服务，医院必须依靠有关临床医学科学知识、患者个体、医疗服务内容、医疗服务结果、医院绩效等各方面的信息。如人力、物力、财力资源一样，信息也是资源，医院领导者必须进行有效管理。每家医院必须设法获取、管理和使用信息，以利于改进患者医疗服务结果及员工个人工作绩效和医院整体绩效。

经过一段时间，医院在以下几方面变得更加有效：

- 确定信息和信息技术的需求；
- 设计/部署信息管理系统；
- 定义并收集数据和信息；
- 分析数据，并把数据转化为信息；
- 传递、汇报数据和信息；
- 为绩效改进整合和使用信息。

虽然计算机化及其他技术能提高效率，但是良好的信息技术管理原则可用于任何记录方式。这些设计的标准同样适用于非计算机系统及目前/未来技术手段。

注意：有些标准要求医院有一个书面制度、操作程序、计划或其他具体流程的书面文件，这些标准在标准文本后以Ⓟ标注。

标准

以下为所有本章节的标准一览表，为了便于使用者阅读，本节未附其含义或衡量要素。关于这些标准的详细信息，请看本章节下一部分："标准、含义和衡量要素"。

信息管理

MOI. 1　医院规划和设计信息管理流程，以满足内部和外部的信息需求。

MOI. 2　维护信息的隐私性、保密性和安全性，包括数据完整性。Ⓟ

MOI. 3　医院决定病历、数据和信息的保存时间。Ⓟ

MOI. 4　医院使用标准化的诊断代码、操作代码，并确保整个医院标准化地使用获经批准的符号、缩写。

MOI. 5　以符合用户期望的格式和频率及时满足医院内部和外部人员的数据和信息需求。

MOI. 6 保护记录和信息，防止丢失、破坏、篡改以及未经授权的查阅或使用。Ⓟ

MOI. 7 决策者及其他相关人员接受相关教育和培训，了解信息使用和管理的原则。

文档的管理和实施

MOI. 8 以一致且统一的方式管理文档，包括制度、程序和计划。Ⓟ

　　　MOI. 8.1 全面实施制度、程序、计划和其他文件，以指导一致和统一的临床、非临床的流程及行为。Ⓟ

病历

MOI. 9 医院为每一位接受评估或治疗的患者创建和维护标准化的病历，并规定病历的内容、格式和录入位置。Ⓟ

　　　MOI. 9.1 病历包含充足信息，用于确认患者身份、支持诊断、证明治疗得当和记录治疗过程及治疗结果。

MOI. 10 急诊患者的病历包括入院时间和离院时间、治疗结束时的结论、患者出院时的状况以及后续医疗指导。

MOI. 11 医院确定有权在患者病历中填写信息的人员。Ⓟ

　　　MOI. 11.1 患者病历中每一条信息都可以确定相应的书写者和书写时间。

　　　　　MOI. 11.1.1 医院制定相应流程，规定在使用患者电子医疗记录时正确使用复制和粘贴功能。Ⓟ

MOI. 12 作为监控和绩效改进活动的一部分，医院定期评估患者医疗记录的内容及其完整性。

医疗信息技术

MOI. 13 在医院内实施医疗信息技术系统前对其进行评估和测试，并在实施后针对质量及患者安全来评价该系统。

MOI. 14 医院制定、维护和测试相关计划，以应对数据系统的计划性和非计划性宕机。Ⓟ

标准、含义和衡量要素

信息管理

MOI. 1 标准

医院规划和设计信息管理流程，以满足内部和外部的信息需求。

MOI. 1 含义

信息在患者医疗服务过程中生成及使用，以保证医院管理的安全性和有效性。获取并提供信息需要进行有效规划。规划过程要综合考虑各方意见建议，包括：

- 医疗执业人员；
- 医院管理人员和科室/部门领导；
- 医院外部对医院运作和医疗服务过程的数据或信息有需求或要求的人员及机构。

同时，规划还涉及医院的使命、提供的服务、资源、采用能负担得起的技术手段以及医务人员之间进行有效交流所需的支持。这些方面对信息的优先需求会影响医院信息管理策略及实施这些策略的能力。此类策略基于医院规模、服务复杂性、训练有素人员可及性以及其他人力资源和技术资源，以满足医院的需求。信息流程涉及领域非常广泛，涵盖医院的所有部门和服务。信息管理规划不需要正式书面信息计划，但需证明已制定相关方法，用以确定医院信息需求。（见 ACC.3；COP.8，衡量要素3；PCI.4，衡量要素3）

MOI. 1 衡量要素

- ☐ 1. 在规划过程中考虑临床服务提供者的信息需求。（见 GLD.3.2，衡量要素2）
- ☐ 2. 在规划过程中考虑医院管理者的信息需求。（见 GLD.3.2，衡量要素1）
- ☐ 3. 在规划过程中考虑医院外部人员和机构的信息需求及要求。（见 GLD.3.1，衡量要素2）
- ☐ 4. 规划基于医院规模和复杂程度。

MOI. 2 标准

维护信息的隐私性、保密性和安全性，包括数据完整性。Ⓟ

MOI. 2 含义

医院维护数据及信息的隐私和保密性，尤其注重保护敏感数据及信息的保密性。在数据共享与数据保密性之间进行平衡。医院为不同类别的信息（例如，病历、研究数据和质量数据）设定不同的隐私和保密程度。（见 PFR.1.3，衡量要素3；QPS.4，衡量要素5；GLD.17，衡量要素3）

维护数据完整性是信息管理的一个重要方面。数据库中包含的信息必须准确，以确保对数据分析结果的解读具有价值。另外，在计划性或非计划性的数据系统宕机期间，需保证数据的完整性。这可通过宕机恢复程序，以及持续的数据备份程序来完成。（见 MOI.14）

制度和程序构成一套只允许被授权人员访问数据和信息的安全程序。访问不同类别的信息应以需求为基础，并由职位和职能决定，包括学术型学术中心医院中的学生。有效的流程需规定以下几点：

- 有权访问数据和信息的人员有哪些；
- 个人可访问的信息；
- 用户的信息保密义务；（见 MOI.11）
- 维护数据完整性的程序；
- 保密性、安全性或数据完整性受到侵害时应遵循的流程。

MOI.2 衡量要素

☐ 1. 医院有一套书面流程，可保护数据及信息的保密性、安全性和完整性。（见 COP.2.2，衡量要素6；SQE.5，衡量要素1；MOI.3，衡量要素2和3）

☐ 2. 该流程基于并符合法律法规的要求。（见 GLD.2，衡量要素5）

☐ 3. 该流程确定为不同类别的数据和信息确定不同的保密级别。

☐ 4. 对于每一类信息和数据类别，明确哪些人需要访问或其职位允许访问。

☐ 5. 监控该流程的落实情况；当数据的保密性、安全性或数据完整遭到破坏时，要采取相应措施。

MOI.3 标准

医院确定病历、数据和信息的保存时间。Ⓟ

MOI.3 含义

医院规定患者病历及其他数据和信息的保存时间。患者病历及其他数据和信息的保存时间需遵循法律法规中的规定，并能够支持患者治疗、管理、法律存档、研究和教育。对病历、数据和信息的保存应符合此类信息的保密性和安全性。保存期结束后，应以不损害保密性和安全性的方式销毁患者病历及其他记录、数据和信息。

MOI.3 衡量要素

☐ 1. 医院决定患者病历及其他数据和信息的保存时间。（见 MOI.8）

☐ 2. 保存过程可实现预期的保密性和安全性。（见 MOI.2，衡量要素1）

☐ 3. 以不损害保密性和安全性的方式销毁病历、数据和信息（见 MOI.2，衡量要素1）

MOI.4 标准

医院使用标准化的诊断代码、操作代码，并确保整个医院使用标准化地获经批准的符号、缩写。

MOI.4 含义

统一使用标准化代码及符号和缩写，可防止信息传递错误和患者医疗服务中潜在的错误。此外，标准化诊断和操作代码（如 ICD-10）可以支持数据整合和分析。

缩写，尤其是开具处方药时使用缩写，可能出现问题，有时甚至造成危险。[1,2] 由于这个原因，一些医院不允许在医院内使用缩写。而当允许使用缩写时，医院要实施相应流程以阻止和减少对患者安全造成的风险。禁止在知情同意书和患者权利文书、出院指导、出院小结、其他患者及家属阅读或接收医疗服务相关信息的文书中使用缩写。患者和家属可能不熟悉或不能理解医院获经批准的缩写，并因感到不自在而不去澄清。此外，如果含有缩写的出院小结随同患者转至另一医疗机构，而接收机构使用相同缩写但含义不同或不知道出院小结中缩写含义，这会对患者安全造成风险。

当使用缩写时，医院要制定并实施相应的流程，**如**通过使用缩写列表，以确保统一使用获经批准的缩写。统一使用意味着每个缩写只有一个含义。当缩写有一个以上含义，混淆书写者的意思可能导致用药错误，**例如**，缩写 MS 在心内科的含义是二尖瓣狭窄，然而在神经内科的含义是多发性硬化病。在全院统一且一致地使用缩写，并保证医院不同科室和服务部门的缩写含义一致，这十分重要。员工要接受相关教育和培训，了解标准化的原则及医院代码、符号和缩写（如适用）的统一使用。

此外，当医院使用缩写时，医院制定和/或采纳一份"缩写和符号禁用列表"。**例如**，安全用药研究所（ISMP）有一份"医疗信息交流禁用"缩写、符号和剂量名称的列表。[3] 列表中的项目因为常常被误解并造成有害的用药错误而被上报给 ISMP。

此外，医院使用标准化代码及统一使用获经批准符号和缩写，要符合专业实践标准并遵守适用的地方性法律法规。

使用标准化代码及统一使用获经批准符号和缩写的原则同样适用于电子病历系统。

MOI. 4 衡量要素

❑ 1. 医院使用标准化的诊断代码和操作代码。

❑ 2. 医院统一使用获经批准的符号，并规定哪些禁用。

❑ 3. 如医院允许使用缩写，要统一使用获经批准的缩写，并规定每一缩写只有一个含义。

❑ 4. 如医院允许使用缩写，制订和/或采纳一份"缩写禁用列表"。

❑ 5. 禁止在知情同意书和患者权利文书、出院指导、出院小结、其他患者及家属会阅读或接收的有关患者医疗服务的文书中使用缩写。（见 ACC. 4. 3；ACC. 4. 3. 1，衡量要素 1；ACC. 4. 3. 2，衡量要素 1；ACC. 5. 2，衡量要素 1；PFR. 4，衡量要素 1；PFR. 5. 1，衡量要素 3）

❑ 6. 监测整个医院内代码、符号和缩写的统一使用，必要时采取措施以改进流程。（见 MOI. 12）

MOI. 5 标准

以符合用户期望的格式和频率，及时满足医院内外部人员的数据和信息需求。

MOI. 5 含义

为信息的目标使用者定制数据和信息传递的格式和方法，以满足用户期望。传递策略包括：

- 只提供用户要求或需要的数据和信息；
- 将报告格式化，以便在决策过程中使用；
- 以用户所需的频率提供报告；
- 关联数据和信息的来源；

- 解释或阐明数据。

MOI. 5 衡量要素

☐ 1. 数据和信息的传递满足使用者需求。（见 QPS. 4，衡量要素2）

☐ 2. 使用者及时收到数据和信息。

☐ 3. 使用者收到格式化的数据和信息，有助于达到预期使用目的。

☐ 4. 相关人员可以访问履行工作职责所需的数据和信息。（见 QPS. 4，衡量要素2）

MOI. 6 标准

保护病历和信息，防止丢失、破坏、篡改以及未经授权的查阅或使用。℗

MOI. 6 含义

时刻保护和保证病历和其他数据及信息的安全。**例如**，将运行病历保存在仅允许经授权的医疗专业人员进入的区域，并且该区域不太可能会受热、受潮、起火或受到其他损害。医院实施相应流程，防止未经授权人员访问以电子形式存储的信息。（见 PFR. 1. 3，衡量要素3）

MOI. 6 衡量要素

☐ 1. 防止病历和信息丢失。

☐ 2. 防止病历和信息遭到损坏或破坏。

☐ 3. 防止病历和信息遭到篡改和未经授权的查阅或使用。

MOI. 7 标准

决策者及其他相关人员接受相关教育和培训，以了解信息使用和管理的原则。

MOI. 7 含义

医院内生成、收集、分析和使用数据及信息的人员接受相关教育和工具，以便有效地参与信息的使用和管理。通过此类教育和培训，相关人员能够

- 了解数据及信息的安全性和保密性；
- 使用测量仪器、统计工具和数据分析方法；
- 协助解读数据；
- 使用数据和信息来帮助制定决策；
- 教育和支持患者及家属参与诊疗过程；
- 采取指标来评估和改进治疗和工作流程。

根据相关人员的职责、岗位职责以及数据和信息需求对其进行教育和培训。

信息管理流程使得相关人员可以将不同来源的信息相结合，并生成可支持决策的报告。特别是临床信息与管理信息，可以帮助科室/服务部门领导者合作制定计划。信息管理流程可以利用综合的纵向数据和比较数据，为科室/服务部门领导者提供支持。

MOI. 7 衡量要素

☐ 1. 向决策者和其他人员提供相关教育，以了解信息使用和管理原则。

☐ 2. 此项教育要符合个人对数据及信息的需求和工作职责。

☐ 3. 根据需要整合关于临床和管理的数据和信息，以支持决策制定。

文档的管理和实施

MOI. 8 标准

以一致且统一的方式管理文档，包括规章制度、程序和计划的文档。Ⓟ

MOI. 8 含义

规章制度旨在为医院临床和非临床职能提供统一认识。以书面文件指导如何在医院内制定和管控所有的制度、程序和计划。这一指导文件包含以下几个主要部分：

a）发布前由获授权人员对所有文档进行审查和批准；

b）文档审查和延续批准的流程和频率；

c）为确保只有最新版本的文档是可及的而采取的管理措施；

d）如何标识文档中的更改；

e）维护文档同一性和易读性；

f）管理医院外部来源文档的流程；

g）作废文档的保留时间不短于法律法规要求的时间，同时确保这些文档不会被误用。（见 MOI. 3）

跟踪系统可以按标题、发布日期、版本和/或当前修订日期、页数、核准文档发布的授权人和/或文档审查人及数据库标识（如适用）来识别各个文档。通过该跟踪系统，医务人员可以快速找到与其工作任务和特定情况相关的制度。**例如**，当一名无人陪同的未成年人需要接受外科手术时，急诊室的医务人员可以快速找到知情同意的相关制度、实施相关流程，用于制定和维护制度、程序和计划。

MOI. 8 衡量要素

☐ 1. 为制定和维护制度、程序和计划编写书面指导文档，明确要求，其内容至少包括含义中所述的 a）至 g）项。

☐ 2. 对于所有类似的文档，有适用的标准格式，**例如，**所有的制度。

☐ 3. 确定使用中的所有制度、程序和其他书面文档，并能追踪。

☐ 4. 整个医院的制度、程序和计划均贯彻并体现指导文档中的要求。

MOI. 8. 1 标准

全面实施制度、程序、计划和其他文档，以指导一致和统一的临床、非临床流程及实践行为。Ⓟ

MOI. 8. 1 含义

本手册中的评审标准均要求有相应的规章制度、程序、计划和其他书面文档（如上文所示，标有℗图标）。由于可以减少流程偏差并降低流程固有风险，医院必须编写此类文档。这一点对临床诊疗过程中改善质量和患者安全尤为重要。

医院应制定相应流程，确保医务人员已阅读并熟悉与其工作相关的制度、程序和计划。该流程可能是医务人员入职前关于其部门和岗位培训的一部分，也可能是组内或院内特殊培训课程的一部分。最重要的是，当制度、程序或计划与个人的工作任务相关时，文档的要求体现在员工的行为之中。

MOI. 8. 1 衡量要素

☐ 1. 所要求的制度、程序和计划随时可及，且医务人员了解如何获取与其职责相关的文件。

☐ 2. 为医务人员提供培训，使其了解与其职责相关的文件。

☐ 3. 全面落实制度、程序和计划中的要求，并在各医务人员的行动中得到体现。（见 COP. 3，衡量要素2）

☐ 4. 监控制度、程序和计划的实施，并使用监控信息支持其全面实施。

病历

MOI. 9 标准

医院为每一位接受评估或治疗的患者创建和维护标准化的病历，并决定病历的条目内容、格式和录入位置。℗

MOI. 9. 1 标准

病历包含用于确认患者身份（见 IPSG.1）、支持诊断、证明治疗得当和记录治疗过程及治疗结果的充足信息。

MOI. 9 和 MOI. 9. 1 含义

每一位在医院接受评估或治疗的患者（住院患者、门诊患者或急诊患者）都有病历。每位患者的病历都有一个有别于他人的标识，医院也可采用一些其他方法将患者与其病历相关联。单个独特的记录和标识使医院可以轻松找到患者的病历，并随着时间推移不断记录患者的治疗情况。

将患者病历的内容、格式和录入位置标准化，有利于在同一患者的不同医务人员之间促进患者治疗的一体化和医疗服务的连贯性。医院自行决定将哪些具体数据和信息记录到每位接受评估或治疗的患者（基于住院患者、门诊患者或急诊患者的分类）病历中。病历需要包含充足的信息，用以支持诊断、证明医院提供的治疗得当、记录治疗过程及治疗结果，以及促进医务人员提供的医疗服务的连贯性。（见 MMU. 4. 1）

MOI. 9 衡量要素

☐ 1. 医院为每一位接受评估或治疗的患者创建病历。

☐ 2. 医院为每个患者使用特有标识或其他有效方法来保存患者的病历。（见 IPSG.1，衡量要素1）

☐ 3. 医院规定病历的具体内容、格式和录入位置，并进行标准化（见 ASC. 7. 2，衡量要素2；

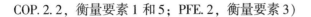

COP. 2. 2，衡量要素 1 和 5；PFE. 2，衡量要素 3）

MOI. 9. 1 衡量要素

☐ 1. 患者病历包含可确认患者身份的充足信息。（见 IPSG. 1）

☐ 2. 患者病历包含可支持诊断的充足信息。（参见 AOP. 1. 1 和 ASC. 7，衡量要素 3）

☐ 3. 患者病历包含可证明照护和治疗得当的充足信息。（参见 AOP. 1. 2；AOP. 1. 7；COP. 2. 2，衡量要素 3；ASC. 7，衡量要素 3）

☐ 4. 患者病历包含了关于治疗过程及治疗结果的充足信息。（参见 ACC. 5. 3；COP. 2. 1，衡量要素 6；COP. 2. 3，衡量要素 2；ASC. 5）

MOI. 10 标准

急诊患者的病历包括入科时间和出科时间、治疗结束时的结论、患者出科时的状况以及后续医疗指导。

MOI. 10 含义

每一位急诊患者的病历均包括入科时间和出科时间。医院应为所有急诊患者记录该信息，包括出科的患者、转移到其他医院的患者或住院患者。出科时间可能是患者实际离开急诊室回家或前往其他医院的时间，或是患者作为住院患者被转移到其他病房的时间。对于已离开急诊室的患者，其病历应包括治疗结束时的结论、患者出科时的状况以及后续医疗指导。（见 ACC. 1. 1，衡量要素 5）

MOI. 10 衡量要素

☐ 1. 所有急诊患者的病历均包括入科时间和出科时间。

☐ 2. 出科的急诊患者的病历应包括治疗结束时的结论。

☐ 3. 出科的急诊患者的病历应包括患者出科时的状况。

☐ 4. 出科的急诊患者的病历应包括随访治疗说明。

MOI. 11 标准

医院规定有权在患者病历中书写信息的人员。℗

MOI. 11. 1 标准

患者病历中的每一条信息都可以确定相应的书写者和书写时间。

MOI. 11 和 MOI. 11. 1 含义

访问患者病历所包含的信息应以需求为基础，并由职位和职能决定，包括学术型医学中心医院的学生。有效的流程需规定以下几点：

- 哪些人员有权访问患者病历；
- 这些人员可以访问患者病历中的哪些信息；
- 用户的信息保密义务；（参见 MOI. 2）；
- 保密性和安全性受到侵害时应遵循的流程。

维护患者信息安全的一个方面是确定谁有权获取患者病历并在患者病历中书写信息。医院需制定相应的规章制度来授权此类人员。医院应设立相应程序，确保只有经过授权的人员才能在患者病历中添加信息，并且能通过每一条信息确定书写者及书写日期。该规章制度还须包含修正或覆盖患者病历信息的流程。信息的录入时间也应注明，如定时治疗或用药医嘱等。（见 IPSG.2.2；IP-SG.4.1，衡量要素 1；COP.2.2，衡量要素 6；MMU.4.2；MOI.2）

MOI.11 衡量要素

- ☐ 1. 医院的制度规定哪些人员有权在患者病历中填写信息。
- ☐ 2. 医院建立相应程序，确保只有经过授权的人员才能在患者病历中填写信息。（见 COP.2.2，衡量要素 4；MMU.4.2，衡量要素 1）
- ☐ 3. 医院制定相应流程，用以说明如何修正或覆盖病历信息。
- ☐ 4. 医院的制度规定哪些人员有权获取患者病历。
- ☐ 5. 医院建立相应程序，确保只有经过授权的人员才能获取患者病历。

MOI.11.1 衡量要素

- ☐ 1. 可确定患者病历中每一条信息的书写者。（见 IPSG.2.2；COP.2.3，衡量要素 2；ASC.5，衡量要素 2；MOI.11.1.1）
- ☐ 2. 可确定患者病历中每一条信息的书写日期。（见 IPSG.2.2）
- ☐ 3. 可确定患者病历中每一条信息的具体书写时间。（见 IPSG.2.2）

MOI.11.1.1 标准

医院制定相应流程，规定在使用患者电子医疗记录时正确使用复制和粘贴功能。Ⓟ

MOI.11.1.1 含义

由于越来越多的医院使用电子病历系统，医务人员在病历中使用复制和粘贴功能正成为一种常用操作。在同一患者同一份病历中复制信息或在多份病历之间复制信息有几个好处，包括提高记录效率、改进医务人员之间的交流。然而，考虑这些好处同时，必须权衡给患者病历的完整性带来的风险。[4]

有许多例子说明病历中存在记录不正确的情况，因为复制的信息没有得到审核，患者当前病情信息或患者个人信息变化都没得到及时更新，进而引起严重的不良事件或警讯事件，例如使用曾经的体重信息计算化疗药剂量。关于使用复制和粘贴功能的其他风险包括：

- 重复信息，使得当前最新信息难以确定；
- 无法确定书写者或记录内容；（见 MOI.11.1，衡量要素 1）；
- 无法确定首次创建记录的时间；
- 信息复制导致虚假信息；
- 病历内的病程记录不一致。

患者病历的完整性对患者医疗服务的质量和安全非常重要。病历是医务人员之间交流的主要工具，有助于制定医疗决策、临床随访、医疗服务的转接、开具药物医嘱和计算剂量。（参见 ACC.3）

医院使用电子病历必须清楚认识到使用复制和粘贴的风险，与医务人员共同合作制定相关措施以确保复制和粘贴流程没有导致引起患者伤害的非预期后果。[5,6]

医院可以采取许多措施以帮助预防电子病历复制和粘贴错误，包括：[7]
- 制定相应流程，规定复制和粘贴的正确使用，以确保符合政府、法规的要求及行业标准；
- 对在电子病历中进行记录的所有员工进行全面培训，以正确使用复制和粘贴的功能；
- 监测复制和粘贴行为规范的依从性，必要时实施纠正措施。

MOI. 11. 1. 1 衡量要素
- ☐ 1. 使用电子病历时，医院制定相应流程，规定怎样正确使用复制和粘贴的功能。
- ☐ 2. 培训进行电子病历记录的所有员工正确使用复制和粘贴功能。
- ☐ 3. 监测复制和粘贴行为规范的依从性，必要时实施纠正措施。
- ☐ 4. 医院制定相应流程，以确保监测电子病历的准确性。（见 MOI. 12）

MOI. 12 标准

作为监控和绩效改进活动的一部分，医院需要定期评估患者病历内容及其完整性。

MOI. 12 含义

各医院确定患者病历的内容和格式，并有相应的程序来评估记录的内容及其完整性。（见 MOI. 11. 1. 1，衡量要素4）该流程应定期执行，是医院绩效改进活动的一部分。对患者病历的审查以一个样本为基础，该样本代表提供治疗服务的医务人员和提供的治疗类型。审查过程由有权在患者病历中书写信息的医疗人员、护理人员和其他相关的临床专业人员进行。该审查重点关注病历和临床信息的及时性、完整性和可读性等。（见 MOI. 4，衡量要素6）审查过程还需涵盖法律或法规要求的病历内容。医院病历审查的对象包括目前正在接受治疗的患者病历和已出院患者的病历。此外，审查中还包括门诊患者、住院患者和其他服务的病历。一个代表性的样本是指病历来自所有服务部门，而不是一个具体的样本量；当然，必须能代表整个医院。**例如，**随机样本和抽取大约5%的病历可以构成一个代表性的样本。（见 MOI. 4，衡量要素6）

MOI. 12 衡量要素
- ☐ 1. 根据法律法规要求，每季度至少一次或多次审查病历的一个代表性样本，包括运行病历和已出院患者的病历，以及住院患者和门诊患者的病历。
- ☐ 2. 审查由有权限在患者病历中书写信息或管理病历的医生、护士和其他人员进行。
- ☐ 3. 审查重点关注病历的及时性、可读性和完整性。（见 MMU. 4，衡量要素2）
- ☐ 4. 审查过程涵盖法律或法规要求的病历内容。
- ☐ 5. 审查结果纳入医院的质量监测机制。

医疗信息技术

MOI. 13 标准

在医院内实施医疗信息技术系统前对其进行评估和测试，并在实施后针对质量及患者安全评价该系统。

MOI. 13 含义

医疗信息技术可以使医疗服务工作变得自动化和简单化，实现患者医疗信息的无缝衔接，并提供可能降低差错风险的安全机制，从而显著改善患者安全。**例如**，通过实施计算机化的处方机制并使用条形码进行给药，可以大大减少用药差错。但是，如果未在实施前进行评估和测试，医疗信息技术可能会对患者造成更多风险。

医疗信息技术是医院的一项重大资源投入。因此，该技术须符合医院当前及未来的需求并符合医院的资源情况。（见 GLD. 7）然而，新的技术可能无法与医院现有的技术和流程完美结合。新的技术系统也可能无法涵盖所有服务领域（例如手术室或急诊室），或者可能无法与现有的系统交换信息。因此，全面的评估和测试可帮助医院确定如何利用新技术来优化、改变现有的流程和技术使其发挥作用。

信息技术并不是独立运作。医疗信息技术会与医院内部及医院外部其他组织的流程、内部和外部的医务人员以及与患者及其家属发生交互作用。这种较为复杂的整合需要医疗信息技术的主要利益相关者（如临床人员、非临床人员和管理人员）共同协作参与技术手段选择、实施和应用的过程。

新技术与现有医疗信息技术的整合全部或部分可能需要通过合同服务进行。合同服务也需要在实施之前进行相同水平的评估和测试，并在实施后对其进行评价。此外，必须由具备医疗信息技术相关知识和经验的人来监督合同的履行（见 GLD. 6 和 GLD. 6.1）。

在实施信息技术系统后，医院确立一套流程来评价该技术的可用性和有效性十分重要。评价内容包括但不限于是否按照原定计划和实施情况使用该技术；该技术与现有技术的整合程度如何；该技术对改善患者安全、减少医疗差错和提升医院的表现有何影响。

MOI. 13 衡量要素

- ☐ 1. 医疗信息技术的利益相关者参与信息技术的选择、实施和评价。
- ☐ 2. 在实施医疗信息技术系统前对其进行评估和测试。
- ☐ 3. 在实施医疗信息技术系统后，针对可用性、有效性及患者安全对其进行评价。

MMOI. 14 标准

医院制定、维护和测试相关计划，以应对数据系统的计划性和非计划性宕机。Ⓟ

MOI. 14 含义

无论医院是否实施电子病历，信息技术已经存在于大多数医院。信息技术可用于数字影像、实验室检查和结果报告、信息交流、药房支持系统等。数据系统是提供高质量和安全医疗服务的重要部分。[8,9]

数据系统中断或故障是不可避免的事件，这些中断常称为宕机，无论是计划性还是非计划性的。安排计划性宕机的目的是进行维护、维修、系统升级和其他系统更改。非计划宕机是由电源或设备故障、恒温系统故障、自然灾害、人为错误、互联网或局域网服务中断或其他中断而引起的。非计划性宕机可导致数据系统故障，如数据丢失、硬盘故障和数据毁坏。如果系统不能够复制或归档数据，医院可能会面临永久丢失数据的危险。[10]

随着越来越多的医院向着电子信息管理不断过渡，升级到不同水平，宕机的影响正变得越来越

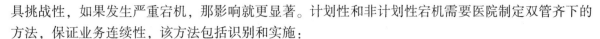

具挑战性，如果发生严重宕机，那影响就更显著。计划性和非计划性宕机需要医院制定双管齐下的方法，保证业务连续性，该方法包括识别和实施：

- 连续性策略，使安全的患者医疗服务在计划性和非计划性宕机期间能继续；
- 宕机恢复策略和数据备份，以防数据丢失并维护数据的完整性。

患者医疗服务的质量和安全取决于医院在宕机期间，无论是计划或非计划的情况下，维持患者医疗服务的能力。在宕机期间可能无法重新启用纸质病历，或由于重新启用纸质病历过于复杂而得不到相应支持。因此，医院必须制定战略和措施，用于在数据系统中断期间持续提供患者医疗服务。一台宕机计算机，只允许"读取访问"关键的患者数据，这可以作为宕机计划的一个重要部分。宕机期间需要手工录入患者接受的治疗和服务，或通过文件管理/扫描系统录入。

宕机恢复策略包括采用"灾难恢复"和"失效备援"来进行系统备份、恢复和维护数据系统。灾难恢复系统通常位于远程位置，以恢复可能已损坏或无意删除的数据。这些数据系统定期备份，时间通常在每天晚间。失效备援系统可以降低患者医疗服务的中断风险并减少数据丢失。失效备援系统通常位于医院设施内，主系统因计划性和非计划性宕机变得不可用时，几秒或几分钟内就可得以转换。许多工具可用于备份数据。使用云系统进行数据备份的医院，云系统的供应商需要有足够的备份系统，以最大程度减少医疗服务的中断，防止数据丢失，并保持数据完整性。每家医院的最佳备份解决方案取决于很多因素，包括需要备份的数据量，数据备份和恢复的速度，恢复系统的位置，成本和其他因素。[11]

大多数医院每年至少测试一次数据恢复计划。然而，简单备份至少每季度测试一次，以及备份系统有重大硬件或软件更改时也要测试。升级后运行测试，以确保升级部分与系统其余部分正常工作尤为重要。医院要为中断做好计划，比如通过可培训员工使用数据中断时的替代程序，测试医院紧急事件管理计划，（见 FMS.6）进行定期的数据备份并定期测试数据恢复程序。无论一家医院是使用纸质系统还是电子系统，都应设计一个流程保证信息连续性，包括与知识相关的信息。医院通过使用各种备份和恢复程序，保证对电子信息系统的持续访问，更有可能实现医疗服务的连贯性和无缝对接，并将数据丢失降到最低。[12,13]（见 MOI.2）

MOI. 14 衡量要素

☐ 1. 医院制定相应计划，以应对计划性和非计划性数据系统宕机，并保证每年至少维护和测试一次。

☐ 2. 医院确定数据系统的计划性和非计划性宕机给医疗和服务各方面可能带来的影响。（见 FMS.6，衡量要素2）

☐ 3. 该计划包括在数据系统计划性和非计划性宕机期间，继续提供安全、高质量患者医疗和服务的连续性策略。（见 FMS.6，衡量要素2）

☐ 4. 医院规定和实施宕机恢复策略和持续的数据备份流程，以恢复和保存数据，并确保数据的完整性。

☐ 5. 在应对数据系统计划和非计划宕机的战略和策略中对员工进行培训。

参考文献

1. Koh KC, et al. A study on the use of abbreviations among doctors and nurses in the medical department of a tertiary hospital in Malaysia. *Med J Malaysia.* 2015 Dec；70（6）：334–340.

2. Samaranayake NR, et al. The effectiveness of a 'Do Not Use' list and perceptions of healthcare professionals on error-prone

abbreviations. *Int J Clin Pharm.* 2014 Oct；36（5）：1000－1006.

3. Institute for Safe Medication Practices. ISMP's List of Error-Prone Abbreviations, Symbols, and Dose Designations. 2015. Accessed Nov 15, 2016. https：//www. ismp. org/tools/errorproneabbreviations. pdf.

4. Physicians Practice. The Dangers of Copy and Paste in the EHR. Sprey E. Oct 21, 2016. Accessed Nov 15, 2016. http：//www. physicianspractice. com/ehr/dangers-copy-and-paste-ehr.

5. American Health Information Management Association. Appropriate Use of the Copy and Paste Functionality in Electronic Health Records. 2014. Accessed Nov 15, 2016. http：//bok. ahima. org/PdfView? oid＝300306.

6. ECRI Institute. Health IT Safe Practices：Toolkit for the Safe Use of Copy and Paste. Feb 2016. Accessed Nov 15, 2016. https：//www. ecri. org/Resources/HIT/CP_Toolkit/Toolkit_CopyPaste_final. pdf.

7. The Joint Commission. Preventing copy-and-paste errors in EHRs. *Quick Safety.* 2015 Feb；10：1－2. Accessed Nov 15, 2016. https：//www. jointcommission. org/assets/1/23/Quick_Safety_Issue_10. pdf.

8. Oral B, et al. Downtime procedures for the 21st century：Using a fully integrated health record for uninterrupted electronic reporting of laboratory results during laboratory information system downtimes. *Am J Clin Pathol.* 2015 Jan；143（1）：100－104.

9. Silow-Carroll S, Edwards JN, Rodin D. Using electronic health records to improve quality and efficiency：The experiences of leading hospitals. *Issue Brief（Commonw Fund）.2012 Jul；17：1－40.*

10. Ranajee N. Best practices in healthcare disaster recovery planning. *Health Manag Technol.* 2012 May；33（5）：22－24. Accessed Nov 15, 2016. https：//www. healthmgttech. com/best-practices-in-healthcare-disaster-recovery-planning. php.

11. Brazelton NC, Lyons AM. Health information systems：Downtime and disaster recovery. In Nelson R, Staggers N, editors：*Health Informatics：An Interprofessional Approach.* St. Louis：Elsevier Mosby, 2014, 290－306.

12. Conn J. Bracing for a crash：While IT outages are rare, providers need a plan. *Mod Healthc.* 2012 May 14；42（20）：32－33. Accessed Nov 15, 2016. http：//www. modernhealthcare. com/article/20120512/MAGAZINE/305129971.

13. Minghella L. Be prepared：Lessons from an extended outage of a hospital's EHR system. *Healthc Inform.* 2013 Aug 30. Accessed Nov 15, 2016. http：//www. healthcare-informatics. com/article/be-prepared-lessons-extended-outage-hospital-s-ehr-system.

第四部分：
学术型医学中心医院标准

学术型医学中心医院的医学专业教学（MPE）和人体受试者研究项目（HRP）标准于2012年制定并首次出版，用以确认此类中心在其社区和国家为医学专业教育和人体受试者研究提供的独特资源。这些标准还提供了相关框架，将医学教育和人体受试者研究融入到学术型医学中心医院质量与患者安全活动中。若未特意置于质量框架中，教育和研究活动在患者治疗质量监测与改进中通常易被人忽视。

标准分为两章，因为在大多数情况下，学术型医学中心会分开组织和管理医学教育和临床研究。针对所有符合资格标准的医院，满足这两章的要求以及第6版手册中详述的其他要求，即表明该医院已通过关于学术型医学中心医院JCI标准的评审。

对自身是否符合学术型医学中心医院评审存在疑问的机构可联系JCI评审中心办公室，电子邮件为：jciaccreditation@jcrinc.com。

医学专业教学（MPE）

概述

将医学生和受训医生的教育融入医院运作中应符合医院的使命、战略计划、资源分配和质量改进计划。作为医院服务的一部分，MPE 标准强调由医学生和受训医生为患者提供的医疗服务是医院服务的一部，应保证质量和安全。医院治理机构和医院领导有责任确保所有教学环境中提供的患者医疗服务得到适当监督。确保为医学生和受训医生提供一个丰富而有意义的体验需要许多因素，其中包括治理机构和医院领导的投入。

医学生和受训医生应：

- 接受医院和相关科室的情况介绍；
- 了解和参与质量改进活动；
- 积极参与医院安全文化。

医院治理机构和医院领导应：

- 制定医院教学项目相关制度，用于项目中医疗人员和其他参与人员的管理和问责；
- 基于及时的数据驱动信息，知晓教学项目；
- 当患者医疗服务的教学项目出现改进机会时，需要实施改进。

注意：有些标准要求医院有一个书面制度、操作程序、计划或其他具体流程的书面文件，这些标准在标准文本后以Ⓟ标注。

标准

以下是本章节的所有标准一览表，为了便于使用者阅读，未附含义或衡量要素。关于这些标准的详细信息，请看本章节下一部分：“标准、含义和衡量要素”。

MPE. 1　由医院的治理机构和医院领导批准和监督医院参与提供医学教学。

MPE. 2　医院的临床人员、患者群体、技术装备和设施要符合教学项目的目标和目的。

MPE. 3　确定临床教学人员，明确每位教学人员的角色以及与学术机构的关系。

MPE. 4　医院了解各类和各级医学生及受训医生的医疗监督需求，并为他们提供所需的医疗监督频率和监督强度。Ⓟ

MPE. 5　医院内提供的医学教学要通过已规定的运行机制和管理架构进行协调和管理。

MPE. 6 医学生和受训医生遵守医院的所有制度和程序，并在医院的质量和患者安全参数范围内提供所有的医疗服务。Ⓟ

MPE. 7 医院内提供治疗或服务的受训医生通过医院既定的资质审查、授权、工作规范或其他相关程序获准（在其教育项目的范围之外）提供这些服务。

标准、含义和衡量要素

MPE. 1 标准

由医院的治理机构和医院领导批准和监督医院参与提供医学教学。

MPE. 1 含义

将医学生和受训医生的教学融入医院运营之中，需要投入大量时间、精力和资源。受训医生包括：实习生、住院医生、实习医生和主治医生。关于整合教学与运营的决定最好由医院的最高决策层做出。当提供医学教学的决定涉及医疗机构网络或联盟时，治理者需要充分了解其中牵涉的所有关系和责任。由于治理机构还负责制定与医院使命、战略计划、资源分配和质量改进计划相关的决策，（见 GLD. 1. 1 至 GLD. 1. 6）因此，做出该项整合决定是十分必要的。**例如**，对于医学生和受训医生教学的承诺是否与医院的使命保持一致，如何向公众和医院患者描述这一承诺？

医院的治理机构和领导还负责获取、审查和批准主办方教育项目的教学项目参数。

每年选择一套与医院内部教学项目相关的指标并上报给医院的治理机构和医院领导，以便审查教学项目的范围和活动、项目目标的实现情况、任何相关法规合规性问题以及患者和相关人员对项目的满意度。

MPE. 1 衡量要素

❑ 1. 由医院的治理机构和医院领导做出提供医学教学的决定应与医院的使命一致，并记录存档。

❑ 2. 医院治理机构和医院领导获取、审查和接受参与项目的医学院提供的各项参数，并对此进行存档。

❑ 3. 医院治理机构和医院领导批准一套指标，用以监测和评估医学教学项目的持续运作情况，并对监测数据有书面审查记录。

❑ 4. 医院治理机构和医院领导至少每年审查一次医院内部的医学教学项目，并记录审查经过。

❑ 5. 该审查包括患者和员工对教学项目提供的临床医疗服务的满意度。

MPE. 2 标准

医院的临床人员、患者群体、技术设备和设施要符合教学项目的目标和目的。

MPE. 2 含义

除医院治理机构和医院领导的投入之外，为医学生和受训医生提供丰富、有意义的学习体验还需要许多因素的支持。医院必须拥有数量充足、专业技术精湛的临床人员，以推动医学生和受训医生的教学。**例如**，护士的数量能够支持教学项目，且护士了解自己与教学项目的关系。

医院的患者群体在数量和需求上充足，能够支持教学和临床学习体验。同时还必须有足够的教室空间、可供下班后学习和休息的设施，以及纸质和在线资源，以创造高效的学习环境。此外，医院必须提供足够的机会和时间，便于医学生和受训医生学习并与临床人员互动。技术装备要随时可及，以便向医学生和受训医生教授循证医疗实践。

MPE. 2 衡量要素

☐ 1. 有证据证明医院的临床人员数量充足，且具备相应的教育经历、培训经历和能力支持和推进医学生和受训医生的教学。

☐ 2. 有证据证明医院的患者群体数量充足并满足临床需求，能够支持医学生和受训医生的教学。

☐ 3. 有证据证明医院的设施、技术装备和其他资源能够支持医学生和受训医生的教学。

MPE. 3 标准

确定临床教学人员，明确每位教学人员的角色以及与学术机构的关系。

MPE. 3 含义

明确负责医学生及受训医生教学和监督的临床人员，以便医学生和受训医生以及其他的医院工作人员了解教学的责任和权限。**例如**，当医院工作人员对教学项目或医学生和受训医生有意见、担忧或其他问题时，他/她会了解谁负责接收和处理这些信息。

医院的临床教学人员与教育项目主办学术机构的关系需要明确。**例如**，当授予临床人员教学职称时，要明确这些职称是凭实力赢得的还是名誉的、如何使用这些职称以及它们对公众意味着什么。医院应有一份完整名单，列出临床教学人员及其专业职称和教学职称。监督用于更新或重新指定学术头衔的任何要求，保证其符合相关规定。（见 SQE. 9 至 SQE. 11）

MPE. 3 衡量要素

☐ 1. 向医院工作人员确定临床教学人员，并制定一份完整的临床教学人员名单，包括专业职称和教学职称。

☐ 2. 向医院员工介绍各临床教学人员及其教学责任和权限。

☐ 3. 医院有相应的程序来监督教学职称及其更新或重新指定的要求，以保证这些职称是最新的。

MPE. 4 标准

医院了解并为各类和各级医学生及受训医生提供所需的医疗监督频率和监督强度。Ⓟ

MPE. 4 含义

医院需进行监督，以确保为患者提供安全的治疗，并确保培训项目能够让医学生和受训医生学到相关知识。所需的监督水平应与医学生和受训医生的专业和能力水平保持一致。医院需明白，医学生和受训医生的能力水平参差不齐，不能通过假设来判定且必须在培训项目早期展现出来。

每位医学生和受训医生需了解临床监督程序，包括由谁进行监督以及监督频率。**例如**，医学生应了解监督是由住院医生、患者的责任医生还是医学院教师执行。医学生和受训医生还应了解监督范围是否包括每日签写所有记录和医嘱、每隔一天签写诊疗计划和病程录，或者单独书写病历。同样，医院应明确如何记录此类监督的证明信息，包括记录频率和记录位置。最后，为确保提供统一的学习体验，医院明确对指导/监督程序的统一要求，并予监督。

MPE. 4 衡量要素

☐ 1. 医院制度规定并提供符合各级医学生和受训医生专业所需的监督水平。

❑ 2. 根据医学生和受训医生展现的能力提供相应水平的监督。

❑ 3. 每位医学生和受训医生了解对其监督的水平、频率和记录。

❑ 4. 采用统一的流程来记录符合医院制度、项目目标以及患者医疗质量和安全的必要监督。

❑ 5. 医院对所有提供监督的人员确定统一的期望，以确保监督流程能为医学生和受训医生带来同质的学习体验。

❑ 6. 审查患者治疗记录，以符合记录要求和频率。

MPE. 5 标准

医院内提供的医学教学要通过已明确的运行机制和管理结构进行协调和管理。

MPE. 5 含义

医院的医学教学项目需要有效的管理结构，并需相关人员为其开展协调工作和日常运作投入足够的时间。医院和医学院之间需要签订协议并进行监督。医院有一份准确的名单，列出医院内的所有医学生和受训医生。对于每位医学生和受训医生，需要以下文件资料

a）注册状态；

b）学术类别；

c）任何必需的执照或证书；

d）医学生和受训医生的成绩报告；

e）医学生和受训医生的能力素质鉴定；

f）任何需要调整的已知因素；

g）任何可能影响所需监督水平的已知因素。

医学生 a）至 g）的文件资料可能是有限的，这取决于他们的入学状况和目前的培训水平。当医院主办学术项目时，应确定相关活动如何开展以及在哪里开展。

MPE. 5 衡量要素

❑ 1. 确定医院中医学教学的运行结构，并按要求运行。

❑ 2. 确定医院中医学教学的管理结构，并按要求运行。

❑ 3. 医院有一份最新的完整名册，列出医院内的所有医学生和受训医生。

❑ 4. 对于每位医学生和受训医生来说，至少备有含义中 a）至 g）项的文件资料。

MPE. 6 标准

医学生和受训医生遵守医院的所有制度和程序，并在医院的质量和患者安全参数范围内提供所有的医疗服务。Ⓟ

MPE. 6 含义

培训项目及其学员是影响整体医疗质量和患者安全的关键因素。尽管对于每位医学生和受训医生来说，能接受关于其所在学术项目的质量和患者安全的基础教学最为理想，但这种情况很少发生。因此，医院必须提供一个精心策划的培训项目，用以介绍相关概念，为医学生和受训医生遵守相关制度和指南提供支持，并让医学生和受训医生参与所有的质量和安全监测项目。**例如，教育医**

学生和受训医生遵守国际患者安全目标。

此外，必要的临床实践指南、手术暂停程序、用药医嘱制度以及其他可减少治疗流程变异的机制（从而降低这些流程中的风险）也应包含在所有医学生和受训医生的初次培训以及继续培训和监测中。医学生和受训医生接受的培训至少包括

  a）医院质量和患者安全计划；（见 GLD. 4，GLD. 4.1，GLD. 5，GLD. 11，GLD. 11.2）

  b）感染控制计划；（见 PCI. 5）

  c）用药安全项目；（见 MMU. 1）

  d）国际患者安全目标；

  e）所有其他必需的医院培训，包括科室和病房层面的培训；（见 SQE. 7）

  f）任何持续进行的必要教学。

为医学生和受训医生提供监督的人员应确保所有医学生和受训医生都了解这些质量和安全计划并参与监测流程。（见 MOI. 8.1）

MPE. 6 衡量要素

☐ 1. 为所有医学生和受训医生提供至少包括含义中 a）至 f）项的培训。

☐ 2. 医学生和受训医生参与医院质量监测项目的数据收集工作。

☐ 3. 监督医学生和受训医生的人员应确保医学生和受训医师了解项目并参与其中。

☐ 4. 医学生和受训医生能够展现其对这些计划的了解。

☐ 5. 负责监督医学生和受训医生的人员应在评价医学生和受训医生的表现时，考虑他们对这些项目的遵从情况。

MPE. 7 标准

医院内提供治疗或服务的受训医生通过医院既定的资质审查、授权、工作规范或其他相关程序获准（在其学术项目的范围之外）提供这些服务。

MPE. 7 含义

许多国家的法律法规允许受训医生在参加学术项目的过程中向医院提供超出其学术项目范围的服务。**例如，**一位受训医生可以在晚上或周末前往医院的急诊室提供医疗服务，或者在夜班期间担任"住院医生"。在这些情况下，需要根据员工资质和教育（SQE）标准中为这些专业人员建立的常规流程对受训医生进行评估，受训医生获得许可后可以提供医疗服务。根据 SQE 标准的要求对其工作开展评估。

MPE. 7 衡量要素

☐ 1. 医院规定在哪些情况下、哪些类型的受训医生可以得到聘用或以其他方式参与提供患者治疗或其他服务。

☐ 2. 提供此类服务的受训医生已通过针对该服务所需的资质审查和专业权限、岗位职责描述要求或其他相关流程要求获得授权。（见 SQE. 1.1，SQE. 9，SQE. 10）

☐ 3. 针对受训医生提供的服务对该受训医生进行评。（见 SQE. 3，衡量要素 5；SQE. 11）

人体受试者研究项目（HRP）

概述

人体受试者研究是医院的一项重大的工作，并与医院提供安全、高质量的医疗服务的努力相整合。该项工作包含多个组成部分，涉及伦理、信息交流、分管领导、合规性、财务与非财务资源。

HRP 标准要求治理机构和医院领导在进行人体受试者研究时，应按照国际和国家原则，保护所有参与研究的受试者，确保所有的研究项目发起方和员工遵守适用的法律、法规和所有医院相关制度。

医院具有相应的流程，以监督涉及医院员工开展的研究和所有研究对象，无论该研究由谁或哪一实体发起。所有符合研究标准的患者及其家属，应向其告知医院正在进行的研究和他们的参与权。只有在执行规定的流程之后，即由主要研究者或授权代表解释说明了该研究的潜在的风险和益处（以及其他所需的要素）后，受试者才能签署参加该研究计划的知情同意书。

在医院内开展研究的人员要符合医院资质要求，并及时向医院的风险管理/质量系统报告所有不良事件。

注意： 有些标准要求医院有一个书面制度、操作程序、计划或其他具体流程的书面文件，这些标准在标准文本后以 Ⓟ 标注。

标准

以下是本章节的所有标准一览表，为了便于使用者阅读，未附有含义或衡量要素。关于这些标准的详细信息，请看本章节下一部分："标准、含义和衡量要素"。

HRP.1　医院领导对保护人体研究受试者负责。

　　　HRP.1.1　医院领导遵守所有的法规和专业要求，为研究项目的有效运行提供充足的资源。

HRP.2　医院领导确定研究活动的范围。

HRP.3　医院领导确立对研究发起方的要求，以确保他们承诺开展符合伦理道德的研究。Ⓟ

　　　HRP.3.1　当发起方的一项或多项研究相关职责和职能通过外部商业或学术性合同研究机构实现时，明确规定该外部合同研究机构的责任。Ⓟ

HRP.4　医院领导制定相应流程或签订外包服务合同，对所有人体受试者研究进行首次和持续审查。Ⓟ

HRP.5　医院确定和管理与在医院开展的研究相关的利益冲突。Ⓟ

HRP. 6　　医院将人体受试者研究项目整合到其质量和患者安全计划中。

HRP. 7　　医院制定和实施知情同意流程，让患者在知情和自愿的基础上决定是否参与临床研究、临床调查或临床试验。

　　　　　　HRP. 7. 1　医院告知患者及家属如何参加临床研究、临床调查或临床试验，并为弱势群体提供保护，以最大限度减少潜在强迫或不当影响。℗

标准、含义和衡量要素

HRP. 1 标准

医院领导对保护人体研究受试者负责。

HRP. 1.1 标准

医院领导遵守所有的法规和专业要求，为研究项目的有效运行提供充足的资源。

HRP. 1 和 HRP. 1.1 含义

对医院而言，人体受试者研究是一项十分复杂但意义重大的尝试。医院领导应认识到，在保护已承诺诊断治疗的患者同时，推动科学研究需要极大的投入和个人参与。

科室/服务部门领导者对人体受试者研究的承诺不能与他们对患者治疗的承诺分开，承诺应在所有层面保持一致。因此，道德考量、良好的沟通、负责的科室和部门领导者、法规遵从以及财务和非财务资源都是该承诺的一部分。其中一项资源便是适当的赔偿保险，用于补偿患者因研究方案而遭遇的不良事件。医院领导应充分认识到其保护患者的义务，无论该研究的发起方是谁。

医院领导了解并遵循适用于临床研究的法规和专业标准的来源，如来自国际协调会议（ICH）/世界卫生组织（WHO）的临床试验质量管理规范（GCP）。（见本章尾注；见 GLD. 12.1）

HRP. 1 衡量要素

- ❑ 1. 医院领导制定和促进职业道德行为规范。
- ❑ 2. 医院领导以口头和书面形式，在医院内部传达其保护人体受试者研究参与者和支持职业道德行为规范的承诺。
- ❑ 3. 医院领导确定负责制定和遵守所有人体受试者研究制度和程序的行政人员。
- ❑ 4. 医院领导应承担起保护患者的责任，无论该研究的发起方是谁。

HRP. 1.1 衡量要素

- ❑ 1. 医院领导确认和建立遵守所有人体受试者研究相关法规和专业要求的机制。
- ❑ 2. 医院领导要有相应的流程来安排预算，从而为研究项目的有效运行提供充足的资源。
- ❑ 3. 医院领导确保具有相应的赔偿保险，以便对参与临床研究时遭遇不良事件的患者做出适当补偿。

HRP. 2 标准

医院领导确定研究活动的范围。

HRP. 2 含义

医院内的医学研究可以在不同的医疗区域和/或专科开展，包括基础研究、临床研究、健康服务研究。这些研究可能包括临床试验、治疗干预、新医疗技术的开展、结果研究等。为确保医院内有足够的控制措施和资源来支持所有研究，医院领导应就研究活动的范围（包括类型和地点）进行决策。同时，医院领导还要负责确保有数量充足的、经过适当培训的人员担任研究团队的主要负责人和其他成员。研究活动应拥有所需的资质证明文件。医院领导还须设定相关指标参数，以确定医院人员何时可以作为受试者参与试验。

HRP. 2 衡量要素

☐ 1. 医院领导确定研究项目的范围。

☐ 2. 医院领导确定用于支持研究项目的设施和资源。

☐ 3. 医院领导确定获准作为研究团队主要负责人或其他成员参与研究项目的人员的资质。

☐ 4. 有获准参与研究项目人员的资质证明文件。

☐ 5. 医院领导规定在哪些情况下员工可以作为受试者。

HRP. 3 标准

医院领导确立对研究发起方的要求，以确保他们承诺开展符合伦理道德的研究。Ⓟ

HRP. 3 含义

研究方案的发起方必须具备相应资质并担负相应责任。因此，医院领导必须在医院内部明确对研究项目发起方的要求。发起方负责特定研究的各个方面，包括

- 监控研究的质量和安全；
- 确保研究方法和过程符合道德规范；
- 使用经过培训且具备资质的研究团队；
- 从可靠性和有效性两方面保护研究生成的数据；
- 确保研究结果和报告在统计上准确无误、合乎伦理且没有偏倚；
- 保护研究受试者数据的隐私和保密性；
- 确保针对患者或研究人员的激励措施不会损害研究的完整性。

HRP. 3 衡量要素

☐ 1. 这些要求包括发起方遵循医院用于监控和评估研究质量、安全以及道德规范的制度和流程。

☐ 2. 这些要求包括发起方使用经过培训且具备资质的研究团队来开展研究工作。

☐ 3. 这些要求包括发起方保护研究对象数据的隐私和保密性。（见 PFR. 1. 3 和 MOI. 2）

☐ 4. 这些要求包括发起方确保研究数据可靠、有效，研究结果和报告在统计上准确无误、合乎伦理且没有偏倚。

☐ 5. 这些要求包括发起方不允许采取损害研究完整性的患者或研究人员激励措施。

HRP. 3. 1 标准

当发起方的一项或多项研究相关职责和职能通过外部商业或学术性合同研究机构实现时，明确规定该外部合同研究机构的责任。Ⓟ

HRP. 3. 1 含义

人体受试者研究包含许多内容，发起方可以选择将其中一部分承包给外部机构，此类机构通常被称为合同研究机构。这些内容可能包括招募研究对象、开展研究、提供数据管理或充当研究审查机制。医院和发起方负责仔细挑选合同研究机构，明确相关责任并监督合同的遵从性。当法规涉及

由发起方转移给合同研究机构的责任时，发起方负责监督法规遵从性以作为合同审查的一部分。

HRP. 3. 1 衡量要素

- ☐ 1. 医院制定和实施相应流程，以确定合同研究机构的活动和责任。
- ☐ 2. 发起方转移给合同研究机构的职责和职能包含在书面合同中。
- ☐ 3. 合同规定由合同研究机构或发起方负责监控和评估研究的质量、安全和道德规范。
- ☐ 4. 发起方负责监督合同履行情况。

HRP. 4 标准

医院领导制定相关流程应或签订外包合同对所有人体受试者研究进行首次和持续审查。Ⓟ

HRP. 4 含义

与人体试验研究相关的最重要的职能之一是由一组独立的个人进行审查和监控，该小组通常被称为审查委员会（IRB）、伦理委员会或类似的名称。其构成、责任范围和其他因素可能会在法律或法规中予以说明。该小组对研究方案开展全方位的监控，以确保患者受到保护和研究的安全性。通过签订合同，这项职能可能会转交给外部机构，比如一家合同研究机构。医院领导制定该研究审查部门的制度、流程和架构，以及哪些职能可以转交给合同研究机构，哪些职能不能转交。并且，医院领导还负责确定免受该审查的研究种类，以及对审查工作的记录要求。审查该工作记录是领导责任的一个重要组成部分，以回顾研究审查工作的开展情况，应至少每年审查一次。

HRP. 4 衡量要素

- ☐ 1. 医院领导确定并支持研究审查部门的架构和运作要求。
- ☐ 2. 该研究审查部门应符合适用的法律和法规。
- ☐ 3. 医院领导规定对承担全部或部分研究审查职能的院外实体（比如某合同研究机构）的要求。
- ☐ 4. 医院领导必须明确可免受研究审查的研究类型。
- ☐ 5. 医院领导详细规定审查工作的记录要求。
- ☐ 6. 医院领导至少每年对所有研究审查流程开展一次审查。

HRP. 5 标准

医院确定和管理与在医院开展的研究相关的利益冲突。Ⓟ

HRP. 5 含义

人体受试者研究的发起方或参与方涉及的利益冲突可能来自多个方面，并且有多种表现形式。这种冲突可能是经济方面的（**例如**，招募某些类型的研究对象的费用），也有可能是非经济方面的（**例如**，出差参加会议并发言）。研究审查流程能够确定和缓解这些冲突，同时，医院也可以使用或制定另一种机制来监控和缓解冲突。该机制包括关于冲突的原因和成功管理冲突的教育。（见GLD. 12）

HRP. 5 衡量要素

☐　1. 医院规定管理利益冲突（经济和非经济方面）的要求。

☐　2. 医院规定这些要求适用的个人、委员会和其他人。

☐　3. 医院要有持续的教育和监控流程，以确保相关人员遵守这些要求。

HRP. 6 标准

医院将人体受试者研究项目整合到其质量和患者安全计划中。

HRP. 6 含义

人体受试者研究可能涉及新型的手术操作、新药的使用、药品超说明书使用、成年人治疗方式在小儿患者身上的应用以及许多其他研究课题和方法。其中，最重要的是要将研究活动纳入医院的日常流程之中。**例如**，正在进行研究的药物的医嘱、调剂和给药流程。日常流程还包括通过质量和患者安全监测流程报告不良事件。因此，报告与参加研究方案的医院患者相关的不良事件应当作为医院以及研究发起方或合同研究机构的质量监测机制。

报告与研究方案相关的事件可以提供重要信息，帮助相关人员了解医院中患者医疗服务的整体质量和安全性。**例如**，当药品超说明书使用时，所发生的重大不良事件可以提供重要的患者安全信息，应将其作为医院持续药物监督流程的一部分。同样重要的是某些试验性研究药物的处理和处置，应作为有害物质管理的一部分。此外，实验程序中使用的医学设备也应进行监测和维护。

因此，人体受试者研究项目的每个方面都应接受评估，以确定医院的哪些质量和安全计划适用，然后再将医院内的报告和持续监测流程纳入研究项目之中。当某些研究活动由合同研究机构提供时，也应包括在内。（见 GLD. 4）

HRP. 6 衡量要素

☐　1. 研究项目应纳入医院报告和应对警讯事件、其他类型不良事件的流程中，及从跟踪近错误中吸取教训的流程中。（见 MMU. 7.1；QPS. 7；QPS. 8；QPS. 9）

☐　2. 研究项目包含在医院的有害物质管理、医疗设备管理和药物管理计划中。（见 MMU. 1；FMS. 5；FMS. 8）

☐　3. 对研究项目参与人员的评价纳入专业人员绩效持续监测流程中。（见 SQE. 11）

HRP. 7 标准

医院制定和实施知情同意流程，让患者在知情和自愿的基础上决定是否参与临床研究、临床调查或临床试验。

HRP. 7. 1 标准

医院告知患者及家属如何参与临床研究、临床调查或临床试验，并为弱势群体提供保护，以最大限度减少潜在强迫或不当影响。Ⓟ

HRP. 7 和 HRP. 7. 1 含义

开展涉及患者的临床研究、临床调查或临床试验的医院需清楚，保障患者的健康是其首要责任。医院要向患者和家属提供相关信息以告知其如何参加涉及患者治疗需求的研究。

为帮助患者及家属决定是否参与研究，医院制定获取知情同意的制度和程序（见 PFR. 5.1）。通过知情同意流程，患者及家属可以了解研究及患者在研究中的角色，以便自主决定是否参与研究。知情同意流程中提供的信息包括

- 研究的解释、患者参与研究的期限以及患者应遵循的程序；
- 预期益处；
- 潜在的不适和风险；
- 对患者可能有帮助的替代治疗和操作；
- 保护记录信息的机密性程度；
- 造成损害时可获得的补偿或医疗措施；
- 自愿参与声明；
- 保证拒绝参加或中途退出不会影响患者治疗或医院服务的获取；
- 对研究有疑问时与谁联系。

通过医院的研究审查部门实施防护措施，以保护可能面临强迫或不正当压力下参与研究项目的弱势患者。弱势患者包括儿童、囚犯、孕妇、精神病患者、经济或教育上处于弱势的人群，以及几乎没有或完全没有能力在知情或自愿的基础上决定是否参与研究项目的其他人员。医院员工也应被视为弱势群体。这类人群可能会有不得不参与研究项目的压力，**例如**，当主要研究员是其主管时。

当患者决定参加研究项目并给予同意时，应在病历中注明提供信息和获得同意的个人。有时，研究方案可能会根据早期研究发现进行修改，**例如**，可能更改药物剂量。在这些情况以及类似情况下，医院应再次征求患者的同意。（见 PFR. 5.2）

HRP. 7 衡量要素

1. 受邀参加研究项目的患者应知晓研究、患者参与研究的期限、要遵循的程序以及对研究项目有疑问时与谁联系。
2. 受邀参加研究的患者应知晓预期益处、潜在风险以及其他对患者有帮助的治疗和操作选择。
3. 受邀患者知晓保护记录信息的机密性程度。
4. 受邀患者知晓造成损害时提供的赔偿或医疗措施。
5. 受邀患者保证其参加研究是自愿的，且拒绝参加或中途退出不会危及患者治疗或医院服务的获取。
6. 医院应通过研究审查部门明确和贯彻获取及记录参加研究的知情同意的方法，以及研究过程中需重新获得知情同意的情况。

HRP. 7.1 衡量要素

1. 向患者及家属确定并告知其如何参加与其治疗需求相关的临床研究、临床调查或临床试验。
2. 医院应通过研究审查部门制定和实施防护措施，以保护弱势患者的安全、权利和健康，这些弱势患者包括儿童、囚犯、孕妇、精神病患者、经济或教育上处于弱势的人群以及可能面临强迫或不正当压力的其他人。
3. 医院通过研究审查部门制定和实施防护措施，以保护可能面临强迫或不正当压力的医院人员的安全、权利和健康。

尾注

国际协调会议（ICH）/世界卫生组织（WHO）临床试验质量管理规范（GCP）标准

临床研究应根据国际协调会议（ICH）/世界卫生组织（WHO）临床试验质量管理（GCP）规范开展。它为欧盟、日本、美国、澳大利亚、加拿大、北欧国家以及WHO提供了统一的标准。因此，任何采用该指南的国家在技术上都应遵循此相同的标准。ICH是一个独特的项目，它将欧洲、日本和美国的监管机构以及这三个地区的制药行业专家聚集在一起，共同讨论产品注册的科学和技术问题。

其目的是就如何更好地规范用以解释和应用产品注册的技术指南和要求提供建议，从而减少或消除在新药研发过程中进行重复测试的需要。而这种规范的目的则是以更经济的方式利用人力、动物和材料资源，避免全球新药开发和销售过程中出现不必要的延迟，同时维持质量、安全和效力保障，履行保护公众健康的监管义务。这一使命体现在ICH的职权范围中。

它尤其适用于提供临床试验服务的合同研究机构（CRO）。ICH-GCP（E6 1.20）将CRO定义为："与发起方签订合同，履行发起方的一项或多项试验相关职责和职能的个人或组织（商业、学术或其他）"。此外，它还规定：

- （5.2.1）发起方可以将其任何试验相关职责和职能转移给CRO，但关于试验数据的质量和完整性的最终责任始终由发起方承担。CRO应当实行质量保证和质量控制。
- （5.2.2）任何转移给CRO承担的试验相关职责和职能应以书面形式说明。
- （5.2.3）任何未转移给CRO承担的试验相关职责和职能仍然由发起方承担。
- （5.2.4）本指南中对发起方的所有引用也适用于CRO，具体情况视CRO承担的发起方的试验相关职责和职能而定。

关键评审政策摘要

注意：该部分高度概括了美国医疗机构联合委员会国际部（Joint Commission International，JCI）医院评审政策。完整的政策和程序将发布在 JCI 公共网站上，网址：http：//www.jointcommissioninternational.org/accreditation-policies。

寻求 JCI 评审

评审过程的基础

评估 JCI 医院标准的符合情况是医院评审过程的基础。经过评审后，医院应在整个评审周期内持续遵守当前版本的标准。

这些标准每三年左右更新一次。

JCI 将其标准的生效日期定为发布于本手册封面上的日期，在该日期后，JCI 将根据这些标准执行所有相关的评审活动。JCI 发布其标准的时间比生效日期至少提前 6 个月，使医院能有充足的时间准备，在生效日期之前完全符合修订后标准和新标准。对于已通过第 5 版标准评审的医院，该日期是它们必须完全遵循新版所有标准的截止期限。对于首次寻求通过评审的医院，在生效日期之后，所有检查和评审结论将会以新版标准为准。

在生效日期后，任何现场或其他与评审相关的活动（**例如**：视频会议、延伸检查、寻因检查等），或提交的符合证据（**例如**：数据、制度和程序、根因分析和行动计划或自评）都应符合当前版本标准。

评审时间线

每家医院采取不同的方式准备其首次或每 3 年复审的 JCI 现场检查。许多医院均按照以下所示时间线：

- **评审检查前 24 个月**——首次新申请者完成首次注册流程（IRP）。经批准后，则需完成并提交评审检查电子申请表（E-App）。获取 JCI 标准，开始进行有关标准和如何实现预期的培训。**注意**：许多医院通过参加 JCI 在全球提供的教育项目而开始此过程。更多关于开始的过程，请看 JCI 网站提供的指南。
- **评审检查前 9 ~24 个月**——改进行为规范，以确保它们符合 JCI 标准要求。向员工培训改进的新规范。评估有效性，必要时进行优化。
- **评审检查前 6 ~9 个月**——评估准备情况；更新电子档案，审查 E-App，提交首次评审检查表或每三年一次复审检查表；安排检查日期。
- **评审检查前 4 ~6 个月**——接收、完成、签署 JCI 检查合同。
- **评审检查前 2 个月**——JCI 检查小组组长联系医院，以决定检查后勤组织工作和日程。
- **现场检查**
- **评审检查后 15 天内**——接收评审决定和来自 JCI 的官方检查结果报告。
- **收到官方检查报告 7 天内**，医院可以向 JCI 提交一份修改报告的书面请求（见 JCI 网站 General Postsurvey Policies）。
- **每三年复审期限前 6 ~9 月**——更新和提交 E-App，用于检查评审和安排检查日期。

检查时间线可通过下列网站获取：www. jointcommissioninternational. org/pathway/。

申请评审

流程

寻求 JCI 评审的医院可通过填写检查申请或电子申请（在线登录https：//customer. jointcommissioninternational. org/）来启动评审过程。E-App 为 JCI 提供创建医院档案所需的详细信息和关键统计数据，以便于管理其评审过程、制定检查合同，以及规划检查日程和现场评估过程。

首次申请 JCI 评审或认证（被称为首次申请者）的医院必须通过 JCI 网站（http：//www. jointcommissioninternational. org）完成初始注册流程（IRP）。

已通过评审或认证的医院应在所请求检查日期的前 4~6 个月通过 JCI Direct Connect（见下文）上的电子申请来申请继续评审或认证。医院必须在 30 天以内（或至少在既定检查日期前 30 天）告知有关 JCI 检查申请中的任何信息变更。

JCI Direct Connect

JCI 向每家通过评审和/或认证的医院提供访问 JCI Direct Connect（JCI 受密码保护的安全客户入口）的权限。JCI Direct Connect 包含：

- E-App；
- 与评审或认证相关的重要到期日；
- 官方报告、电子邮件和公告；
- 持续合规工具；
- 当前的评审或认证标准手册及检查流程指南；
- 合理使用 JCI Gold Seal of Approval™和促进医院评审或认证的相关建议。

医院在首次申请评审或认证时可获取访问 JCI Direct Connect 的权限，而随着评审或认证过程的不断深入，其访问权限也相应增加，可以访问到更多的网站内容与服务。只有完全通过评审或认证的医院才能获得访问所有 JCI Direct Connect 的内容和服务的权限。

检查类型

全面检查

应用所有标准对医院进行全面检查。这可以是首次评审检查、每三年复审检查或验证检查。每种检查的定义如下：

- **首次评审检查**——对医院进行的首次全面现场检查。
  - 跟踪检查——首次评审检查完成 120 天后执行现场评估，旨在复核医院在首次评审检查中发现而导致医院未能符合评审决策规则的"不符合"或"部分符合"的衡量要素（ME）。
- **每三年复审检查**——对医院进行的三年一个周期的评审检查。
  - 跟踪检查——在每三年复审检查完成 120 天后执行的现场评估，旨在复核医院在每三年复审检查中发现而导致医院未能符合评审决策规则的"不符合（Not Met）"或"部分合格"的衡量要素。
- **验证检查**——JCI 可以对自愿参加验证检查的医院进行二次全面检查，这是 JCI 内部质量改进监督工作的一部分。参与医院的评审结果不受验证检查结果的影响，自愿参加验证检查

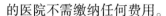
的医院不需缴纳任何费用。

跟踪检查

跟踪检查是在限定范围、内容和检查时长的情况下开展的实地检查，旨在收集与某些具体问题、标准或衡量要素相关的信息。JCI 的跟踪检查包括以下几类：

- **寻因检查**——JCI 了解已通过评审的医院或已认证的项目存有潜在的严重的标准合规性问题、严重的患者医疗服务或安全问题、法规或处罚问题，或者其他严重问题，这些问题可能使医院面临"评审否决"的风险。

- **延伸检查**——医院档案的核心信息发生变更，医院应在变更前或变更后 30 日内告知 JCI。核心信息的变更包括但不限于以下内容：

  ○ 医院所有者和/或名称的变更；

  ○ 营业执照或许可证的吊销或限制，患者治疗服务的任何限制或终止，专业人员或其他人员的任何处罚，或由相关卫生行政部门根据法律法规给予的其他处罚；

  ○ 改变或变更医疗建筑的用途，新建或扩建医疗建筑，或占用社区内其他场所的建筑，以扩展医疗服务的类型和数量，扩展幅度达到 25% 或超过医院档案中所述，或未作为医疗场所在 E-App 中进行报告，或未纳入之前的评审检查范围内；

  ○ 有意在缺乏新建建筑设施、翻新建筑设施或扩充建筑设施的情况下扩展医院的服务能力，扩展幅度达到 25% 或更多（据患者数量、服务范围或其他相关指标测定）；

  ○ 增添或删除某个或多个医疗服务部门，如增添透析单元或停止创伤治疗；

  ○ 医院与适用 JCI 标准却未经评审的医疗场所、服务或项目进行了合并或收购。

检查过程

检查目的

评审检查旨在根据以下各方面评估医院对 JCI 标准的依从情况：

- 与医务人员和患者的谈话内容及其他口头信息；

- 患者医疗服务流程的现场观察；

- 对制度、程序、临床实践指南、病历、员工档案、政府和/或监管机构合规性报告，以及医院内其他所需文件的审查情况；

- 对质量和患者安全的改进数据、绩效指标和结果的审查情况；

- 个案追踪：即通过医院的医疗服务流程评估患者的医疗服务体验；

- 系统追踪：医院层面的流程进行检查（**例如**，药物管理、感染控制、有害物质和废弃物，或者其他高风险、高/低容量、易出现问题的系统和流程）。

检查准备

JCI 为每家医院安排一位客户经理作为医院和 JCI 之间的主要联系人。此联系人将协助协调检查前的工作，并随时回答任何下列有关问题：

- 申请表的提交和接收、合同签署、检查安排检查日程；

- 官方检查结果报告处理和战略改进计划；

- 评审和认证证书状态；

- 医院内的重要变更通知 JCI，包括如何更新 JCI Direct Connect 和 E-App 中的信息；

- 一般 JCI 政策、规范和检查流程；
- 任何关于 JCI 流程的问题。

检查安排

JCI 和医院一起选定检查日期并安排检查日程，以满足医院的需要和要求，而实现高效检查。为降低评审员的差旅费用，JCI 会尽力协调特定国家或地区中其他医院的检查安排。

规划检查日程

JCI 会向每家医院指派一位检查小组组长，以协调检查日程计划的制定。组长将提前 8 周与医院联系，协调现场检查的后勤工作，并根据医院的规模、类型和复杂性制定检查日程。检查日程应详细说明 JCI 评审员将访问的现场、评审员进行的访谈类型、受访人员，以及必须提供给评审员的文件。

检查小组

由高素质的国际评审员负责执行检查。JCI 在执行检查时通常使用英文；但 JCI 也会尽量安排能熟练运用医院所在地语言的评审员。如果没有具备相应语言能力的 JCI 评审员，医院负责提供具有资质的翻译人员，确保翻译人员与医院无利益冲突。一个典型的医院检查小组由医生、护士和医院管理人员组成。

取消检查

当发生不可抗力、战争、恐怖活动或其他类似紧急事件或情景导致检查无法继续、不合法或不无理由推进评审时，JCI 或医院可以取消检查，且无需处罚或赔偿。因上述任意一项原因造成取消检查，均须尽快以书面形式传达。如果医院出于上述以外的任何原因而在检查开始日期前 30 天或不足 30 天内取消检查，JCI 将要求支付 50% 的检查费用，以弥补 JCI 的管理费用和取消航空行程的费用。如果 JCI 出于上述以外的任何原因取消检查，JCI 不会向医院收取任何费用。

延迟检查

发生以下一种或多种情况时，医院可以延迟已经计划好的检查，而无需承担任何处罚或损失：

- 完全或在很大程度上打乱检查运作的自然灾害或其他不可预见的重大事件；
- 导致医院停止接收患者、取消手术和/或其他择期操作以及向其他医院转移患者的重大罢工事件；
- 在预定检查期间，患者和/或机构或二者被转移到另一座大楼。

如果医院在上述任何情况下继续向患者提供医疗服务，JCI 保留进行现场检查的权利。医院翻新项目不会妨碍 JCI 开展现场检查。

在极少数情况下，JCI 可酌情批准不符合上述标准的机构提出的延迟检查请求。在这种情况下，JCI 可能会向机构收取一定的费用，用以支付机票退票赔偿金和其他 JCI 管理费用。

检查费用

费用计算

JCI 根据诸多因素来计算医院评审检查费用，其中包括医院所提供服务的数量、类型和复杂性；检查所覆盖的地点或医疗场所的数量；评估 JCI 标准依从性所需的评审员的数量和检查天数。评审员准备报告的时间包含在计算出的检查天数中。JCI 需向医院收取因任何必需的跟踪检查、某些医院提出延迟或取消检查而引起的费用。查询有关 JCI 评审检查的预计费用，请发邮件至：JCIAccreditation@ jcrinc. com

差旅费用

除检查费用外，医院有责任支付评审员的所有差旅费用。此项费用涵盖交通工具（飞机、火车和汽车）及合理的酒店住宿和餐饮费用，包括每天固定的就餐费用和杂项开支。

检查费用的支付计划

JCI 采用以下二种选项的任一种为医疗机构开具评审费用的账单。JCI 要求医疗机构在其评审合同的最后一页上选择理想选项并签字，从而确定其偏好的付款方式。

支付选项Ⅰ ——医疗机构在检查开始日期前至少 45 天收到一张包含全额检查费用（以美元计）的发票。款项必须在检查开始日期前至少 21 天通过电汇到账。检查结束时，如果医疗机构成功通过评审，JCI 应立即向其寄送评审证书和官方检查结果报告。在检查结束后 30 天内，JCI 向医疗机构开出有关评审员差旅和生活费用的账单。医院在收到发票后必须立即支付与评审员相关的费用。

支付选项Ⅱ ——选择此项的医疗机构将通过两张单独的发票支付检查费用。JCI 在检查前 45 天开具第一张发票（内含 50% 的总检查费用），在检查结束时开具第二张发票（内含余下 50% 的费用）。JCI 还会在检查结束后开具第三张发票（包含评审员的差旅和生活费用）。JCI 给出评审结论且医院支付完所有检查费用后，JCI 将通过普通邮件向其寄送官方检查结果报告和评审证书。

现场检查

检查范围

JCI 检查的范围由医院 E-App 中的信息确定。申请中确定的所有医疗建筑/场所和所有病房都包含在检查中。当前版本的 JCI 医院评审标准中所含的所有标准均适用，除非是医院不提供此服务（**例如，不提供现场实验室检查服务**）。

检查流程

追踪检查法是 JCI 现场检查过程的基础。在追踪法中，评审员从医院的患者群体中选择具有代表性的患者，在医院就医全过程中追踪每位患者的医疗服务体验；同时也会追踪部分关键的临床与管理系统及流程。这项工作可使评审员确定患者医疗服务和管理流程的一个或多个步骤中或各流程的相互作用中标准依从性问题。

此外，评审员将单独和以小组的形式与员工面谈，观察患者治疗，与患者和家属交流，审查病历、员工个人档案、制度、程序及其他文件。

医院应参阅"JCI 评审检查流程指南"（医院返回给 JCI 签署后的检查合同后，JCI 即会向医院提供）以了解在典型的首次评审检查或每三年复审检查期间所包括事项的详细说明，包括对所有检查活动、所需文件和其他资源的详细说明。

在每次检查结束时的领导层会议上，评审员会与医院的首席执行官和其他领导举行会谈。会议期间，评审员将提供有关检查结果的初步信息。需要重点强调的是，在 JCI 评审中心办公室完成审查之前，任何初步信息都不可作为结论性信息。

检查期间，如果评审员确定存在任何其认为会严重威胁公众或患者安全的情况，他们将告知 JCI 评审中心办公室。在这种情况下，JCI 将决定是否提前宣布"评审否决"的决定，以及是否应告知相关政府机构。

检查报告

检查小组会在离院前面谈时给医院一份有关标准依从性的报告草案，并根据医院领导的请求，在结束会议上向医院员工报告其检查结果。在由评审中心办公室审查之前，评审员的检查结果不可被视为最终结果。官方检查结果报告在检查结束 10 天内完成，并发布在 JCI Direct Connect。

检查结果报告的修订

医院可在自接收到官方检查报告起的 7 天之内以书面或电子邮件形式，申请对一个或多个检查相关的报告结果进行修订。申请中必须附带适当数据和支持信息。评审中心办公室的工作人员审查材料，并根据评估信息的需要联系医院和/或评审员。如果报告修订申请会改变检查结果，JCI 评审委员会将考虑修订申请，并做出最终的评审结论。

评审结论

JCI 的评审结论以医院是否符合 JCI 的评审决策规则为基础。JCI 评审委员会在得出有关评审的结论时，会考虑首次全面检查或每三年复审检查以及任何所需的继续检查的所有信息。最终结果就是医院符合评审决策标准或不符合评审决策标准并遭评审否决。

对否决或撤销评审的决定的复议

医院有权要求对不利评审结论进行复议。基于全面检查或跟踪检查，或对生命健康和安全存在威胁的情况，如果存在否决或撤销评审的决定，医院可以在收到官方检查结果报告或被告知评审撤销的 10 个日历日之内，以书面或电子邮件的形式，告知 JCI 希望对决定进行复议。

其次，医院将拥有额外 30 天时间以书面或电子邮件的形式向 JCI 提交可接受的数据和信息以支持其复议要求。JCI 评审中心办公室的工作人员需在收到资料的 30 个日历天内审查和评估所提交的材料，同时可能要求医院提供其他的文件和材料。评估完所提交的材料后，JCI 评审中心办公室会准备一份备忘录以供复议审查委员会进行审查。如果 JCI 审查完任何所提交材料后，而仍然决定否决或撤销评审，医院可以自费前往 JCI 评审复议审查委员会以支持其复议请求。复议审查委员会审查需要复议的相关文件并进行分析，在最终确定医院评审状态的继续 JCI 评审委员会上发表其建议。除非所有检查费用在复议请求提交至 JCI 时已经全额支付，否则 JCI 不会审查医院对不利评审结论的复议请求。

公开披露和保密

保密

JCI 将对与评审过程有关的所有事项保密，但以下除外：

- 接受评审医院的状态（即医院已经通过评审还是评审被否决，或者评审是否被 JCI 撤销）；
- 关于医院的投诉次数已达到 JCI 审查的标准。

医院的官方评审状态将被发布在 JCI 网站上，并标记为"通过评审"（和做出此决定的日期）或"评审撤销"（和日期）。JCI 网站上发布的"评审撤销"状态将保留一年。如果医院退出评审过程，JCI 将在 JCI 网站上发布其退出状态和退出日期。通过评审的医院可以向任何人发布有关其评审状态的更多详细信息（包括其官方检查结果报告）。但是，如果医院传播不准确的评审过程状态信息，JCI 将保留澄清被视为机密信息的权利。

JCI 为提出投诉并符合 JCI 审查标准的个人提供：

- 已审查的适用标准；
- 因审查而发布改进建议的任何相关标准和/或审查结果要求的改进战略计划（SIP）；
- 医院评审状态的任何变更当适用时。

评审奖项的展示和使用

JCI 在首次评审和每次复审更新时为每家医院提供三份评审证书。证书和所有复印件仍属 JCI 所有。如果医院收到反映名称变化的新证书，或者医院的评审出于任何原因被撤销或否决时，应将原证书返还给 JCI。

通过 JCI 评审的医院必须向公众准确描述其评审奖项的性质和意义，并且不得虚报其评审状态或评审奖项适用的院区和服务项目。JCI 为每家接受评审的医院提供相应的宣传指南，以用于宣布评审奖项。

维持评审

评审奖项的有效期

如果 JCI 未撤回奖项，则评审奖项的有效期为 3 年。自 JCI 完成医院检查或完成任何跟踪检查（需要进行跟踪检查时）后的第一天起，奖项便已生效。在医院的三年评审周期结束后，JCI 将会重新评估医院，以实现评审奖项的更新。

战略改进计划（SIP）

战略改进计划（SIP）是由医院制定，用以应对 JCI 官方检查结果报告中确定的"不符合（Not Met）"结果和某些选择的"部分符合（partially met）"结果（影响患者安全和医疗服务质量）所必需的书面行动计划。该书面战略改进计划预期将：

- 建立医院将实施的战略/方法，以解决每一个检查报告中发现的问题；
- 描述医院为符合所引用的标准/衡量要素将采取的特别行动；
- 描述医院将采取的特定步骤，以便告知和教育其员工、医生及其他人员医院将如何实施行动，从而符合所引用的标准/衡量要素；
- 描述可长期防止重复发生的需改进事项及维持改进成果的方法；
- 确定可用来评估改进计划的有效性的指标。

战略改进计划必须表明医院的行动能完全符合标准和衡量要素。当医院获得评审证书或认证证书及金印后，JCI 评审中心办公室的工作人员将审查和批准，并接受战略改进计划。

医院未能在 120 天内提交可接受的战略改进计划（SIP），医院将被置于评审否决的风险，并需要进行跟踪检查来验证依从性的证据。发生这种情况时，JCI 通知医院并实施跟踪检查协议。

在检查间隔之间的报告要求

JCI 要求在三年的评审周期内通过评审的医院和 JCI 之间保持持续沟通，确保医院在通过评审后也能继续符合评审要求。如果通过评审的医院内部发生重大变更，评审既不会自动转移也不会自动延续。请参阅"参加评审的要求（APR）"部分以查看必须报告的变更情况列表。

当评审面临风险时

当 JCI 评审中心办公室的工作人员和评审员确定医院中存在或发生过以下一种或多种情况时，则该医院可能会面临评审否决的风险：

1. 对患者安全、公众健康或员工安全造成直接威胁。
2. 根据适用法律和法规的要求，医院不具备相应的执照、证书和/或许可证来提供正在寻求 JCI 评审的某些医疗服务。
3. 基于质量和安全状况、意外事故或事件，或其他法律法规状况，医院提供医疗服务的执照、证书和/或许可证已经暂时或永久受限或被吊销，以及/或临床科室/服务部门已经被当地或国家监管部门或机构限制或关闭。
4. 不具备执照、注册证或证书的个人正在提供或提供过医疗服务。
5. 医院提交伪造文件或虚假信息以期获得或维持评审。（见 APR.2）
6. 医院不符合"在检查间隔之间的报告要求"的评审政策。（见 APR.1）
7. 医院无法在检查后 120 天内提交可接受的战略改进计划（SIP）。

JCI 评审中心办公室和评审员可通过以下途径确定医院存在上述情况：现场检查期间的状况、审查检查报告或检查后跟踪活动，或者已提交的对医院的投诉状况，亦或是国家或其他监管部门或机构撤消或限制其运营执照/许可证。当评审员发现情况属实且尚未解决时，便会向评审委员会建议否决评审。医院有权提出复议如前面所述。

报告警讯事件

通过评审的医院可以自愿向 JCI 报告警讯事件。JCI 也可以通过与患者、家属、医院的员工或评审员沟通，或通过媒体等其他途径知晓警讯事件。哪些事件考虑为警讯事件在 QPS.7 中有描述。

这些事件之所以称为警讯事件，是因为需立即调查和采取应对措施。术语警讯事件和医疗差错不是同义词；并非所有警讯事件都是由差错而引起，也不是所有差错都会导致警讯事件。

医院对警讯事件采取的适当应对措施包括进行及时、彻底、可信的根因分析；制定旨在实施改进措施以降低风险的行动计划；实施改进措施；监测改进措施的有效性。JCI 评审中心办公室审查医院的根因分析和行动计划，以帮助确保改进措施可降低未来发生类似事件的风险。

现场检查期间，评审员将评估医院对警讯事件相关标准的遵从情况。（如 QPS.7）检查期间，如果检查小组确定有未报告的警讯事件，则会通知医院的首席执行官和其他人员已将该事件上报至 JCI 以接受进一步审查。

管理投诉或质量问题

JCI 的质量和安全监控办公室负责审查与通过评审的医院相关的投诉、问题和咨询。这些沟通的信息可以通过多种渠道获得，例如直接通过患者、家属或医疗从业者，或以报告的形式从政府机构获取，亦或通过媒体报道获取。在未设立高效流程来管理和解决投诉的医院中，医务人员和患者应让这些未解决的问题引起 JCI 的注意。

在审查已报告的质量问题后，JCI 可以采取一系列措施，包括：

- 记录有关趋势分析的信息和未来可能采取的行动；
- 获取有关医院对问题的反应；
- 进行寻因检查。

评审更新

JCI 评审中心办公室会在医院每三年复审检查的评审到期日前，提醒医院更新其电子申请并告知 JCI 其重新评审的意图。JCI 随后便会安排检查，尽力使下次检查日期与上次每三年复审检查的评审周期实现同步。

JCI 与国家或地区中应接受检查的医院和其他医院共同协调，以求安排适当的检查日期，实现资源最大化并降低差旅费用。全面复审检查结束后，医院之前的评审状态仍可在 2 个月内保持有效，以完成任何所需的跟踪检查。

词汇表

评审（accreditation）：由某一认证机构认定一个合乎各件的项目、机构或组织（如医疗机构）符合一系列硬性的标准的过程，表明该组织的质量、绩效或类似的属性已达到一定水平。

评审结论（accreditation decisions）：就美国医疗机构评审联合委员会国际部（JCI）开展的评审而言，经 JCI 检查后一个医疗机构可以下类别的评审结论：

评审通过（accredited）：证明该机构基本达到所有标准和国际患者安全目标的要求。

评审否决（denial of accreditation）：该机构没有持续遵守 JCI 标准和国际患者安全目标，或者因其他原因 JCI 撤销评审。

评审过程（accreditation process）：评审过程是一个连续的过程，在此过程中，医疗机构向 JCI 证明其提供的医疗服务是安全、高质量的，符合 JCI 标准和国际患者安全目标的要求。这一过程的关键环节是 JCI 的评审员对一家医疗机构的现场检查。

评审检查（accreditation survey）：对一家医疗机构进行评估，判断其对适用的标准和国际患者安全目标的符合程度，来决定其评审结果。JCI 评审包括：

- 对医疗机构提供的文件进行评价；
- 有关标准执行情况的口头信息或者可用于判断其对标准符合程度的执行实例；
- 评审员现场观察；
- 用追踪调查法追踪患者的医疗服务流程；
- 有关遵守标准和绩效改进的教育。

全面检查是指应用所有医院标准对整个医院彻底检查，其中包括首次检查、三年一次检查和验证检查。

首次评审检查（initial survey）：对医院进行首次全面现场检查。

三年一次复审检查（triennial survey）：对医院进行三年一个周期的评审检查。

验证检查（validation survey）：JCI 对自愿参加验证检查的医疗机构进行的第二次全面检查，这是 JCI 内部质量改进监督工作的一部分。参与医院的评审结果不受验证检查结果的影响，自愿参加验证检查的医院不需缴纳任何费用。

JCI 检查的其他类型还包括在限定的范围、内容、时间跨度内，收集某些具体的问题、标准或衡量要素的信息。这种类型的 JCI 检查称为跟踪检查（follow-up survey）。

延伸检查（extension survey）：当医院的核心信息、服务内容、和/或其他因素发生改变而进行的检查。**例如**，包含名称、所有权、执照的变更；建筑和翻新；增加或减少一项（多项）服务内容；及其他。医院在变更生效的 30 天内通知 JCI，JCI 可能对医院进行延伸检查。

寻因检查（for-cause survey）：在 JCI 知悉已通过评审的医院或已认证项目存在潜在的严重违规、严重的患者医疗或安全问题、管理问题或制裁，或者其他严重问题后，对其进行的调查。这些问题可能导致医院"具有评审被否定的风险"。

急性照护（acute care）：一种医疗服务状态，其接诊的患者处于短暂的严重发作状态的治疗阶段；是疾病或创伤的结果；或处于手术后的恢复中。很多医院属于急性照护机构，其目的是一旦患者被认为处于健康稳定状态，即提供合适的出院说明使其出院。

不良事件（adverse event）：发生在医疗机构中的非预期的、非期望的或潜在的危险事件。

非住院医疗（ambulatory care）：以门诊的形式向患者提供的医疗类型。非住院医疗可在多种场合提供，从独立的手术设施，到心导管中心均包含在内。

麻醉（anesthesia）：指全身麻醉以及脊髓或者重要部位的区域麻醉。不包括局部麻醉。全身麻醉是一种药物引导下的意识丧失的状态，患者不能被唤醒，甚至对疼痛刺激也没有反应。自主维持通气功能的能力通常被减弱。患者通常需要帮助维持气道通畅，而且由于自主通气功能受到影响或药物引导的神经肌肉的功能受到抑制，需要正压通气。心血管功能可能被减弱。另见"操作时镇静（procedural sedating）"。

聘任（appointment）：评估一位初次申请者的资质证书，来决定申请者是否具备资质为该医院患者提供满足其需求的服务；同时，该医院可提供有资质员工和技术能力支持。（见"重新聘任（re-appointunent）"）

最佳实践（best practice）：指被某一特定领域的大多数专业人士公认的，针对达到特定的结果，比其他任何做法更有效的临床的、科学的或专业的技术、方法或程序。这些实践，有时也称"良好实践"或"较好实践"，特点是以循证和共识为准。

资金 ［capitalcost］：投资用于发展新的或改进的设施、服务或设备的费用。不包含运营费用。

医疗服务计划（care plan）：见"治疗计划（plan of care）"。

认证（certification）：指由一个权威组织评价并且证明一个个人、机构或者项目符合相应的要求（例如标准）的程序和活动。"认证"不同于"评审"之处在于认证也可以用于个人（**例如**，一个专科医生）。

清洗（cleaning）：将可见的污物从物品和表面上除去，通常使用水和清洁剂或含酶产品用人工和机械的方法完成。

临床病理学（clinical pathology）：指与解决临床问题有关的服务，特别是在临床诊断中使用实验室方案。包括临床化学、细菌学、真菌学、寄生虫学、病毒学、临床显微镜检查、血液学、凝血免疫血液学、免疫学、血清学和放射生物测定学。

临床路径（clinical pathways）：指一种标准化的临床治疗模式，包括治疗的所有要素，通过组织、排序和安排临床医生及其他医疗服务人员参与。也称为"关键途径"和"医疗图"。

临床实践指南（clinical practice guideline）：通过临床实践或专家的共识意见，形成描述一个具体操作或流程的工具；其可以最有效地评估和/或治疗一位患者具体的症状、病情或诊断。

临床人员（clinical staff）：见"人员（staff）"。

临床试验（clinical trial）：根据试验的目的、规模和范围，分三期或有时是四期来验证药物、仪器或技术。一期试验用于评价诊断、治疗或预防药物、仪器或技术的安全性，或确定安全的剂量范围（如适用）。此类研究只需少量健康受试者参加，通常历时一年。二期试验通常是对照试验，用以评价药物、仪器或技术的有效性和剂量（如适用）。这些研究需要几百个志愿者参加，包括一定数量的患有与研究相关疾病的患者。这一试验通常要持续两年。三期试验要验证在二期试验中确定的药物、仪器或技术的有效性。监测参加二期试验的患者在长期的使用中是否出现任何不良反应。在这些研究中，要有足够的患者分组数量，以确定临床显著性反应。这一期试验通常要持续三年。四期试验针对已经批准上市后的药物、仪器或技术。这些研究通常可以获得更多的关于产品安全和有效性的资料。

能力（competence）：确定个人满足特定要求的技能、知识和实际操作能力，通常在岗位职责描述中说明。

保密/保密性（confidentiality）：指有需要、有理由并获得许可的医疗卫生执业者和临床医务人员，有限制地得到资料和信息。一个人对个人的和信息的隐私权，包括他或她的病历。

污染（contamination）：出现某种多余物质或微生物，诸如传染性物品、细菌、寄生虫或其他污染物；被带入一个环境、物体表面、物品或物质中，例如水体、食物或消毒的医用供给品。

医疗连贯性（continuity of care）：指个人的医疗服务在不同的医务人员、不同的医疗机构和不同的实践之间的协调程度。见"交接（handover）"。

连续医疗（continuum care）：在一个医疗机构或相连的多个医疗机构中，提供适宜水平和类型的护理、治疗和服务，以满足患者持续的需求。

合同服务（contracted services）：通过与其他组织、机构或个人的书面协议提供的服务。协议规定申请机构所要求提供的服务项目或人员，以及提供的这些服务或人员的费用。

资质审查（credentialing）：指获得、核实和评估一位医务人员的资质的过程。这个过程决定了该医务人员能否在一家医疗机构内或为一个医疗机构提供患者医疗服务。周期性地审核员工资格的过程被称为"资质复审（recredentialing）"。

资质证明（credentials）：指能力、目前和相关执照、教育、培训和经历的证明。医疗机构可能增加其他标准。另见"能力（competence）"和"资格审查（credentialing）"。

安全文化（culture of safety）：亦称"安全文化（safe culture）"，在合作的环境中，有经验的临床医生相互尊重；领导者推动团队高效合作，并增强心理安全感；团队从错误和踪近错误中吸取教训；照护者知晓人为表现在复杂系统中的固有局限性（压力识别），并可以通过述职报告的形式看到学习提高及改进的整个过程。

治愈服务（curative services）：为治疗疾病并促进痊愈的服务。治愈服务或治疗与姑息服务是不同的，姑息服务是减轻痛苦但不治愈。另见"姑息服务（palliative services）"。

数据（data）：指在一次评估活动中收集的事实、临床观察或衡量结果。数据在被分析之前称为"原始数据"。

科室/服务部门领导者（department/service leaders）：管理和指导医院"各小团体"的个人。小团体通常是指科室、服务部门、单元和/或病房。

灾难（disaster）：见"紧急事件（emergency）"。

出院（discharge）：个人与医疗机构或服务项目的医疗关系的终止，而且医疗机构或服务项目不再对个人的医疗服务承担实际责任。

出院小结（discharge summary）：指病历的一个组成部分，总结入院的原因、主要结果、施行的手术、实施的治疗、患者出院时状况，以及对患者及其家属的具体指导（如随访、用药）。

消毒（disinfection）：在没有生命的物体上消除大量或所有病原微生物（但不包括细菌孢子）的过程，通常使用液体化学制剂或湿性巴氏消毒法。

禁用清单（do not use list）：是一份整个医疗机构禁用的缩写、简称和符号的书面清单——无论是手写或是录入计算机内的纯文本格式——由于其容易引起混淆。

故障宕机（downtime）：不可避免的数据系统中断和失败。

计划性宕机（planned downtime）：预定的数据系统中断，以执行维护、修复、升级和其他的系统调整改变系统。

非计划性宕机（unplanned downtime）：非期望的数据系统中断，可由断电或设备故障、加热/冷却系统故障、自然灾害、人为错误、因特网或内网服务中断或其他故障所致。非计划性宕机对数据系统有负面影响，如可造成数据丢失、硬件损坏和数据毁损。

效率（efficiency）：指服务的产出（医疗服务结果）与提供服务的资源之间的关系。**例如**，两个使用同样数量资源的项目，其中一个取得较高免疫接种率的项目效率更高。提高效率包括使用较少的资源取得同样的产出，或者使用同样数量的资源取得更多的产出。

电子病历（electronic medical record，EMR）：关于患者健康相关信息的电子记录，由授权的医务人员创建、收集、管理和查阅。另见"病历 medical record"。

突发紧急情况（emergency）：

1. 一种未预料的或突然发生的情况，如需要急诊手术以避免死亡或严重残疾；

2. 一种自然或人为导致的事件，严重破坏了医疗服务的环境（**例如**，飓风、暴风雨或地震造成医疗机构的建筑物和地面破坏）；严重干扰照护和治疗活动（**例如**，水灾、社会骚乱、意外事故或医疗机构或其社区出现的紧急情况引起公用设施如电力、供水和通讯中断）；或导致突然的、明显变化了的或增加了的对医疗机构的服务要求（**例如**，生物恐怖袭击，建筑物倒塌，或者医疗机构所在社区的铁路交通事故）。一些突发情况被称作"灾难"或"潜在的伤害引发事件（PICEs）"。

紧急（emergent）：一种病情分类系统的分级，意味着患者病情有生命危险，需要立即提供干预。见"病危（urgent）"。

雇佣行为（employment practices）：通过分析、筛选或其他办法进行招聘、雇佣、选择、转岗、晋升、提供利益，或类似影响员工或未来的员工的措施。

循证指南（evidence-based guidelines）：医疗决策基于实证依据，或缺乏实证依据时，基于专家共识（例如专业团队发表的共识声明）。该方法要求理解一些互相矛盾的结果，并评估证据的质量和可靠程度。最后，医生必须知道如何将它用于患者以及医疗决策。

设施管理计划【facility management program（s）】：医院以书面文件的形式规定了以下流程：安全和安保；有害物质；突发紧急事件防备；消防安全；医疗设备；公用设施。该计划明确规定了具体的程序，包括减轻损害、防备、应对和恢复的策略、行动和职责。

失效模式和效应分析（failure mode and effects analysis，FMEA）：前瞻性检查可能发生设计失效的系统性方法。对可能发生的失效模式进行优先排序，以帮助机构进行改进获得最大收益。该工具假定无论人们知识多么渊博或多么谨慎，在某些情况下错误在总会发生和很可能发生。

伪造（信息）【falsification（of information）】：伪造整体或者部分，申请评审的医疗机构或评审通过的医疗机构提供给 JCI 任何信息是整体或者部分伪造的。

家属（family）：在患者的生活中有重要作用的人。可以包括与患者没有法律关系的人。在患者丧失决策能力时，经授权为患者做医疗决策，这些人通常叫做决策代理人。

框架（framework）：一个相互关联项目的列表、概述或"骨架"，可以在任何时间通过添加或删减条款来改变。

全面运作（full operation）：根据所有相关的 JCI 标准医院做好了综合性现场评估准备的标准；在医院递交电子申请（E-App）前至少四个月，显示该医院持续提供的住院和门诊服务的水平和类型的统计数据；和所有住院患者和门诊患者的临床服务、单元和部门。见本手册中的"一般资格要求"（general eligibility requirements）。

功能状态（functional status）：指个人与其年龄组相适应的照顾身心健康的能力。功能状态可包括社会的、生理的和心理的功能。功能状态可以在定期的健康检查中，通过询问进行评估，或使用正规的测试仪器进行检查。另见"衡量（measure）"。

治理（governance）：指管理着医院并对 JCI 标准的要求负责的治理机构。

治理机构（governing entity）：个人（们）或群体拥有最终的权力和责任来制定政策、保持医疗服务质量、提供医院的管理和计划。**例如**，治理机构的架构包括一群人（一个社区委员会），一个或多个所有者。这个组织的名称可以包括：董事会、理事会、管理委员会、监事会、治理委员会等。对于公立医院，治理机构一般是卫计委（MOH）。

交接（handover）：发生在医疗服务场所中患者和患者医疗服务的责任转移。**例如**，在医院中，患者从一个医务人员手中移交到另一个医务人员，从一层医疗服务级别移交到另一层，从住院病房到诊断或者治疗单元，出院时从医院员工到家属，等等。也称为"传送（handoff）"。

摘取器官（harvesting，of organ）：切除一个器官用于器官移植。

有害物质和废弃物（hazardous materials and waste）：由地方、地区和国家法规指导或规定其处理、使用和储存的物质、有害气体和有害能源。尽管 JCI 规定感染性废弃物属于此类物质，但不是所有的法律法规都将感染性或医疗废弃物当作有害废弃物。

危害脆弱性分析（hazard vulnerability analysis）：一个用于确认潜在的紧急情况及其对医疗机构的运行和服务要求产生直接和间接的影响的工具。

医源性感染【health care-associated infection(s)，HAI】：指个人在医疗机构接受治疗或服务时获

得的任何感染。常见的医源性感染有泌尿系感染、手术切开感染、肺炎和血液感染。

医疗机构（health care organization）：指提供医疗服务的多种类型机构的统称。包括非住院中心、行为/精神卫生机构、家庭医疗机构、医院、实验室和长期照护机构。

医务人员（health care practitioner）：任何完成了医疗服务课程学习和掌握了某一学科规范的技能人员。包括护士、医生、牙医、药剂师、呼吸治疗师、理疗师和膳食师等。须由政府机构或专业机构颁发执照或认证。见"独立执业医生（licensed independent practitioner）"。

医院领导（hospital leadership）：向医院首席执行官汇报的群体。包括一位首席医疗官代表医务人员、一位首席护理官员代表院内各层次的护理人员、资深管理者例如首席质量官、人力资源副总监、首席运行官等。

人体受试者研究（human subjects research）：研究者应用活体研究，通过个体和/或可证实的个体信息的干预或相互作用来收集数据。设计人体受试者的研究方案应获得研究审查委员会（research review board）或其他研究伦理机构批准，必要时应接受持续的监督。

可植入医疗器械（implantable medical device）：经永久性植入外科手术后或自然形成的身体空腔内，通过使用有效周期内的器械长期辅助、恢复或取代身体的结构和功能的一种器械。**例如，**假体（如髋关节）、支架、心脏起搏器、注射泵等。

传染性废弃物（infectious waste）：见"有害物质和废弃物（hazardous materials and waste）"。

信息管理（information management）：指整个医疗机构数据或信息的创建、使用、共享或处理。这项工作对于医疗机构的有效和高效运行至关重要。它包括在工作中产生数据和信息、控制数据和信息的使用、信息资源管理、信息技术及信息服务等。

知情同意（informed consent）：向患者提供操作或治疗的信息，以便患者可以作出一个自愿的、信息对称的决定来接受或拒绝这项操作或治疗。患者在表达同意以前，必须对告知的信息是理解的。知情同意的要素包括但不限于：操作/治疗的目的；潜在的益处和风险；此项操作/治疗的其他替代方案。

住院患者（inpatient）：通常情况下，入院并在医疗机构住至少一天的患者。

在职教育（in-service education）：指有组织的教育，通常在工作场所进行，旨在提高员工的技能或给员工讲授与其工作和专业有关的新技能。

整合式系统（integrated system）：医疗机构为管理多样化的医疗服务体系而建立的广泛协作系统。该系统通常包括一所或多所医院、大型团队服务、保健计划及其他医疗服务内容。医务人员可能是该系统的雇员或属于与该系统密切合作的执业团队。该系统能为同一地区的患者提供不同水平的医疗服务。

含义（intent）：对标准的基本原理、意义和重要性的简要解释。含义包含在现场检查过程中评估的例子以及标准的具体期望。

岗位职责描述（job description）：指对一个工作岗位的说明，包括义务、职责和履行该项工作所要求的条件。

法律法规（laws and regulations）：针对必需的决定和行动的声明或指导意见。如未遵守法律法规，通常须处以法律方面或其他方面的责罚措施。

领导者（leaders）：见"科室/服务部门领导者（department/service leaders）"。

领导（leadership）：见"医院领导（hospital leadership）"。

医疗服务级别（levels of care）：医疗服务的分级。根据提供的医疗服务种类、服务患者数量以及提供服务的医务人员数量来划分。主要的医疗服务等级分为：一级、二级、三级。在提供紧急、危重、普通的服务时，根据患者病情的敏感度和服务的强度来划分服务等级。

独立执业者（licensed independent practitioner）：经教育和培训考证，经法律和执业许可（适用时），无需他人指导和监管，在个人执业的范围内，提供医疗和其他服务的个人。在许多国家，可以获得执照的独立执业者包括医生、牙医、某些类别的护士、足病诊疗师、验光配镜师、推拿疗法师。见"医务人员（health care practitioner）"。

执照（licensure）：指由政府机构遵照适用于某种职业的法规授予的合法权利（**例如：**医生、护士、心理治疗师或临床社会工作者，或医疗机构的运营）。

材料安全数据表（material safety data sheet，MSDS）：见"安全数据表（safety data sheet）"。

衡量（measure）：
1. 一种定量和/或定性的工具、仪器或项目，用来确定程度、广度或质量等。
2. 对一种结构、结果或过程收集可以计量的数据的行为。

医疗器械（medical device）：用于预防、诊断或治疗病情或疾病的一种仪器、装置或机器；或为了医疗服务的目的，用于发现、测量、复原、修正或修改身体的结构或功能的仪器装置或机器。通常医疗器械的目的不能通过药物、免疫学或代谢的方法实现。

医疗设备（medical equipment）：医疗设备需要校准、维护、维修、淘汰和培训使用者——这些行为通常由临床工程师管理。医疗设备用于诊断和治疗疾病，或用于疾病或受伤后康复治疗。医疗设备可以单独使用或者与辅助设施、易耗品或者其他医疗设备的附件共同使用。医疗设备不含可植入的、可废弃的、一次性使用的医疗器械。

病历（medical record）：用于记录患者健康信息的书面或电子文件，如评估结果、病程记录和出院小结。记录由医务人员书写。见"电子病历（electronic medical record）"。

医学研究（medical research）：基础的、临床的和卫生服务研究，包括临床试验、治疗干预、引入新的医疗技术和结果研究等。

医疗人员（medical staff）：具有独立行医资格（无需监督）的所有医生、牙医和其他医疗执业人员。他们能够向患者提供预防、治疗、恢复、外科、康复或其他医疗服务和牙科服务，或能够就病理、影像向患者提供咨询解释服务。医疗机构与向这些患者提供服务的人员的关系可能是聘用、雇佣、合同或其他形式。

医学生（medical student）：在医疗教育机构登记入学的人员。

药品（medication）：任何处方药、药物样品、草药、维生素、营养制品、非处方药、疫苗；用于诊断、治疗或预防疾病或其他异常情况的诊断性和对比试剂，放射药，呼吸治疗药；肠外营养物；血制品；静脉液体（生理盐水，或含电解质和/或药品）。

高警讯药品（medications，high-alert）：那些存在高比例出错和/或警讯事件的药品，药品误用会导致高风险或其他不利的结果。**例如**，高警讯药物包括临床试验的药物、控制性药物、抗凝药、听似/看似的药物。

用药错误（medication error）：任何可预防的药品使用不当或可危及患者安全的事件。见"警讯事件（sentinel event）"。

使命陈述（mission statement）：阐明某机构或其某一部分的目的（"使命"）的书面表达。使命陈述的产生通常在确定方向和目标之前。

监测（monitoring）：定期审核信息。监测的目的是发现情况变化。

多学科（multidisciplinary）：指包括来自多个专业、学科或服务领域的代表。

踪近错误（near miss）：任何未造成危害的差错，但其再发展很有可能带来严重的不良后果。这种"踪近错误"属于不良事件的定义范围。另见"不良事件（adverse event）"。

非临床人员（nonclinical staff）：见"人员（staff）"。

医院感染（nosocomial infection）：参见"医院相关感染（health care-associated infection）"。

营养干预（nutritional interventions）：旨在增进合适的营养摄入的医疗服务和咨询。营养干预基于食品、其他营养源和膳食配制的营养和相关信息。包括患者的文化背景和社会经济状况。

营养疗法（nutrition therapy）：包括肠内营养和肠外营养的医学治疗措施。

观察（observation）：医务人员密切观看患者的一段过程。

组织架构（organizational chart）：表明一个机构内职衔和上下级关系的图示，有时称作"组织机构图（organogram）"或"组织机构表（organization table）"。

结果/预后（outcome）：针对特定健康问题的干预措施的效果。它反映了干预的目的。**例如**，农村安全饮水健康教育项目的结果是减少了 5 岁以下儿童的腹泻病，或降低了儿童腹泻的死亡率。

门诊患者（outpatient）：通常情况下，不需要像住院患者那样更结构化的环境或住院服务所提供的治疗水平的患者。在很多国家，门诊医疗服务也称作"非住院医疗"。在一些国家，门诊患者被认为"已入住"某医疗机构；在一些国家，门诊患者被认为"已注册"。另见"非住院医疗（ambulatory care）"。

姑息服务（palliative services）：为减轻疼痛和痛苦而不是治愈疾病的治疗和支持性服务。姑息疗法可包括减轻或缩小肿瘤压迫生命器官并提高生命质量而进行的手术或放射治疗。姑息服务包括关注患者的精神和心理需要，以及对临终患者及其家属的支持。

患者（patient）：接受照护、治疗和服务的人。

患者医疗服务流程（patient care process）：收治患者，为其提供舒适服务及治疗的行为。这些行为都含有对患者安全的责任，包括治疗、服务、功能恢复、康复和其他该医疗机构或网络建议给患者的项目。

以患者为中心的医疗服务（patient-centered care）：根据患者的喜好、需求和价值观提供尊重的、负责的医疗服务。应确保患者的价值指导临床决策。

生理标准（physiologic-based criteria）：属于生物学的分支，涉及活组织及其理化因素的功能及过程的标准。

计划（plan）：为实现短期或长期的目标和目的而概述详细的策略和资源需求的方法。

医疗服务计划（plan of care）：医疗服务计划通常用于确定患者医疗服务需求、列出满足这些需要的策略、记录医疗服务的目标和目的、列出终止干预的标准并记录患者达到特定目标和目的的进展情况。医疗服务计划基于患者评估过程中收集的信息。在一些医疗机构中制定医疗服务计划可依据专门的制度和程序、规程、实践指南、临床路径或这些方法的组合。医疗服务计划可以包括预防、治疗、处置、机能恢复和康复等。另见"计划（plan）"。

即时检验（point-of-care testing）：在传统的实验室环境以外进行的分析检验，通常位于或靠近为患者进行治疗的场所。

制度（policy）：一项旨在影响或决定决策和行动的期望陈述。制度是规则和原则，可指导和规范医疗机构的程序和流程。

实践指南（practice guidelines）：另见"循证（科学）指南【（evidence-based）or（scientific-based）guidelines】和临床实践指南（clinical practice guidelines）"。

术前医疗评估（preoperative medical assessment）：一种临床风险评估，用于评估一位患者术前的身体状况，确定对该患者进行麻醉和手术是否安全。

预防性维护（preventive maintenance）：在使用新的设备之前或在设备的生命周期内的具体阶段对其计划性、预定性、外观、机械、工程和性能进行的评估。评估的目的是：依据厂家的指示和说明维持设备的良好运转，以确保诊断、治疗和监测的准确性。可包括测量性能规范和评估特定的安全因素。

预防性服务（preventive services）：促进健康和预防疾病的干预措施。包括发现危险因素并提出建议（**例如**，吸烟、缺乏身体运动）、筛查疾病（**例如**，乳腺肿瘤、性传播疾病）和免疫接种。

原始来源查证（primary source verification）：由原始来源或该来源批准的机构对医务人员个人报告的资格进行的核实。对资格证书原始来源的查证方法包括直接通信、电话查证记录，或来自于原始资格证书来源的安全电子查证，或满足JCI要求的资格查证机构的报告。

主要基地（principal site）：在主要基地上，一个学术型医学中心医院为本科生、受训医生（**例如**，住院医生或实习医生）提供大量医疗专业课程，而且不只包含一个专科，如在专科医院（**例如**，眼科医院、口腔科医院或骨科医院）。见本手册中"一般资格要求（general eligibility requirement）"。

专项资格许可/授权（privileging）：基于对个人资格和表现的评价，医疗机构授权某医务人员在该医疗机构内开展某项医疗服务的具体范围和内容（即临床专项资格职业范围）的过程。

操作时镇静（procedural sedation）：应用镇静剂或者解离性药物（配合或不配合使用镇痛剂）诱导患者进入可忍受不适操作的状态的技术；期间心肺功能正常。另见"麻醉（anesthesia）"。

程序（procedure）：一项任务如何去实施，通常包括分步说明。

流程（process）：产生或引导某一特定结果的一系列行动。

项目/计划（program）：一个有组织的、官方的系统，指导朝向一个具体目标行动。该项目/计划确认存在哪些需求，列出满足这些需求的策略（包括涉及的人员），设定方向和目标。项目/计划的形式可包括陈述、制度和程序、实施方案、实践指南、临床途径、治疗图，或这些内容的组合。

前瞻性（prospective）：着眼于将来会发生的事情。

规程（protocol）：针对一项新的或实验性操作或治疗而制定的科学治疗计划或研究大纲，旨在监测人体机能情况（**例如，2** 型糖尿病的管理）。规程通常包含参与者类型、时间表、程序、药品和剂量等。

具有资质的人员（qualified individual）：能够在医疗机构中从事一项或所有医疗活动或服务的个人或员工。资质的确认需要下列条件：教育、培训、经验、能力、适用执照、法律或法规、注册或认证。

质量改进（quality improvement）：满足患者和其他人的需要，持续研究和改进医疗服务流程的方法，其同义词"持续质量改进（continuous quality improvement）""持续改进（continuous improvement）""全机构绩效改进 organizationwide performance improvement""全面质量管理（total quality management）"。

医疗服务质量（quality of care）：面向个人或人群、并与当前专业知识相一致的医疗服务，如何增加其带来的所需治疗结果的可能性。结果的衡量包括以下几方面：患者的感受、治疗环境的安全和治疗可及性、适宜性、连续性、有效性、效果、效率和及时性。

重新聘任（reappointment）：重新审查医务人员的相关文件档案以确认延续其工作许可的过程；医务人员未受到许可和认证机构的违规处分；文件包含足够多的文档记录，以支持该医务人员在院内获取新的职权或职责，或扩大原有的职权或职责；且该医务人员具备足够的生理和心智能力，能在无需监管的情况下为患者提供照护和治疗。另见"聘任（appointment）"。

招聘（recruitment）：为组织寻找新员工或其他成员。

参照/签约实验室（reference/contract laboratory）：由一家机构而非医院拥有和运行一个实验室，医院为获取检验服务与其签约。

转诊（referral）：一个患者（1）从一个临床医生转到另一个临床医生或专科医生或（2）从一个场所或部门转到另一个场所、部门或转到其他医疗机构，进行会诊或治疗，因转出机构或部门不具备或没有资格提供相应的服务。

康复服务（rehabilitation services）：用医学的、社会的、教育的和职业的方法训练或重复训练患者或受伤致残的患者。其目标是使患者能够达到最佳的功能状态。

可靠性（reliability）：测量指标的一种属性，表明测量结果产生相似结果的准确性和一致性。**例如，**一种可靠的测量或测量工具当用于不同的个体、不同的场所、针对不同的患者时，可产生准确和稳定的结果。

代表性样本（representative sample）：当与JCI标准相关时，对一个具有代表性的病历样本进行审核，这也是医院监管和质量改进活动的一部分。代表性样本意味着代表医院所有服务的病历，包括住院患者和门诊患者，也包括现病历和归档病历。样本的数量必须对于医院具有意义。**例如，**随机样本和选择约5%的病历即可组成一组代表性样本。

责任医生（responsible physician）：在患者住院期间一个特定时间点，全权负责一位患者的照护和治疗的医生。

责任外科医生（responsible surgeon）：在外科手术期间，实施手术的人员。责任外科医生有不同的头衔："主诊医生（attending surgeon）""顾问医生（consultant surgeon）"等。

追溯性检查（retrospective tracing）：当其与供应链管理相关时，指证明和追踪进入医院的不稳定、受污染的、有缺陷或伪造的供给物的流程。当条件允许时，医院通知生产商或经销商关于不稳定、受污染、有缺陷或假冒的货物。

风险管理项目（risk management program）：医疗机构进行的临床和管理活动，以确认、评价和减少对患者、员工和探视者的伤害风险及医疗机构的损失风险。

根因分析（root cause analysis）：确认异常绩效表现背后的根本性或归因性因素的过程，涵盖已经发生或可能发生的警讯事件。另见"警讯事件（sentinel event）"。

日常维护（routine maintenance）：基础性安全检查，即对设备的外观、技术指标和性能的评估，以在出现负面影响之前找出明显存在的缺陷。这通常包括对设备箱、电源线、架构、外壳、控制器、显示器等部件的检查。

安全（safety）：医疗机构的建筑、地面和设备不给患者、员工和探视者造成伤害或带来风险的程度。

安全数据表（safety data sheet）：包含某物物质的现实或潜在危害和特征的信息的正式书面文件；涵盖有关急救、溢溅/安全贮存的指导以及其他信息。以前称为"材料安全数据表（material safety data sheet）"。

执业范围（scope of practice）：医务人员在医疗机构中从事的业务项目。该范围可由培训、传统、法律法规或医院来决定。

服务范围（scope of services）：治理层、管理层、临床和辅助性员工所提供的服务的范围。

筛查标准（screening criteria）：一套用于患者群体的标准化的规则或检测，在此基础上可对于是否需要进一步评估和干预做初步判断。**例如**，营养筛查基础上需要的营养评价。

第二受害者（second victim）：医疗人员因涉及一件不可预期的患者不良事件、医疗差错和/或患者相关伤害而导致创伤并成为受害者。医务人员可出现一系列情绪反应（如悲伤、焦虑和受挫感），如果医院机构不认可该情况并且不为该医务人员提供支持，可能对患者服务质量和安全产生影响。

安保（security）：为防止丢失、破坏、篡改或未经授权的访问或使用而采取的保护手段。

镇静（sedation）：另见"操作时镇静（procedural sedation）"。

警讯事件（sentinel event）：发生死亡或严重身体或心理伤害的意外事件。

副作用（side effect）：药物的不良反应、处方目的之外的药理作用。

专科实验室项目（specialty laboratory programs）：包括实验室专项学科的项目，例如化学（包括毒理学、治疗性药品检验和药品滥用检验）；临床细胞遗传学 – 免疫遗传学；诊断免疫学；胚胎学；血液学（包括凝血试验）；组织相容学；血液免疫学；微生物学（包括细菌学、真菌细菌学、真菌学、病毒学和寄生虫学）；分子生物学；病理学（包括外科病理学、细胞病理学和尸检），和放射生物测定学。

员工（staff）：所有在医院提供照护、治疗和服务的人员（**例如**，医疗人员、护士、保洁员、登记人员、工程师等）。包括那些接受报酬的人员（长期的、临时的、兼职的和合同工），也包括受训医生和实习生（**例如**，医学生、护理学生等）。

　　临床人员（clinical staff）：那些直接给患者提供医疗服务的人员（医生、牙医、护士、理疗师、营养师等）。

　　非临床人员（nonclinical staff）：那些在医院里的作用和职责是为患者的医疗服务提供间接支持的人员（**例如**，入院、饮食服务人员、保洁员及其他）。

标准（standard）：是一种陈述，定义了医疗机构提供安全优质的照护、治疗和服务所必需的预期绩效、结果和流程。

灭菌（sterilization）：应用物理的、化学的程序杀灭所有微生物，包括具有高度抵抗力的细菌芽胞。

供应链（supply chain）：成品（药品、医疗设备、医疗用品）从其来源（制造厂）到其顾客（医院）的步骤。基于供应链中存在的危险，供应链中关键的考虑因素包括产品风险（**例如**，保护免于丧失稳定性、被污染、失效）；在供应链步骤中潜在的危险节点（**例如**，产品质量、贮存条件、海关、交付方式）；供货商、经销商的选择等。

手术（surgery）：诊疗过程中以切割、去除、更换或植入方式对人体疾病或功能失调进行检查和/或治疗的程序。

原发症状（symptom，primary）：疾患、疾病或其他功能失调最初或最主要的表现。

继发症状（symptom，secondary）：在原发症状之后或者因原发症状而出现的疾患、疾病或其他功能失调出现的表现。

重复治疗（therapeutic duplication）：患者在同一时间，使用两种属于同一类的药物进行治疗通常是不必要的。

术前暂停（time-out）：进行手术或其他操作前的短暂停顿，期间整个医疗服务团队可解决有关患者、手术和部位的任何未回答的问题或疑惑。即使只有一个人进行操作，也应由这样一个短暂停顿来确认患者、手术和部位都是正确的。

追踪法（tracer methodology）：JCI 评审员在现场检查中所使用的，通过追踪单个患者的整个就医流程来分析医疗机构各系统的过程。根据医疗场所的情况，该过程可能需要评审员走访医疗机构内的多个医疗服务单元、部门或区域，或走访个别医疗服务单元以"追踪"提供给患者的医疗服务。

　　患者追踪（patient tracer）：在现场检查期间进行的重点评估单个患者在医疗机构内全部就医体验的过程。

　　系统追踪（system tracer）：现场检查中的一部分，专用于从整个医疗机构的某个系统层面评估尤为重要的安全和医疗服务质量问题。例如感染预防和控制，药品管理、人员配备有效性和数据使用情况等。

受训医生（trainee）：毕业于医学教育机构后，在医疗服务机构接受培训的人员。受训医生有不同的头衔，包括实习医生、住院医生、住院总医生、主治医生。

转病房/转科/转院（transfer）：指患者治疗责任的正式转移①从一个医疗服务单元转到另一个；②从一个临床科室转到另一个；③从一个有资质的独立执业医生转移到另一个；④从一个医疗机构转移到另一个。

病危（urgent）：指病情分类系统中属于急诊情况的一类，指患者有潜在生命危险，需要及时进行评估并予干预。另见"紧急（emergent）"。

公用设施（utility）：指整个机构范围的系统和设备为以下方面提供支持：电力分配、紧急用电和水、垂直和水平运输、热力、通风和空调；管道工作、锅炉和蒸汽；管道气体、真空系统；或通讯系统，包括数据交换系统。也可包括生命支持系统；感染监测、预防和控制，以及环境支持。

利用（utilization）：指一项具体的医疗服务的使用、使用模式或使用率。当某些情况下一项医疗服务项目的潜在危害超过了可能的收益时称为"使用过度"。当应该使用一项可以给患者带来积极结果的必要性医疗服务项目而又未能使用时称为"使用不足"。当使用一项恰当的服务但却发生了可预防的并发症时称为"利用不当"。所有三种情况反映了医疗质量有问题。它们能增加死亡风险并减低生命质量。另见"利用管理（utilization management）"。

利用管理（utilization management）：对资源的计划、组织、指导和控制。医疗机构如何将此与患者医疗服务结合起来极其重要。

有效性（validity）：指标的一项属性，用来说明指标测量所得与指标测量目的之间的相符程度。例如，当指标能够捕获想要测量的临床结果、患者体验等数据时，测量或测量工具是有效的。

变异（variation）：多次测量同一事件所得结果之间的差异。变异的主要来源可分为两类：一般原因和特殊原因。变异太大经常导致浪费和损失，例如患者预后不佳和医疗费用增加。

查证（verification）：从颁发证书机构的源头来检查临床或其他证书的有效性和完整性的过程。

书面文件（written document）：打印的或电子的文档，用以针对特定目的提供正式或非正式性质的信息。

有创操作/侵入性操作（invasive procedure）：包含皮肤穿刺口或切口的操作或涉及将器械或异物植入人身体的操作。